审思斋幼幼论丛

儿科脾病证治

汪受传　徐珊　著

笃明慎审博
行辨思问学
之之之之之

全国百佳图书出版单位
中国中医药出版社
·北京·

图书在版编目（CIP）数据

儿科脾病证治 / 汪受传，徐珊著 . -- 北京：中国
中医药出版社，2024.7
（审思斋幼幼论丛）
ISBN 978-7-5132-8734-0

Ⅰ . ①儿… Ⅱ . ①汪… ②徐… Ⅲ . ①小儿疾病—脾
胃病—中医治疗法 Ⅳ . ① R256.3

中国国家版本馆 CIP 数据核字 (2024) 第 074404 号

中国中医药出版社出版
北京经济技术开发区科创十三街 31 号院二区 8 号楼
邮政编码　100176
传真　010－64405721
河北品睿印刷有限公司印刷
各地新华书店经销

开本 787×1092　1/16　印张 21.5　彩插 0.5　字数 363 千字
2024 年 7 月第 1 版　2024 年 7 月第 1 次印刷
书号　ISBN 978－7－5132－8734－0

定价　79.00 元
网址　www.cptcm.com

服 务 热 线　010-64405510
购 书 热 线　010-89535836
维 权 打 假　010-64405753

微信服务号　zgzyycbs
微商城网址　https://kdt.im/LIdUGr
官 方 微 博　http://e.weibo.com/cptcm
天猫旗舰店网址　https://zgzyycbs.tmall.com

如有印装质量问题请与本社出版部联系（010－64405510）

《审思斋幼幼论丛》简介

《中庸·第二十章》曰："博学之，审问之，慎思之，明辨之，笃行之。"是故"幼幼论丛"以"审思斋"名之。

向古今中医前辈医家取经，向当代儿科同道求宝，以现代儿科临床问题为标的，谨慎思考，有得而后施。《中庸·第二十章》又云："有弗问，问之弗知，弗措也；有弗思，思之弗得，弗措也……果能此道矣，虽愚必明，虽柔必强。"《审思斋幼幼论丛》集萃了汪受传教授及其弟子传承弘扬江育仁中医儿科学术流派，问道求是的心灵思考和实践历程。有跟师学习心得，有理论求新探索，有辨证论治思路，有方药应用体会，有以中医药处治当代儿科各类疾病的系统总结。五十载学术探求的成果，以 13 个分册集中奉献给中医儿科人，对推进中医儿科学术进一步发展产生积极的影响。

《审思斋幼幼论丛》是汪受传教授从医 50 年学术研究和临床实践的系统总结，丛书集中了汪受传教授博学、审问、慎思、明辨、笃行的学术成果。丛书共 13 个分册：《江育仁儿科学派》是汪受传教授对于业师江育仁教授学术建树的系统整理，《汪受传儿科求新》反映了汪受传教授儿科理论和实践探求的主要成就，《汪受传儿科医案》萃集了汪受传教授临证医案，《儿科古籍撷英》是寻求古训采撷精华的积淀，《儿科本草从新》《儿科成方切用》分别介绍了应用中药、古方于现代儿科临床的经验体会，《儿科肺病证治》《儿科脾病证治》《儿科心病证治》《儿科肝病证治》《儿科肾病证治》《儿科温病证治》《儿科杂病证治》则对于儿科各类常见疾病的病因病机、治法方药、防护康复以及临床心得作了全面的介绍。

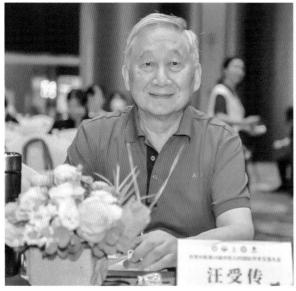

汪受传教授
（2022 年）

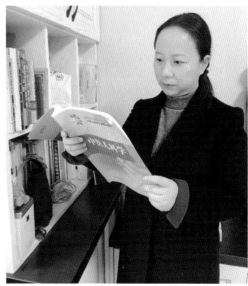

徐珊副主任中医师
（2023 年）

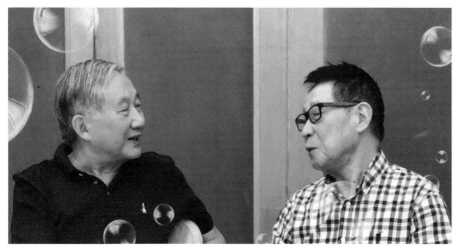

汪受传与中国工程院院士王学浩教授在一起
（2018 年）

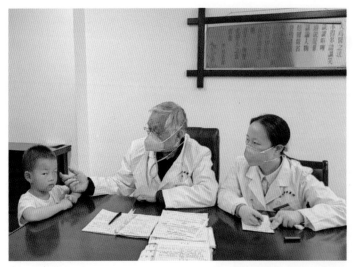

汪受传、徐珊一起诊治患儿
（2023 年）

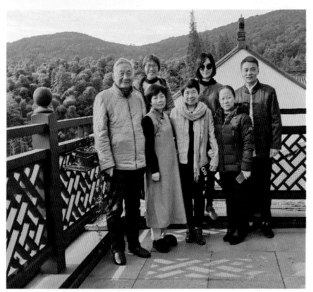

汪受传、徐珊等在江育仁教授
桑梓常熟虞山
（2019 年）

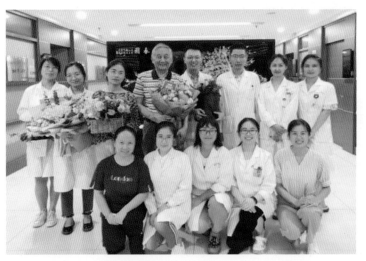

汪受传与徐珊及同门在一起
（2022 年）

自　序

余踏入岐黄之路已半个世纪。自 1964 年进入南京中医学院（现南京中医药大学），历经六年本科苦读、九载乡里摸爬，1979 年再回母校，先后以研究生、学术继承人身份两次跟师江育仁教授，方得步入儿科殿堂。

每思及历代先贤，之所以学有所成、造福社会，无不出于心系普罗众生。昔扁鹊入赵为带下医、入秦为小儿医，皆为黎民百姓之计；钱乙初辞翰林医学、再请免太医丞，盖为乡里小儿救厄。"老吾老，以及人之老；幼吾幼，以及人之幼。"（《孟子·梁惠王上》）视患者如家人，方成精诚之大医。

仲景六经论伤寒、脏腑论杂病，叶桂卫气营血辨温病传变，吴瑭三焦析温病证候，皆属留神医药、精究方术之得。吾师江育仁教授 20 世纪 30、40、50 年代潜心痧、痘、惊、疳，60、70 年代悉心肺炎、脑炎、泄泻、疳证，80 年代后又专心厌食、复感，是为应时顺势，尊古求新之典范。时代更易、儿科疾病谱不断变化，前辈医家发皇古义、融会新知、与时俱进，值得我辈效仿。

余 20 世纪 60 年代踏入医门，70 年代行医乡间，迭进大小、中西医院，无知无畏，已经独立处治流行性乙型脑炎、流行性脑脊髓膜炎、肝脓肿、麻疹肺炎合并心力衰竭等危重病症，深感前人留下的珍贵医学遗存，若是运用得当，确有回天再造之功。而且小儿虽为孱弱之躯，但脏气清灵，辨证施治得当，随拨随应绝非妄言。再经回校随大家深造，遂立志以弘扬仲阳学术为己任，应对临床新问题，博采各学科新技术，革故鼎新，献身幼科。

老子《道德经·第二十五章》云："人法地，地法天，天法道，道法自然。"一句"道法自然"揭示了"道"的最高境界，就是遵循"自然而然"的客观规律。上古几十万年的探索，5000 年的文明记录，载入了我们中华民族与疾病作斗争的历史成就。时至今日，虽然我们已经能够九天揽月、五洋捉鳖，但正确认识和处理危害人类健康的疾病仍然任重道远，儿科尤其如此。面对临床新情况、新问题，我们需要不断去探索其发生发展的规律，寻求治未病、治已病之道，这是我们中医儿科人的历史使命。

我们这一代中医儿科人，传承于 20 世纪中医儿科大家，有一定的中医理论与临床积累，又接受了现代相关学科的知识，经历了 20 世纪下半叶以来的社会变化、儿科疾病谱转变，刻苦求索，形成了承前启后的学术积淀。希望本套丛书作为我和我的门生在学术道路上"博学之，审问之，慎思之，明辨之，笃行之"（《中庸·第二十章》）的真实记录，留下一代中医儿科人问道求是的历史篇章。其是非曲直、璧玉瑕疵，恳请同道惠鉴。

南京中医药大学附属医院

汪受传

戊戌仲秋于金陵审思斋

前　言

脾胃位于中焦,《素问·经脉别论》曰:"饮入于胃,游溢精气,上输于脾。脾气散精,上归于肺,通调水道,下输膀胱。水精四布,五经并行,合于四时五藏阴阳,揆度以为常也。"论述了脾胃的生理功能。胃主受纳、脾主运化,斡旋气机,降浊升清,居中而灌溉四傍,所以,李中梓《医宗必读·肾为先天本脾为后天本论》提出"脾为后天本"的著名论点,充分说明了出生之后脾主运化生理功能对于儿童健康成长的重要性。

《金匮要略·脏腑经络先后病脉证并治》指出:"四季脾旺不受邪。"若是脾胃虚弱,运化功能失职,则产生种种脾胃病证。脾胃积热,上熏苗窍,滋生口疮;脾虚失摄,口涎不收,发为滞颐;升降失常,浊气逆上,产生呕吐;脾失升清,合污下流,形成泄泻;脾运失健,胃不受纳,造成厌食;食积中阻,运化失司,是为积滞;气机不利,脾胃壅滞,引起腹痛;运化无能,精微不敷,久延成疳;脾运失职,气血不充,发生贫血。甚者则因脾运失健,精微不敷,产生其他各脏的种种病证。

脾系病证的治疗历来重视脾虚之补法应用,20世纪70年代末业师江育仁教授发挥钱乙"脾主困"的学术思想,提出了"脾健不在补贵在运"的学术观点,适应当代小儿脾胃病的发病特点,引领了现代小儿脾胃病证治理论的创新发展。笔者对于江育仁教授的理论观点作了进一步阐发,认为运脾法在于解除脾困,舒展脾气,恢复脾运,达到脾健胃纳、脾升胃降,生化散精的目的。小儿脾胃病治疗以两大治则、八大治法为纲。一为针对脾虚证当补脾,脾气虚证当补脾气,脾血虚证当养脾血,脾阴虚证当滋脾阴,脾阳虚证当温脾阳,同时需借鉴《小儿药证直诀》异功散之例,注意脾虚不可呆补,总须适当佐以助运之品。二为针对脾运失健证当运脾,湿困脾土证用燥湿运脾法,乳食积滞证用消食运脾法,中焦气滞证用理气运脾法,脾阳不振证用温阳运脾法,总需消除影响脾运的各种病理因素,方能达到恢复脾主运化生理功能的目的。当然，对于脾虚失运证还是需要使用补运兼施法，如补气助运法、养血助运法、益阴助运法、温阳助运法等。

自上世纪下半叶以来，中医儿科界总结古代医籍对于脾胃及小儿脾胃病的相关论述，结合现代儿科脾胃病的发病情况，在中医儿科学教材、学术论著中做了系统整理，其中部分疾病并形成了临床诊疗指南发布实施。包括江育仁教授及笔者团队在内的国内外专家学者对于小儿脾胃病的辨证论治理论、临床及实验研究也做了大量工作，使儿科脾病证治的学术体系大为充实。本分册对儿科24种脾胃病证作了比较全面的论述，其中每章正文部分就其概念、病因病机、诊断与鉴别诊断、辨证论治、多种疗法、预防调护等一一陈述，介绍了笔者与儿科同道形成的共识，"审思心得"的"循经论理"部分是笔者学习古代相关文献的归纳总结、"证治有道"部分则主要谈了笔者临床诊治本病的经验体会。作为儿科临床常见的一类疾病，冀同道们今后继续不懈努力，守正创新，共同在小儿脾胃病研究中做出新成绩，为不断提高儿童健康水平做出新贡献！

汪受传　徐　珊

壬寅季春于金陵审思斋

目　录

脾病证治概要

脾病常被称为脾胃病，多为儿科临床常见病，是因先天脾禀不足，或后天调护失宜、外感六淫时邪、内伤饮食药物，以及疾病损伤等因素，使脾胃亏虚、功能失职所产生的一类疾病。其病位在口者，为鹅口疮、口疮、燕口疮、口糜、口臭、齿衄、唇风、滞颐；在胃者，为呃逆、呕吐、厌食、嗜异、胃脘痛、积滞；在胃肠者，为泄泻、腹胀、腹痛、便血；在肠者，为便秘、脱肛；因脾胃病变而影响至全身，则常见疳证、单纯性肥胖症、营养性缺铁性贫血、再生障碍性贫血等疾病。

1. 古籍论脾

《黄帝内经》对于脾胃之解剖、生理、病理等已有详细记载。《灵枢·肠胃》详述了消化道解剖："唇至齿长九分，口广二寸半。齿以后至会厌，深三寸半，大容五合。舌重十两，长七寸，广二寸半。咽门重十两，广一寸半，至胃长一尺六寸。胃纡曲屈，伸之长二尺六寸，大一尺五寸，径五寸，大容三斗五升。小肠后附脊，左环回周迭积，其注于回肠者，外附于脐上，回运环十六曲，大二寸半，径八分分之少半，长三丈二尺。回肠当脐，左环回周叶积而下，回运环返十六曲，大四寸，径一寸寸之少半，长二丈一尺。广肠附脊，以受回肠，左环叶脊，上下辟，大八寸，径二寸寸之大半，长二尺八寸。肠胃所入至所出，长六丈四寸四分，回曲环反，三十二曲也。"《素问·灵兰秘典论》说："脾胃者，仓廪之官，五味出焉。"张介宾《类经·藏象类》注曰："脾主运化，胃司受纳，通主水谷，故皆为仓廪之官。"《素问·玉机真藏论》又说："五藏者，皆禀气于胃。胃者，五藏之本也。"说明了脾胃的受纳运化，精气输注五藏，是维持人体生命活动的根本。《难经·第三十四难》说："脾色黄，其臭香，其味甘，其声歌，其液涎。……脾藏意与志。"总结了脾与声色臭味及七神之关系。脾胃学说强调人以胃气为本，脾胃是人体气血生化之源，有胃气则生、无胃气则死，这些基本观点便来自于《黄帝内经》。

隋代巢元方《诸病源候论·小儿杂病诸候》"养小儿候"中将"常当节适乳哺"作为养育小儿的重要原则之一。书中对小儿"胃中有热候""腹胀候""呕吐逆候""哕候""吐血候""难乳候""吐唲候""癥瘕癖积候""宿食不消候""食不知饱候""哺露候""大腹丁奚候""洞泄下利候""虚羸候""脱肛候""口疮候""鹅口候""燕口生疮候""舌上疮候""舌肿候"等多种小儿脾胃病的病因、病机、证候作了简明而精辟的论述，是古籍中首次对于儿科常见脾胃疾病的系统记载，其中多数学术观点为历代至今所沿用。

唐代孙思邈《备急千金要方·少小婴孺方》提出了"择乳母法"，需选慎于喜怒，无瘿瘘、气嗽、癇疥、痴癃、疬疡、耳聋等疾病者。《备急千金要方》《千金翼方》并提供了一批儿科临床实用方剂，包括小儿脾胃病方，补充了巢元方有论无方的不足。

迨至宋代，钱乙承上启下，对小儿脾胃的生理、病理以及辨证论治方法等，提出了一系列独到的见解。他在《小儿药证直诀·五脏所主》中说："脾主困。实则困睡，身热，饮水；虚则吐泻，生风。"《小儿药证直诀·腹中有癖》中指出"脾胃虚衰，四肢不举，诸邪遂生。"认为脾气困遏、运化失健是脾胃病证的关键病机，脾胃虚衰则可导致小儿多种疾病的产生。他不但把虚羸、积、疳、伤食、吐泻、腹胀、慢惊、虫症等病都从脾胃论治，而且认为疮疹、咳嗽、黄疸、肿病、夜啼等病也可以从脾胃论治。例如：《小儿药证直诀·脉证治法》诸疳"皆脾胃病，亡津液之所作也。"腹胀由"脾胃虚，气攻作也。"咳嗽若"痰盛者，先实脾。"肿病是"脾胃虚而不能制肾"等等。钱乙论治诸病，往往采用先调治其脾胃，使中气恢复后再治其本病；或先攻下后再补脾；或补脾以益肺、滋肾等。如东都张氏9岁孙病肺热，前医用凉药一月无效，且全不能食，钱曰："小儿虚不能食，当补脾，候饮食如故，即泻肺经，病必愈矣。"又如广亲宅四大王宫五太尉病吐泻不止案，钱氏提出"实食在内，乃可下之，毕，补脾必愈。"等。钱乙注重调治小儿脾胃的学术思想，对于后世儿科学的发展产生了深远的影响。

南宋陈文中是儿科温补学派的创始人。他在《小儿病源方论·养子真诀》中论及小儿饮食调护注意点时说："吃热、吃软、吃少，则不病；吃冷、吃硬、吃多，则生病。"他在养子十法中提出的要背暖、要肚暖、要足暖、脾胃要温等，都是固护小儿脾胃的具体措施。

明代薛铠、薛己《保婴撮要》根据儿科特点，在五脏之中尤其重视脾、肾二脏。

《保婴撮要·癖块痞积》说："凡脾土亏损，必变症百出矣。"《保婴撮要·脾脏》为脾病立方：寒水侮土用益黄散，脾土虚寒用干姜理中汤，脾土虚弱用人参理中汤，脾肺气虚用五味异功散加防风、升麻等。薛氏治脾病多用温药，与陈文中温补学说一脉相承。

明代万全是小儿脾胃学说大家，他明确提出小儿"脾常不足"之说，特别重视饮食调节对脾胃的重要性，提出节戒饮食也是小儿防病的重要手段。《幼科发挥·原病论》指出："胃者主纳受，脾者主运化，脾胃壮实，四肢安宁，脾胃虚弱，百病蜂起。故调理脾胃者，医中之王道也；节戒饮食者，却病之良方也。"他强调："如五脏有病，或补或泻，慎勿犯胃气。"治疗"首重保护胃气。"因为小儿脾胃薄弱易于伤积，乳食伤胃则为呕吐、乳食伤脾则为泄泻，其病机皆为"脾困"，所以治疗上"重在助运，贵在中和"，偏寒偏热之剂不可多服，以免妄伐后天之本。他的学术观点为后世多数儿科医家所遵循。

明末医学家李中梓《医宗必读·肾为先天本脾为后天本论》从小儿脾胃特点出发，阐述了"脾为后天之本"的著名论点："盖婴儿既生，一日不再食则饥，七日不食则胃肠涸绝而死。经云：'安谷则昌，绝谷则亡'，犹兵家之饷道也，饷道一绝，万众立散，胃气一败，百药难施。一有此身，必资谷气，谷入于胃，洒陈于六腑而气至，和调于五脏而血生，而人资之以为生者也，故曰：后天之本在脾。"由此，小儿脾、肾两脏一为后天之本、一为先天之本的论说，特别是脾胃为"人资之以为生者也"的重要性成为包括儿科在内中医临床各科的共识。

清代吴瑭《温病条辨·解儿难》中体现出他不仅是温病大家，而且对于小儿脾胃病的治疗方法有较之前人更为全面的应用。如对于疳疾，提出疏补中焦、升降胃气、升陷下之脾阳、甘淡养胃、调和营卫、食后击鼓以鼓动脾阳、调其饮食、杀虫驱虫、缓运脾阳缓宣胃气等九妙法，内容概括了调理脾胃的各种治法，又包括了饮食疗法、音乐疗法等，为后人在小儿脾胃病治疗中采用多种疗法打开了思路。

2. 审思心悟

小儿生机旺盛，发育迅速，但脏腑柔嫩，气血虚弱，脾胃的运化功能尚未健全，形成了与营养需求大而消化负担重之间的矛盾，这就形成了小儿"脾常不足"的生理特点。小儿饮食不能自节、生活不能自理，如若家长调护不当，一旦冷热饥饱失度，或感受外邪、情志失调等，则脾胃纳运之功能易于紊乱而出现各种脾胃疾病，这就是小儿"脾常不足"的病理特点。

脾与胃位于中焦，互为表里，为后天之本、气血生化之源，人体气机升降之枢纽。脾主运化，主统血，主肌肉及四肢，开窍于口，其华在唇。脾主运化，胃主受纳，小肠主受盛和化物；脾主升清，胃主降浊，小肠主泌别清浊；脾喜燥恶湿，胃喜润恶燥。脾胃二者经脉互相络属，共同完成水谷的受纳、腐熟、运化、输布、泌别、传导。脾胃肠病变，主要表现在燥湿不济、纳运失调、升降失司、泌别失常、传导失职等方面，出现厌食、恶心呕吐、嗳气、流涎、泄泻、腹痛、腹胀、水肿、痰涎壅盛、乳食积滞、便秘、便血、唇红、唇裂、唇肿、口疮、牙龈赤肿糜烂等症状。常见脾病证候有脾的运化失司、肝脾不和、中焦湿热、脾气虚、脾血虚、脾阴虚、脾阳虚；胃的胃气上逆、食滞胃脘、胃浊不降；肠的小肠实热、肠腑湿热、肠热腑实、大肠津亏、传导失职等。凡见食物受纳、消化、吸收障碍，升清降浊功能失常的病证，诸湿肿满、出血、气血不足诸证，以及肌肉、四肢、口唇的病变均与脾病相关。脾与胃在生理上纳运结合、升降相宜、燥湿相济，且小儿本身具有脾常不足、胃小且弱、容物不多的特点，脾胃病证多见，而且兼证多、并病多。

小儿脾胃病包括从口腔至肛门的各种器质性和功能性疾病，以及由于脾胃功能异常而产生的全身性疾病，为数众多，在儿科临床各类疾病的发病率中居第二位。归纳其病因病机，主要分虚证、实证两大类。虚证由先天禀赋不足、后天调护不当、情志所伤、疾病伤脾、药物损脾等因素产生；实证则由饮食积滞、湿困中焦、寒凉伤脾、热积脾胃、胃肠湿热等因素产生。虚证表现为脾胃不足、全身失养的病变；实证多表现为脾胃受纳、运化功能异常的病证。若论治法，虚则补之，有补脾气、养脾血、滋脾阴、温脾阳之分；实则泻之，则有燥脾湿、清脾热、行脾气、消食积之别。因小儿脾常不足的生理特点，调治小儿脾胃病时要力求攻不伤正，补不碍滞，驱寒不过热，清热避大寒，注重消补兼施、寒热并投、以通为补、力求柔润，注重脾健贵在运的治疗原则，顺应小儿脾胃的虚实寒热之变化。调脾胃而治五脏病变时，需令脾胃健旺，使肺气得养、心血得滋、肾水得制、肝阳得御，五脏得安，则不治咳而咳自愈、不治喘而喘自平、不安神而神自宁、不制躁而躁自抑、不治肿而水自利矣。

小儿脾胃病常见证候及治法如下。

脾气虚证：面色萎黄少华，肌肉松软，倦怠乏力，少气懒言，食欲不振，食后脘腹饱胀，大便溏薄，或有久泻脱肛，或见肢体浮肿，或见紫癜便血，常自汗出，舌质淡，苔薄白，脉缓弱，指纹淡。治以补脾益气法，用四君子汤加味。其中补气用"参"，一般用党参，味甘性平，健脾益肺、养血生津；重症用生晒参，大补元气、复脉固脱、补脾益肺、生津安神；危症多用红参，药性偏温，更长于大补元气、复脉固脱、益气摄血。配合茯苓、白术、甘草健脾益气。气虚重者常加用黄芪、大枣补中益气；兼脾湿不化加白扁豆、山药健脾化湿；补气需佐助运，常加陈皮、炒谷芽。

脾血虚证：面色苍白无华，唇指淡白，眩晕眼花，心悸少寐，神疲肢倦，发黄不泽，舌质淡白，舌苔薄，脉细弱，指纹淡。治以补脾养血法，用四物汤加味。其中当归为补血之圣药，当归头和当归尾的功效又略有不同，补血用当归头、活血用当归尾，补血活血则用全当归。配合白芍、熟地黄、川芎健脾养血。气血两虚常配伍黄芪、人参、黄精补气生血；血虚重症加阿胶（烊化）、制何首乌补血滋阴；兼血瘀加鸡血藤、丹参养血活血；兼心神不安者加酸枣仁、龙眼肉养血安神。

脾阴虚证：消瘦乏力，唇干口燥，五心烦热，饮多食少，纳谷呆钝，食之腹胀，小便色黄，大便干结，舌质红干，舌苔少或无苔，脉细数，指纹淡红。治以补脾养阴法，用沙参麦冬汤加减。常用药北沙参、麦冬、玉竹、生地黄、山药、白术、黄精等，重症可加用西洋参。口干燥热者加石斛、天花粉、玄参养阴清热；大便干结者加火麻仁、瓜蒌子、黑芝麻、蜂蜜润肠通便；呃逆声促者加刀豆、柿蒂、竹茹降逆止呃；不思饮食者加麦芽、白扁豆、佛手运脾开胃。

脾阳虚证：面色㿠白，畏寒肢凉，神疲乏力，口和不渴，纳呆食少，脘腹胀痛，喜暖喜按，小便清长，大便溏稀、饮食不化，或见浮肿尿少，舌质淡胖，苔薄白，脉沉迟无力，指纹淡红。治以温补脾阳法，用理中汤加减。常用药煨姜、益智仁、党参、白术、砂仁（后下）、肉豆蔻、炙甘草等，重症可加用制附子（先煎）。肢凉畏寒者加桂枝，煨姜易为生姜温阳祛寒；脾胃虚寒呕吐者加用高良姜、豆蔻温胃止呕；大便溏稀不化者加补骨脂、吴茱萸温阳止泻；纳呆食少者加陈皮、谷芽理气助运。

脾胃积热证：口疮、口糜、鹅口疮，牙龈肿痛，齿衄，口臭口苦，脘腹痞闷，呕恶厌食，心烦口渴，胃脘灼痛，嘈杂吞酸，小便短黄，或有身热，或伴便秘，或见肌肤黄疸鲜明，舌质红，舌苔黄，脉濡数。治以清热泻脾法，用清热泻脾散加减。常用药栀子、石膏、黄芩、黄连、生地黄、赤茯苓等。腑实便秘者加用大黄（后下）、芒硝（冲入）、瓜蒌子通腑泻热；口臭口苦者加蒲公英、白头翁、槟榔清胃去腐；牙龈肿痛者加升麻、败酱草、牡丹皮清胃解毒；齿衄者加水牛角（先煎）、紫珠草、藕节炭凉血止血。

寒湿困脾证：面色萎黄不泽，头重身困，泛恶欲吐，脘腹胀闷，不思饮食，泛恶欲吐，口黏不渴，腹痛泄泻，或见黄疸晦暗，舌体胖，苔白滑或白腻，脉濡缓。治以温化寒湿法，用藿香正气散加减。常用药藿香、大腹皮、茯苓、半夏曲、白术、陈皮、厚朴、甘草等。有外感风寒证象者加紫苏叶、白芷散寒和中；夹暑湿者加香薷、白扁豆解表化湿；腹痛泄泻者加苍术、炮姜温脾燥湿；黄疸晦暗者加茵陈、干姜化湿退黄。

中焦气滞证：脘腹胀满疼痛，嗳气呃逆，恶心呕吐，食欲不振，舌质淡红，舌苔薄白，脉沉实，指纹滞。治以行气化滞法，用加味乌药汤加减。常用药乌药、砂仁（后下）、木香、香附、陈皮等。腹胀如鼓者加枳实、莱菔子、大腹皮消积除胀；嗳气呃逆者加旋覆花（包煎）、丁香、刀豆下气降逆；恶心呕吐者加姜半夏、茯苓、姜竹茹和胃止呕；兼食积停滞者加鸡内金、焦山楂、炒六神曲消食化积。

乳食积滞证：脘腹胀满，疼痛拒按，纳呆厌食，嗳气酸馊，恶心呕吐，矢气泻下酸腐臭秽，呕吐、泻下后胀痛稍减，或有便秘，舌苔垢腻，脉象滑，指纹滞。治以消乳化食消积法。乳积用消乳丸加减，常用药炒麦芽、炒谷芽、香附、陈皮、砂仁（后下）、炒六神曲、甘草等。食积用保和丸加减，常用药焦山楂、炒六神曲、半夏、陈皮、莱菔子、鸡内金、茯苓等。积滞化热者加连翘、黄连清化积热；腹胀口臭者加枳实、槟榔行气消积；恶心呕吐者加姜半夏、姜竹茹和胃止呕；大便秘结者加大黄（后下）、芒硝（冲入）通导积滞。

3. 研究进展

现代小儿脾胃病的证治理论研究，以江育仁教授提出的"脾健不在补贵在运"影响最大。1978 年国家实行改革开放政策之后，随着人民群众经济水平的提高和独生子女家庭增多，小儿脾胃病的发病情况发生显著变化，过去由于饮食营养不足而造成的脾虚病证发病率不断下降，而由于饮食喂养不当产生的脾胃病越来越多。在病机上也就形成脾虚证减少而以脾主运化功能改变为主的脾胃病日益增多的特点。1979 年江育仁教授创新性提出了"脾健不在补贵在运"的学术观点，笔者以此为研究课题，就运脾进行了理论阐释、运脾法作了治法方药发挥，并以运脾法为主，作了治疗小儿厌食、疳证、泄泻等疾病的临床研究，证实了其显著的疗效。由此形成的理论和实践体系成为现代小儿脾胃病研究一大亮点，推动了小儿脾胃学说适应时代的创新性发展。

不少学者对于名老中医诊治小儿脾胃病学术观点和临床经验的总结，做了大量工作。董廷瑶主任中医师结合前人经验提出了"小儿先天强者不可恃，若脾胃失调仍易病；先天弱者勿过忧，若调摄（脾胃）适当强有望"，从病机分析认为，小儿患病多自外感或伤食，每见损及脾胃，诊治时必先察脾胃之厚薄，处方遣药亦须时时顾护脾胃之气，一见不足，即时救护脾胃气阴，即是补益元气、正气。他创造的火丁指压法治疗婴儿吐乳症应用简便、疗效显著。王伯岳研究员倡脾胃调理法，提出护脾养胃、扶脾益胃、运脾和胃、和脾利水四法。黄明志主任中医师提倡"疗哑科之疾，勿伤其脾胃"，崇叶桂"上下交损，当治其中"之说。张介安主任医师主张调理脾胃为医之王道，创立儿科治脾 40 法，包括消导 20 法、扶脾 20 法，穷极其用。孙谨臣老中医在处方上以"和"为贵。遣方用药灵活化裁，颇多独到之处。中病即止，不耗伤小儿正气，善于调治脾胃药食同补。张士卿教授重视"脾虚肝旺"，倡"调肝理脾法"论治儿科多发病。丁樱教授治疗肾病重调理脾胃，提出"急则治标，兼顾脾胃；缓则治本，调补脾胃；无症可辨，治以脾胃；防治复发，培补脾肾。"

中医辨证结合内镜检查诊疗小儿消化道疾病工作开展。闫慧敏等对 300 例胃脘痛患儿进行胃镜检查及临床观察，胃镜诊断疾病检出率达 98.3%，并将胃镜下黏膜辨证分为 5 型（胃肠滞热、胃肠虚寒、肝胃不和、胃肠瘀滞、胃络阴伤），与临床宏观辨证的 5 型（湿热中阻、脾胃虚寒、肝胃气滞、胃阴不足、胃络瘀阻）相对应进行分析。研究发现两种辨证方法在浅表性胃炎辨证中的一致性较笼统的胃脘痛辨证中的一致性要好。各宏观证型与微观辨证有密切的关系，并有一定的规律性，说明中医宏观辨证有其微观病理基础，微观辨证可为辨证论治、提高疗效增加客观指标。

汪受传等作运脾方药为主治疗小儿厌食症 488 例随机数字表法分组对照临床研究。A 组脾运失健证用儿宝颗粒（苍术、陈皮、鸡内金、焦山楂）治疗，B 组脾气不足证用健儿糖浆（党参、茯苓、陈皮、炒六神曲）治疗，C 组不分证用浓复合维生素 B 溶液治疗。去除剔除病例 16 例后，完成 A 组 178 例、B 组 174 例、C 组 136 例。3 组显效、有效、无效例数分别为：A 组 88、75、15 例；B 组 70、79、25 例；C 组 22、38、76 例。卡方检验：A 组 +B 组疗效显著优于 C 组（$P < 0.001$）；A 组、B 组分别与 C 组比较疗效亦显著优于 C 组（均 $P < 0.001$）。汪受传等以壮儿饮口服液（苍术、焦山楂、黄芪、党参、决明子、胡黄连等）治疗疳气证 88 例，治愈 35 例、好转 44 例、无效 9 例，总有效率 89.77%；健脾糖浆对照组 52 例中，治愈 7 例、好转 26 例、无效 19 例，总有效率 63.46%，治疗组疗效显著优于对照组（$P < 0.001$）。汪受传等报道南京中医药大学附属医院、天津中医学院第一附属医院、河南中医学院第一附属医院、湖北中医学院附属医院四中心随机、双盲、平行对照治疗小儿积滞化热证，电脑随机 3：1 分为试验组、对照组。共入组 478 例，脱落 11 例、剔除 18 例，符合方案集 449 例，试验组 336 例、对照组 113 例。试验组予清热化滞颗粒每服 1 ～ 3 岁 2.5g、4 ～ 7 岁 5g、8 ～ 14 岁 7.5g，1 日 3 次，连服 4 天，同时服健儿清解液模拟剂；对照组予健儿清解液每服 1 ～ 3 岁 5mL、4 ～ 7 岁 10mL、8 ～ 14 岁 15mL，1 日 3 次，连服 4 天，同时服清热化滞颗粒模拟剂。治疗结果：所有发热病例均在治疗 3 天内降至正常，两组间无显著差异（$P > 0.05$）；脘腹胀痛、食欲下降、大便不调、舌象改善两组间有显著差异（均 $P < 0.05$），试验组均优于对照组。

现代小儿脾胃病的中医药临床研究很多。传统方研究如周芳等人运用防风通圣散加减联合运动饮食指导治疗青少年肥胖高胰岛素血症，治疗后体质指数下降、腰围减少、胰岛素指数明显下降。3 个月后观察组有效率为 87.10%、单纯运动饮食治疗组为 72.41%。提示防风通圣散治疗儿童肥胖有良好的效果，并可有效降低胰岛素，减少糖尿病的发生。

中西药治疗对照临床研究。如陈永辉等采用随机对照、单盲的研究方法，治疗功能性腹痛患儿 92 例，随机分为治疗组 58 例、对照组 34 例。治疗组以温中止痛方（白术、枳壳、木香、延胡索、乌药、白芍、炙甘草）水煎服，对照组予山莨菪碱（654-2）片口服。研究结果：治疗组总有效率为 94.83%，其中痊愈 12 例、显效 25

例、有效 18 例、无效 3 例；对照组总有效率为 82.35%，痊愈 5 例、显效 9 例、有效 14 例、无效 6 例。治疗组在改善腹痛症状、减少腹痛发作次数以及减轻腹痛程度以及降低复发率方面均优于对照组。刘肇杰等纳入 80 例功能性腹痛患儿，分为治疗组、对照组各 40 例。治疗组予自拟元胡失笑散（延胡索、川楝子、五灵脂、蒲黄、白芍、炙甘草、乌药，疼痛显著者加木香，腹胀重者加香附）水煎服。对照组予颠茄片口服。治疗 3 周。研究结果：治疗组临床痊愈 23 例、有效 14 例、无效 3 例，总有效率为 92.5%；对照组临床痊愈 14 例、有效 16 例、无效 10 例，总有效率为 75.0%。治疗组患儿腹痛次数、程度及食欲均有改善，且明显优于对照组。李宏贵等将 100 例 Hp 相关性胃炎随机分为对照组和观察组，对照组予阿莫西林、克拉霉素及奥美拉唑三联治疗，观察组在对照组的基础上，予苏神方（每 100mL 含紫苏叶 10g、白头翁 20g、苦参 5g、苍术 5g、白芍 5g、枳壳 5g、柴胡 5g、黄柏 5g、春砂仁 5g、木棉花 20g、甘草 5g）治疗，结果观察组患儿总有效率、临床表现改善情况及 Hp 转阴率、复发率均优于对照组。

中药外治法研究较多。除鹅口疮、口疮、呕吐等病证的联合或对照用药研究外，王霞芳等采用"随机、双盲、双模拟"法对 120 例小儿厌食症湿食困脾证患儿进行临床研究，试验组与对照组各 60 例，试验组外敷董氏开胃散（胡黄连、青皮、谷芽、枳壳、三棱、莪术、莱菔子、五谷虫按比例组方，外敷给药）同时服好娃友口服液安慰剂，对照组口服好娃友口服液同时外敷董氏开胃散安慰剂。结果试验组总有效率 92.31%、对照组为 94.64%，两组疗效比较无明显差异。提示董氏开胃散治疗小儿厌食症湿食困脾证有显著疗效。周丽治疗实证型功能性腹胀患者，随机分为中药穴位贴敷治疗组（等量木香、香附、枳壳、厚朴、大黄、陈皮及 1/3 量的冰片磨粉，加入适量香油调制成稠糊状，涂抹于脱敏药膏上贴于患者相应穴位中脘、下脘、天枢、大肠俞、足三里等），和枸橼酸莫沙必利分散片口服组。治疗后，穴位贴敷组患者的胃肠症状评分和空腹血浆 P 物质（SP）水平下降较西药口服组明显，穴位贴敷组有效率明显高于西药口服组。吴才贤等将 20 例符合纳入标准的脱肛患儿分为治疗组与对照组，治疗组予固脱苦参洗剂（方由党参、黄芪、北柴胡、升麻、苦参、黄柏、乌梅、五味子、五倍子）便后坐浴；对照组每日便后使用 1：5000 高锰酸钾液（水温 35℃～40℃）坐浴，时间 20 分钟。经 Mann-Whitney 检验，治疗组在治疗

2 周、4 周后疗效均优于对照组（ $P < 0.05$ ），表明固脱苦参洗剂外用坐浴治疗小儿脱肛临床疗效显著。

单衍丽等用推拿疗法治疗小儿腹泻 150 例。补脾经，揉外劳宫，运八卦，分腹阴阳，摩腹，捏脊。非感染性腹泻配合清三关，补大肠，推上七节骨；感染性腹泻配合退六腑，清天河水，清大肠，清小肠，推下七节骨。痊愈 148 例、显效 2 例，总有效率 100%。谭程等将三医院门诊及住院积滞患儿 60 例随机分为螺纹面组、桡侧缘组各 30 例。螺纹面组采用向心推拇指螺纹面脾经穴，桡侧缘组采用向心推拇指桡侧缘脾经穴，两组均配合推三关、运内八卦等传统推拿治疗手法。2 周为一疗程。结果表明，螺纹面组与桡侧缘组总有效率分别为 93.3%、90.0%，组间差异无统计学意义（ $P > 0.05$ ）；两组治疗后主症积分均有显著改善，治疗前后差异有统计学意义（均 $P < 0.05$ ），其中对口气臭秽的治疗，螺纹面组优于桡侧缘组（ $P < 0.05$ ）。王树霞以 120 例积滞患儿作为研究对象，治疗组 60 例予董氏指压法、对照组 60 例针刺四缝。结果治疗组总有效率 98.33%，与对照组的 95.00% 比较无统计学差异（ $P > 0.05$ ）。两组治疗 4 周后、8 周后胃半排空时间均显著低于治疗前，而胃窦收缩频次以及血清 Ghrelin 水平均显著高于治疗前（均 $P < 0.05$ ），且治疗组治疗 4 周后、8 周后胃半排空时间显著低于对照组（均 $P < 0.05$ ），治疗 8 周后治疗组胃窦收缩频次和血清 Ghrelin 水平显著高于对照组，差异均有统计学意义（均 $P < 0.05$ ）。

谭颖然等观察比较点刺四缝穴与捏脊疗法治疗小儿疳证的临床疗效。选取 120 例疳证患儿，随机分成点刺四缝穴组、捏脊组、四缝穴结合捏脊组各 40 例。均每周 2 次，连续治疗 4 次为 1 个疗程。结果显示：点刺四缝穴组、捏脊组、四缝穴捏脊结合组的总有效率分别为 65.0%、62.5%、90.0%，四缝穴结合捏脊治疗小儿疳证疗效优于单独应用点刺四缝穴和捏脊（ $P < 0.05$ ）。苏冠凤将 60 例伤食呕吐患儿随机分为治疗组、对照组各 30 例。治疗组予消食导滞法推拿治疗（主穴：补脾经，运内八卦，揉扳门，横纹推向板门，分腹阴阳，摩腹，推天柱骨；配穴：便秘者加退六腑，腹泻者加清大肠、揉龟尾，迁延日久影响气血者加分手阴阳），对照组口服保和丸，每例患儿治疗 3 日。结果在治疗前后症状积分改善和症状缓解时间方面治疗组优于对照组。

王轻轻等拔罐治疗功能性腹痛患儿 76 例。对照组口服双歧杆菌乳杆菌三联活菌片；治疗组在对照组基础上加用神阙穴闪罐，中脘、气海、脾俞、胃俞留罐。结果治疗组总有效率91.67%、对照组75.68%，治疗组疗效优于对照组（$P < 0.05$）；两组患儿的腹痛发作次数、腹痛持续时间及面部表情量表评分均较治疗前明显改善（$P < 0.01$），且治疗组的改善作用均明显优于对照组（$P < 0.05$）；对两组有效患儿进行2个月随访，治疗组的复发率明显低于对照组（$P < 0.01$）。

易惺钱等通过计算机检索 Cochrane Library、PubMed、中国知网、维普、万方、中国生物医学数据库，检索半夏泻心汤加减治疗小儿幽门螺杆菌相关性胃病的文献，共纳入 7 个随机对照试验，计 684 例，试验组为半夏泻心汤加减联合西药，对照组单用西药治疗。纳入文献均以临床表现改善、Hp 根除率、不良反应等作为评价指标。得出结论：与单用西药相比，联合口服半夏泻心汤加减能缓解患儿腹痛（胀）、恶心、呕吐等消化道症状，提高临床疗效；且该方有一定的抑杀 Hp 的作用，联合使用能在一定程度上提高 Hp 的根除率。

国内外曾有多宗报道提出：小儿厌食"常见和主要原因与缺锌密切相关"。笔者团队的研究表明：厌食症患儿不仅缺锌，其头发大多数微量及宏量元素含量均较正常儿童明显低下。中药治疗小儿厌食症的作用机理，除通过增进食欲及服用药物，增加了锌等微量元素摄入外，调脾助运中药增进了机体对微量元素及其他营养物质的吸收和利用起了更重要的作用。

现代对于常见脾胃病的病证结合动物模型研制取得进展。笔者团队建立了喂饲特制饲料（奶粉、鱼松、豆粉、玉米粉、白糖、鲜鸡蛋、鲜肥肉）制作厌食脾运失健证的 SD 大鼠模型。实验研究证实，运脾法治疗小儿厌食症的疗效机理包括：促进胃肠动力；增进小肠的吸收功能；恢复胃肠吸收细胞超微结构；调节胃肠激素的紊乱状态；调节下丘脑摄食中枢和饱中枢神经元放电，使摄食中枢电活动增强而促进摄食。喂饲特制饲料（鱼松、豆粉、面粉、牛奶）制作积滞化热证的昆明种雄性小白鼠模型，采用放射免疫分析法同步测定模型小鼠自然恢复组、灌喂清热化滞颗粒组和空白对照组小鼠血浆和小肠组织胃动素（MTL）、胃泌素（GAS）、生长抑素（SS）和血管活性肠肽（VIP）的水平，说明清热化滞颗粒治疗小儿积滞化热证的作用机制可能与其调节胃肠激素，并与提高胃蛋白酶活性、促进小肠推进功能有关。另外，模拟长夏气候（高温高湿）制造外湿，又用饮食失节、饥饱失常、过食肥甘等方法损伤脾胃，阻碍运化，引发内湿，制作湿阻证大鼠模型，使用不换金正气散（厚朴、藿香、半夏、苍术、陈皮、甘草）煎剂治疗取得明显效果。脾气虚证、脾阳虚证等证候动物模型也在小儿脾虚证实验研究中得到应用。

4. 学术展望

小儿脾胃病是儿科常见病，其中多数疾病的中医药治疗都有一定的特色和优势。近几十年来，对小儿脾胃病的多项临床和实验研究取得了丰硕的成果，特别是顺应时代发展、临床疾病谱变化及证候变化带来的新情况，如发病率显著增加的小儿厌食、单纯性肥胖症，疳证的干疳证显著减少、疳气证为多等，都做了及时的研究、总结，指导了临床应用、推广。但是，随着新的临床研究方法、实验研究技术的产生，中医药治疗小儿脾胃病的临床及机理研究在许多领域还有待深入开展。

应用现代临床试验方法的中医药治疗小儿脾胃病研究还不多。中医药干预脾胃病对儿童机体的作用、不良反应及吸收、分布、代谢和排泄规律等，需要进行研究，以便改进疾病的诊断、治疗和预防，或确认治疗方法的有效性与安全性。随机对照试验（RCT）是检验某种假设最有力的方法，其核心是在临床试验的设计中采用随机化、盲法、对照的方式。中医药方法治疗小儿脾胃病临床疗效与安全性 RCT 研究，将能以有力的数据向中医药行业内外彰显其优势所在。近年来逐步开展的队列研究方法、真实世界研究方法应当在小儿脾胃病研究中得到应用。队列研究是将某一特定人群按是否暴露于某可疑因素或按不同暴露水平分组，追踪观察一段时间，比较各组发病率或死亡率的差异，以检验该暴露因素与研究疾病是否存在关联及关联强度，如嗜进甜食与厌食发病的关系研究就可以采用这一研究方法。真实世界研究的数据来自真实的医疗环境，是反映实际诊疗过程和真实条件下的患者健康状况的研究，旨在评价临床干预措施在实践中真实的效益、风险和治疗价值，例如对已上市的众多治疗小儿脾胃病中成药进行再评价便可以采用这一方法。

在实验研究方面，构建稳定可靠、可重复性高、贴近临床实际的脾胃病证结合动物模型是小儿脾胃病研究的重要基础性工作。分子生物学技术已成为中医儿科实验研究领域使用最为广泛的技术方法之一，质粒重组与制备技术、DNA 水平的研究、RNA 水平的研究、蛋白质水平的研究、基因功能与表达调控的研究方法、细胞生物学技术等在小儿脾胃病实验研究中的恰当应用，可为小儿脾胃病证本质、中药药理研究、毒理研究等提供先进的研究方法。免疫学研究一方面可对来自脾胃病临床上常用的方剂、单味药，结合临床药效，再通过动物或体外实验研究，探讨其药效机制；另一方面则取自作者或合作者组方或某单味（多味）药的有效成分，观察并确定其药效，为临床应用提供理论数据。组学研究，包括基因组学、转录组学、蛋白质组学、代谢组学、微生物组学等，是近年来蓬勃发展的先进实验研究方法，特别是代谢组学研究，关注机体在受到各种外界因素影响产生一系列变化后代谢产物的整体性变化，更接近于中医学"司外揣内""整体观点"的思维方式，受到推崇。关于肠道微生物组，尤其是调理脾胃中药对肠道菌群的作用如何影响药效和药物毒性的研究，将能为中医药治疗小儿脾胃病及相关疾病的研究掀开历史的新篇章。

虽然自古以来，中医药治疗小儿脾胃病已经积累了十分丰富的经验，但是，新的社会条件下小儿脾胃病证的新情况、新特点，仍在不断地给我们提出新问题，需要我们深入探索。真菌感染的鹅口疮、肠炎治疗方药需要总结提炼；久泻优化治疗方案需要研究；炎症性肠病的口服、灌肠同治优势的彰显；口臭、胃脘痛与 Hp 感染的关系及中医药治疗方法值得研究；复发性口疮、口糜、滞颐、嗜异、脱肛等多种病证的疗效如何进一步提高；小儿单纯性肥胖症、再生障碍性贫血的辨证论治规律要进一步探讨；厌食、积滞、便秘等常见病需开发新的适用儿科的有效中成药等。中医药防治小儿脾胃病临床与基础研究的深入开展，将会产生一系列利于应用、开发、推广的新成果，为保障儿童健康成长作出更大的贡献！

第一章
鹅口疮

【概述】

鹅口疮，又称"雪口"，多因胎热内蕴，口腔不洁，感受秽毒之邪所致，临床表现主要为口舌黏膜上有散在白屑，或白膜满布，状如鹅口等症。"鹅口"之名首见于《诸病源候论·小儿杂病诸候·鹅口候》："小儿初生口里白屑起，乃至舌上生疮，如鹅口里，世谓之鹅口。"本病一年四季均可发生，多见于新生儿、久病体弱的婴幼儿，以及长期使用抗生素及免疫抑制剂患儿。

西医学也称本病为鹅口疮，因口腔感染真菌－白色念珠菌而发病，表现为患者舌上、牙龈、两颊、上颚散布白屑，可融合成片，重者可向咽喉处蔓延。多见于新生儿、营养不良、腹泻、长期使用广谱抗生素或激素的患儿。新生儿多由产道感染或因哺乳时奶头不洁及污染的乳具感染，乳品污染，或长期使用广谱抗生素菌群失调而发生。若患儿机体抵抗力极度低下或治疗不当，病变可向消化道、呼吸道甚至全身蔓延，出现呕吐、吞咽困难、声音嘶哑或呼吸困难等，严重者可危及生命。

本病的中医药治疗一般疗效较好，轻症者单用外治法即可取效，较重者应内治、外治法合用。本病若治疗及时预后良好，但少数患儿邪盛正虚，白屑堆积，蔓延至鼻腔、咽喉、气道、胃肠则可影响吮乳、呼吸、消化，病情加重。

【病因病机】

小儿鹅口疮的发病内因责之于胎热内蕴，遗毒婴儿；或因大病久病久泻、或过用药物攻伐，以致正气亏虚。外因责之于孕母产道秽毒蕴积，胎儿娩出时受染，或调护不当，口腔不洁，秽毒之邪侵袭所致。当正气亏虚之时，感染秽毒，火热循经熏灼口舌，则发为鹅口疮。

1. 心脾积热

可因孕妇素体积热，胎毒内蕴遗患胎儿，蕴积心脾，生后邪毒上攻而发病；或因出生时其母产道秽毒入口，或产后不注意口腔清洁，黏膜破损，为秽毒之邪所侵；或者乳食不洁哺儿，则邪毒随之入口，乳食失节过食肥甘辛辣之品，湿热滋生，脾热心火上熏于口，皆可发为鹅口疮。

2. 虚火上炎

多由胎禀不足，肾阴亏虚；也有因病后失调，如热性病后，邪热灼津伤阴；或者久病体虚；或久泻久利，津液大伤，脾虚及肾，气阴内耗。阴虚水不制火，虚火循经上炎，而致发生鹅口疮，且因以正虚为主而屡发难止。

鹅口疮的病位在口，而其病变脏腑主要在心脾肾，病机关键为火热上炎，熏灼口舌。脾开窍于口，脾络布于舌下，口腔黏膜有赖于脾气煦养；心开窍于舌，心脉布于舌上，若感受秽毒之邪，循经上炎，则发为口舌白屑之症。舌为心之苗，心主神明，心与小肠相表里，故偏于心热者，烦躁多啼、小便短赤、舌质红等。脾气通于口，脾之液为涎，故偏于脾热者，口臭涎多。足少阴之脉通于舌，若阴虚火旺，再感秽毒之邪，亦可发为鹅口疮。

少数患儿因秽毒炽盛、正气不支，鹅口发展，白屑堆积，层层叠叠，甚或蔓延到鼻腔、咽喉、气道、胃肠，并伴高热、烦躁或虚衰，吐泻、呼吸及吮乳困难等，极重者甚至可危及生命。

【临床诊断】

1. 诊断要点

（1）多见于新生儿，营养不良及泄泻婴幼儿，或长期使用抗生素、激素的患儿。

（2）以舌上、颊内、牙龈或上颚散布白屑，可融合成片，不易拭去为主症。如强行剥落后，可见充血、糜烂创面。重者可向咽喉处蔓延，影响吸奶与呼吸，偶可累及食管、肠道、气管等。可伴口臭，面赤，便秘，溲赤，或形体消瘦、手足心热、舌干少津等症。

（3）实验室检查：取少许白屑涂片，加10%氢氧化钠溶液1滴，在显微镜下见到白色念珠菌孢子和菌丝即可确诊。

2. 鉴别诊断

（1）残留奶块：哺乳后口腔内残留奶块，其状与鹅口疮相似。若是奶块，以温开水或棉签轻拭，即可除之；鹅口疮白屑，拭之较难脱落，强擦后黏膜面潮红粗糙，或可出血。

（2）白喉：白喉多见于 2～6 岁儿童，假膜多起于扁桃体，渐次蔓延于咽或鼻腔等处，其色灰白，不易擦去，若强力擦去每致出血，多有发热、声音嘶哑、犬吠样咳嗽等症状，若治疗不及时假膜蔓延至喉可因喉梗阻呼吸困难而危及生命，现因普遍接种百白破疫苗本病已少见。鹅口疮之白屑散布以口腔为主，相较白喉假膜浮表，多见于新生儿、营养不良婴幼儿及过多使用抗生素的患儿。如诊断有困难还可以取白膜作病原学检测以鉴别。

【辨证论治】

1. 辨证要点

本病辨证，重在辨虚实、轻重。主要根据病程长短、白屑多少，结合全身症状。心脾积热上熏口舌而发病，其病机属实，其中也可夹湿、夹滞，并可演变转化为虚实夹杂证，或失治、误治转为虚证。体虚易感邪毒，可致虚中夹实，治疗不当常致病程迁延。

（1）辨别虚证与实证：鹅口疮有心脾积热和虚火上炎之分，可从全身及局部辨证。心脾积热证为实证，病程短，体质好，或有发热，面及口舌唇红，白屑较多较厚，甚至蔓延至咽喉、鼻腔。虚火上炎证为虚证，病程迁延或反复发生，体质虚弱，面白颧红，无热或低热，鹅口白屑稀疏。

（2）辨别轻症与重症：凡发热不高，纳食稍差，呼吸平顺，鹅口疮范围局限者，为轻症。若发热高或体温不升，精神萎靡，白屑范围广泛，层层叠叠，壅塞气道，呼吸困难，影响吮乳进食，为重症。

2. 治疗原则

鹅口疮总属邪火上炎，清热泻火为基本治则。根据不同证型分别治以清热解毒（泻脾、清心）、滋阴潜阳、引火归元。用药须内治与外治相结合，对轻症，病变局限于口腔黏膜的患儿，单用外治法也可取效，此即如清代名医吴师机所说"虽治在外，无殊治内。"本病除内服汤药外，还常使用中药成药、外治疗法、针灸疗法、推拿疗法等方法治疗。

3. 证治分类

（1）心脾积热

证候 口腔舌面满布白屑，周围焮红较重，面赤唇红，烦躁不宁，吮乳啼哭，或伴发热，口干或渴，大便秘结，小便短赤，舌质红，苔黄腻，脉滑数，指纹紫滞。

辨证 病程较短，体质好，急性起病。本证以面赤唇红，口腔白屑堆积、周围焮红较重，常有发热为特征。偏于心热者，烦躁多啼，小便短赤；偏于脾热者，口臭涎多，大便秘结。

治法 清心泻脾。

方药 清热泻脾散加减。常用黄连、栀子清心泄热；黄芩、石膏（先煎）散脾经郁热；生地黄清热凉血；竹叶、灯心草清热降火，导热下行；甘草调和诸药。

便秘加大黄（后下）、玄明粉（冲入）通腑泄热；脘痞，舌苔黄腻者，加藿香、佩兰、六一散（包煎）化湿清热和中；发热加薄荷（后下）、蝉蜕解散邪热。热盛，口臭涎多，大便干结者，可选用凉膈散加减清上泻下；烦闹多啼，舌尖边红者，可用加味导赤散加黄连、滑石粉（包煎）清心泻火；发热绵延，舌苔黄厚腻者，用三仁汤加青蒿、黄芩清化湿热。

（2）虚火上炎

证候 口腔白屑散在，周围焮红不重，形体怯弱，面白颧红，口干不渴，或低热盗汗，或大便溏薄，舌质嫩红，少苔，脉细数无力，指纹淡紫。

辨证 病程较长，体质弱，多见于较大年龄儿童。本证以白屑稀散、周围红晕不重，时时起发，绵绵不休，舌红少苔为特征。偏于肾阴虚者，面白颧红，手足心热；偏于脾阴虚者，神疲困乏，食欲不振，或大便秘结。

治法 滋阴降火。

方药 知柏地黄汤加减。常用知母、黄柏滋阴降火；熟地黄、山茱萸滋阴补肾；山药、茯苓健脾养阴；牡丹皮、泽泻泻肝肾之虚火。

唇舌干红，加北沙参、麦冬、玉竹、天花粉滋脾养胃；食欲不振者，加乌梅、木瓜、麦芽滋脾助运；便秘者，加火麻仁、郁李仁润肠通便。久病反复，虚火上浮者，加肉桂末（冲服）少许以引火归元。

少数虚火上炎证偏阳虚者也可用甘草干姜汤加黄连、肉桂温下清上；脾气阳两虚者用理中汤合参苓白术散加减，温补脾阳，摄其浮游之火。

【其他疗法】

1. 中药成药

（1）清热解毒口服液；每支10mL。每服＜3岁5mL，1日3次；3～6岁10mL，1日2次；＞6岁10mL，1日3次。用于心脾积热证。

（2）王氏保赤丸；每120丸重0.3g。每服＜6月5粒、6个月～2岁每增加1个月增加1粒、2～7岁每增加半岁增加5粒、7～14岁约60粒，轻症1日1次、重症1日2～3次。用于心脾积热证。

（3）知柏地黄丸：小蜜丸30粒重6g。每服3～6岁2g、＞6岁3g，1日2～3次。用于虚火上炎证。

2. 外治疗法

（1）冰硼散、绿袍散、珠黄散，选用一种。每次适量，涂敷患处，1日3次。用于心脾积热证。

（2）西瓜霜：每次适量，喷、吹或敷于患处，1日3次；重症者兼内服，0.5～1.5g，1日3次。用于心脾积热证。

（3）锡类散：每次适量，涂敷患处，1日2次。用于心脾积热证、虚火上炎证。

（4）吴茱萸粉：适量，加食醋适量调成糊状，涂在两足涌泉穴，纱布覆盖并固定，临睡前贴敷，次晨揭去。用于虚火上炎证。

3. 针灸疗法

（1）体针：心脾积热证，取廉泉、少冲、曲池、合谷、阴陵泉。虚火上炎证，取廉泉、承浆、合谷、太溪、三阴交。治法：针刺，每次取2～3穴，交替使用，中等刺激后留针。

（2）耳穴：取穴口、心、胃、内分泌。用王不留行籽贴压。

4. 推拿疗法

（1）清脾胃、天河水：发热去天河水加六腑；流涎重者，加小横纹；烦躁惊悸加小天心；虚火上炎加二马，推涌泉。

（2）补肾水法：在双手指掌面从末端推向掌端，双手各推10分钟。推时可于掌面撒布少量滑石粉，动作轻柔。1日1次，1～3次为一个疗程。用于虚火上炎证。

【防护康复】

1. 预防

（1）加强孕期卫生保健，孕母营养丰富全面，避免过食辛热炙煿之品，及时治疗阴道霉菌病。

（2）注意小儿口腔清洁，哺乳婴儿的奶瓶、奶嘴、乳母的乳头均应保持清洁。避免过烫、过硬或刺激性食物及不必要的口腔擦拭，防止损伤口腔黏膜。禀赋不足、久病、久泻婴儿更应加强护理。

（3）不滥用广谱抗生素、免疫抑制剂。

（4）保持室内空气流通，温度不宜过高，防止潮湿，以免其利于白色念珠菌的滋生和繁殖。

（5）积极治疗原发病。

2. 护理

（1）注意保持患儿口腔清洁，防止损伤口腔黏膜，可用消毒纱布或棉签蘸2%～4%碳酸氢钠液轻轻搽洗患儿口腔，1日2～3次。

（2）注意观察口腔黏膜白屑变化，如发现患儿白屑堆积，上下蔓延，吞咽或呼吸困难，应立即处理。

3. 康复

（1）监测患儿症状，继续采用必要的外治疗法、针灸推拿等措施调理，促使患儿康复。

（2）对反复发病的患儿要在恢复后及时采取扶正调理措施。

【审思心得】

1. 循经论理

《诸病源候论·小儿杂病诸候·鹅口候》率先记载鹅口疮并提出初生鹅口的病因是："此由在胎时受谷气盛，心脾热气熏发于口故也。"指出鹅口疮由于胎儿时期母体食火熏蒸、内蕴热毒，导致胎儿心脾积热，熏发于口腔而形成。孙思邈、陈实功等进一步记载了鹅口疮重症，如《备急千金要方·少小婴孺方》说："凡小儿初出腹有鹅口者，其舌上有白屑如米，剧者鼻中亦有之。此由儿在胞胎中受谷气盛故也。"《外科正宗·鹅口疮》说："鹅口疮……致满口皆生白斑雪片，甚则咽间叠叠肿起，致难乳哺，多生啼叫。"《幼幼集成·口疮证治》则提出了鹅口疮与口疮、口糜的不同表现以资鉴别："凡鹅口者，口内白屑满舌，如鹅之口。""口疮者，满口赤烂。""口糜者，满口生疮溃烂。"《幼幼集成·口疮证治》并认为若小儿后天感邪，肺热传于心脾亦可为病："凡鹅口者……此肺热而心脾为甚，故发于口也。"鹅口疮的发病机理，"心脾积热"历代形成共识。脾开窍于口，口腔黏膜有赖于脾气煦养，脾热内积，则上熏于口；心开窍于舌，心脉布于舌上，心火上冲苗窍，则蒸灼于舌。所以，心脾积热，循经上炎，熏灼口舌，加之秽毒外侵，致使口腔舌上产生白屑。若因婴儿先天禀赋不足，素体阴亏，或后天疾病、温燥药物伤阴，令肾阴不足，水不制火，虚火上浮，内熏口舌，亦可导致口腔舌上出现白屑，且绵延反复，此为虚火上炎。

　　前人已经认识到鹅口疮需以预防为先。《婴童类萃·胎毒论》说："凡妇怀孕，宜清心远欲，饮食宜淡，忌煎炒辛辣厚味，……或暑月耽胎，冬月拥炉，胎中内蕴热毒，所以生下而生重舌、木舌、鹅口……皆母不洁故也。"就提出了孕妇妊娠期间精神、饮食、寒温的调护，保持清洁卫生，是预防包括鹅口疮在内多种初生儿疾病的重要措施。

　　关于本病的治疗，针对本病以心脾积热为主的证候特点，古代医籍提出了多种内治、外治相结合的方法。如《外科正宗·鹅口疮》说："鹅口疮……随以冰硼散搽之，内服凉膈之药。"《幼幼集成·口疮证治》说："凡鹅口者……内服泻澄丹，外以保命散吹之。"《医宗金鉴·幼科杂病心法要诀·初生门》说："鹅口白屑满舌口，心脾蕴热本胎原，清热泻脾搽保命，少迟糜烂治难痊。"所介绍的清热泻脾散、凉膈散、泻澄丹等内服药，冰硼散、保命散（白矾、朱砂、马牙硝）等外用药皆为后世所采用。另外还有中药煎汤拭口、吴茱萸末敷足心的外治法，如《竹林女科证治·鹅口白屑》说："宜用甘草、黄连等分煎汤，以帛裹指拭去恶血，取桑树中白汁涂之。"《婴童百问·口疮鹅口重腭》介绍吴茱萸为末"米醋调敷儿脚心内"，也都值得随证配合使用。

2. 证治有道

小儿鹅口疮发病内因在正气亏虚或火热内蕴，外因在于感染邪毒。急性发作者多以邪热毒盛为主，迁延及反复发作者则常以正虚为主。邪毒来源，可来自于母体，或者后天食具、食物污染，而各种原因造成心火内亢、脾热蕴蒸，则是给邪毒滋生创造了适宜的条件，使之发病。正气亏虚，多以阴虚为主，也有少数属于阳虚者，其产生原因，可由先天禀赋，或后天疾病、药物所伤等而致。对于鹅口疮的辨证治疗，应该从以上认识出发，吸收古代医家的有效经验，而分别处之。

鹅口疮轻症，可以先用外治法处治，仅是口内白屑而无明显其他症状者可能单用外治便可取效。擦拭口腔方，可选用黄连甘草汤、大黄甘草汤（药物组成均1:1比例），煎汤，以棉签蘸药液擦洗口内白屑及周围黏膜。然后喷以散剂，心脾积热证选用冰硼散、绿袍散、珠黄散中之一，虚火上炎证选用锡类散，在药液擦拭后喷于白屑上，不必过多量，覆盖病灶表面即可。有明显其他临床症状者，则宜以内治、外治法同用为宜。

心脾积热证偏心火上炎者表现为口腔舌面白屑，周围焮红较重，烦躁不宁，吮乳啼哭，夜啼不宁，小便短赤，舌尖边红，治以清心泻火，用加味导赤散加减，常用药生地黄、竹叶、黄连、栀子、蝉蜕、薄荷（后下）、玄参、灯心草、甘草等。偏脾火上炎者表现为口腔舌面满布白屑，黏膜焮红，面赤唇红，口臭涎多，大便秘结，或伴发热，或伴牙龈肿痛，治以清热泻脾，用清热泻脾散加减，常用药黄连、栀子、黄芩、石膏（先煎）、生地黄、大黄（后下）、连翘、甘草等，湿热重舌苔黄腻者可选加青蒿、茵陈、藿香、佩兰、车前子（包煎）。若是上、中二焦火热炽盛者，还可另以凉膈散为主方加减。以上诸方均以清热泻火为主，使用时皆要适当加用生地黄、玄参、天花粉之类清热兼以护阴之品，预防邪热伤阴。

虚火上炎证，多因阴虚而水不制火、虚火上炎灼于口舌而反复发生鹅口。其阴虚多以肾阴亏虚为主，证见口舌白屑反复发生，颧红，盗汗，手足心热，或有低热，舌质嫩红少苔，脉细数无力，治以滋肾阴、清虚火，用知柏地黄汤加减，常用药熟地黄、山药、茯苓、山茱萸、牡丹皮、知母、黄柏、地骨皮、甘草等。少数以脾阴亏虚为主者，证见口舌白屑散在，口干唇燥，大便干秘，或有低热，舌质嫩红少津，舌苔少或花剥，指纹淡，治以滋脾阴、清虚火，用沙参麦冬汤加减，常用药北沙参、麦冬、玉竹、生地黄、白扁豆、天花粉、牡丹皮，胡黄连、甘草等。偶有兼见阳虚如面白肢凉，大便溏薄，小便清长者，可适当选加温暖脾肾之品，如吴茱萸、干姜、肉豆蔻，肉桂（后下）等，以摄其浮游之火。

现代体外实验研究，有多种中药有抑制白色念珠菌的作用，其中寒凉药如黄柏、知母、黄连、徐长卿、黄芩、马齿苋、鱼腥草、紫花地丁、大黄等，温热药如肉桂、丁香、高良姜、肉豆蔻、桂枝、藿香、姜黄等，临床可在辨证的前提下选择配伍于方中使用。

本病更应注重"治未病"，防病于先。孕妇要注意调摄饮食、寒温、情志，避免蕴热化火，带下阴痒为阴道霉菌病者需及时治疗，以免染及新生儿。婴儿喂养必须食具、食物清洁，患病时忌过用苦寒伤脾、温燥伤阴药物，切忌滥用抗生素、激素等西药，病后需及时调理，平时注意增强小儿体质，方可减少本病发生。

第二章

口疮

【概述】

口疮多因正气亏虚、感受外邪、伤于乳食等病因致火热循经上灼口舌所致，临床表现主要为口腔颊腭、唇舌黏膜等处出现黄白色溃疡，疼痛流涎，或伴发热、周身不适等症状。若满口靡烂色红疼痛者称为口糜，溃疡发生在口唇两侧者称为燕口疮，小儿口疮如与疳证有关者称为口疳，三者在本书中均另作专论。

本病任何年龄均可发病，以2～4岁为多。可单独发生，也可因其他疾患致机体抵抗力降低时伴发。一年四季均可发病。小儿口疮一般预后良好，但失治、误治可导致重症，或反复发作，耗气伤阴，转为疳证。中医药治疗口疮有良好的疗效。

口疮之名，最早见于《素问·气交变大论》："岁金不及，炎火乃行，生气乃用，长气专胜，庶物以茂，燥烁以行……民病口疮，甚则心痛。"对于小儿口疮的论述，首见于《诸病源候论·小儿杂病诸候·口疮候》："小儿口疮，由血气盛，兼将养过温，心有客热熏上焦，令口生疮也。"《小儿药证直诀》未论及口疮，但钱乙门人阎季忠所著《阎氏小儿方论》载有治疗口疮方药。历代医籍中对于小儿口疮的症状、病因病机、辨证论治等有大量论述，为我们留下了可贵的经验。

西医学中的感染性口炎、复发性口疮、创伤性口腔黏膜溃疡、白塞氏综合征等均与中医学"口疮"有关。感染性口炎可由细菌、病毒等感染引起，小儿常见为疱疹性口炎和球菌感染性口炎。①疱疹性口炎：病原体为单纯疱疹病毒、柯萨奇病毒等，口腔周围与颜面部皮肤等部位的疱疹主要由单纯疱疹病毒1型感染所致。单纯疱疹病毒属DNA病毒，可通过接触或呼吸道传染。起病时出现发热、牙龈红肿，触之易出血，继而在口腔黏膜上出现成簇的小水疱，直径约2毫米，周围有红晕，迅速破溃后形成浅表溃疡，有黄白色纤维性分泌物覆盖，多个小溃疡可融合成不规则的大溃疡。口腔溃疡发生后，发热可消退，疱疹常见于牙龈、口唇、上腭。本病有自限性，病程约10天，淋巴结肿大可持续2～3周。②球菌感染性口炎：病原体为金黄色葡萄球菌、草绿色链球菌、溶血性链球菌和肺炎球菌等，可发生在口腔黏膜任何部位，口腔黏膜充血，局部形成糜烂或溃疡。溃疡或糜烂的表面覆盖着一层灰白色或黄褐色假膜，假膜特点是较厚而微突出黏膜表面，致密而光滑。擦去假膜，可见溢血的糜烂面。周围黏膜充血水肿。患者唾液增多，疼痛明显。有炎性口臭。局部淋巴结肿大压痛。有些患者可伴有发热等全身症状。

【病因病机】

小儿口疮内因责之于素体积热或阴虚，外因归咎于感受外邪，包括有乳食不节、口腔不洁等因素致病。当风热犯肺乘脾、乳食积滞脾胃、心脾积热上熏，或虚火上炎熏灼口舌，均可发为口疮。

1. 风热乘脾

外感风热之邪，由口鼻及肌表侵入，内乘于脾胃。邪从外侵，风热邪毒首先犯于肺卫，继则内侵脾胃，脾开窍于口，火热循经上炎，熏灼口舌牙龈，致口腔黏膜破溃，形成口疮。其外邪于夏令常夹湿、秋冬常夹燥。

2. 心脾积热

护养过温或喂养不当，恣食辛辣炙煿，蕴而生热，循经上炎；或由口腔不洁、破损，秽毒入侵，内热与外邪相合，可致邪热积于心脾，循经上炎而致口舌生疮。另外，孕母过食厚味，积郁生热，热传胞胎，亦可致胎儿心脾积热内蕴，后天易患口疮。

3. 虚火上炎

素体虚弱气阴两虚，或久病久泻，耗损阴津，病后体虚，久而肾阴内亏，水不制火，虚火上炎，熏灼口舌而生疮。也有身体虚弱而过食寒凉，或吐泻之后脾胃阳虚，由于阳虚而致无根之火上浮发为口疮，虽属少见但亦不可不知。

口疮的局部病变在口腔，病变脏腑主要在肺、脾胃、心、肾。病机关键为火热循经上炎，熏灼口舌。肺系在于咽喉，手太阴肺经起于中焦，回绕胃口过膈属于肺脏；脾开窍于口，其华在唇，脾络布于舌下；心开窍于舌，心脉布于舌上；肾脉连咽系舌本；两颊与龈属胃与大肠；牙齿属肾；任、督等经脉均上络口腔唇舌。外感六淫之邪均可以郁而化热，内伤乳食蕴热化火，正虚阴亏液耗水不制火虚火上炎，皆可熏灼口舌，出现口舌黏膜上淡黄色或灰白色溃疡，局部灼热疼痛，发为口疮。火热易伤阴液，阴伤及气者，则转为气阴两虚，迁延屡发。

【临床诊断】

1. 诊断要点

（1）有喂养不当，过食炙煿，或外感发热的病史。

（2）唇内、齿龈、舌体、两颊、上颚等处出现黄白色溃疡，大小不等，甚则糜烂，形成溃疡疼痛、流涎等症。可伴发热，颌下淋巴结肿大、疼痛。

（3）血常规：白细胞总数及中性粒细胞偏高或正常。

2. 鉴别诊断

（1）鹅口疮：鹅口疮是由白色念珠菌引起的口腔黏膜疾病，多发生于初生儿、体弱多病儿，或过用抗生素、激素的婴幼儿。口腔及舌上满布白屑，周围有红晕，一般无口疮之口内溃疡、疼痛及流涎。

（2）手足口病：手足口病是由病毒感染引起的时行疾病，多见于4岁以下小儿，一般在春夏季节流行，以发热伴手、足、臀部皮肤疱疹为特征。手足口病口腔黏膜疱疹破溃后同样形成溃疡、口舌疼痛较重，但与口疮仅发于口腔、手足等其他部位无皮疹有明显区别。

（3）白塞氏综合征：白塞氏综合征从青少年到老人都可患病，中青年更多见。除出现反复口腔溃疡外，还可出现会阴部溃疡、皮疹以及眼部、关节、消化道、血管、神经系统等病变。诊断本病需在反复发作的口腔溃疡基础之上，加上以下任何两条：反复生殖器溃疡、皮肤损害、眼部受累及针刺反应阳性。

【辨证论治】

1. 辨证要点

本病辨证，重在辨虚实、轻重。小儿口疮病理因素为火热，易耗阴液，故其病情演变，必须重视气阴的消长。实火证如失治、误治，灼阴耗气转为虚火证；虚火不除，亦伤气阴，易感外邪，转为虚实兼夹证。阴虚日久，由阴及气，转为气阴两虚，迁延不愈。

（1）辨别虚实：口疮有实火与虚火之分，辨证可从病史、全身症状及局部病变三方面着手。实火口疮有风热在表、脾胃积热、心火上炎之别，起病急，常有外感或伤食史，口疮易多发，疼痛、流涎较重，病程短，容易治愈。虚火口疮好发于阴虚体质者，或久患他病造成体质虚弱病史，口疮多单发，疼痛、流涎较轻，易反复发作，病程长。全身症状方面，风热在表多有发热，恶寒；脾胃积热有发热口臭、大便干结等症；心火上炎有心烦不安，小便短赤；虚火上浮则神疲颧红，手足心热。

（2）辨别病位：口疮以局部症状为主，是脏腑功能失调的局部表现，局部病变是辨证的重要依据。但辨证时要注意局部与整体的统一，注重局部病变，也要结合全身症状详察审其病位脏腑。若口疮因饮食不节、积滞化热而起，病位多为脾胃；若口疮伴烦躁不宁，便秘溲赤，舌尖红赤，病位多在心脾；若口疮反复发作，形体消瘦，手足心热，病位多于肾。

（3）辨别轻重：口疮轻症，一般无热或低热，纳食稍差，精神尚好，口疮浅、小、少，愈合快。重症者，发热高，精神萎靡，疼痛剧，影响进食，口疮深、大，遍布口中，甚则反复发作，日久不愈。

2. 治疗原则

治疗口疮，以清热泻火为基本治则，根据不同证候分别采用疏风清热、清热解毒、清心泄热、滋阴降火等治法，并宜内治外治相结合治疗。口疮是肺脾胃心肾脏腑功能失调的局部表现，而口疮的局部刺激，又可进一步促使内脏失调。内治是治其本而撤其源，外治是解毒祛腐生肌，直接作用于溃疡病灶。需要注意的是实热证虽当清热泻火，但不能一清到底，后期应转调理，以恢复正气；虚热证以补虚为要，同时清其虚火，在急性发作时，更应清补结合，甚则以清热为主，病情控制后，再用补养之法，调治其本。具体用药时，针对火热炎上，病变在口腔的特点，在辨证用药的基础上，适当选用一些引热下行之品，能提高疗效。本病除内服汤药外，还常使用中药成药、局部外治、敷脐、推拿、针灸等方法治疗。

3. 证治分类

（1）风热犯表

证候 唇舌两颊内出现疱疹、溃疡，红肿，疼痛，流涎，伴有发热、恶寒、咽红、烦闹、咳嗽，舌尖红，苔薄白或薄黄，脉浮数，指纹浮紫。

辨证 口疮初起,起病急骤,全身及局部病变均显示风热犯肺束表之象,口疮疱疹、溃疡,红肿未甚,表热显而里热未盛,与心脾积热证可以辨别。

治法 疏风解表,清热解毒。

方药 银翘散加减。常用金银花、连翘、板蓝根、贯众清热解毒;薄荷(后下)、牛蒡子疏风散火;竹叶、芦根清心除烦;甘草解毒,调和诸药。

发热不退,加柴胡、栀子清热泻火;咽喉红肿疼痛,加冬凌草、虎杖解毒利咽;疮面色黄糜烂,加黄连、薏苡仁清热利湿;口臭便秘,加大黄(后下)、槟榔通腑泻火。

(2)脾胃积热

证候 口腔溃疡较多,或满口糜烂,周围红赤,疼痛拒食,烦躁多啼,口臭涎多,牙龈红肿,小便色黄,大便干结,或发热面赤,舌质红,苔黄或黄腻,脉滑数,指纹紫滞。

辨证 起病前多有过食辛辣炙煿厚味、贪食过量史,或风热乘脾者。溃疡较多、周围黏膜鲜红,疼痛拒食,口臭,或伴牙龈红肿,大便干结等为本证特征。

治法 清泄脾胃,解毒泻火。

方药 凉膈散加减。常用黄芩、连翘、栀子清热解毒;大黄(后下)、玄明粉(冲入)通腑泻火;竹叶清心除烦;薄荷(后下)升散郁火;甘草解毒,调和诸药。

口干渴者,加天花粉、芦根清热生津;烦躁者,加石膏(先煎)、郁金清热除烦;口臭涎多,舌苔厚腻,湿热重者,加石菖蒲、滑石粉(包煎)、佩兰清化湿热;溃疡满布黄色渗出物者,加金银花、蒲公英、败酱草清热解毒;黏膜红赤、疼痛重者,加生地黄、牡丹皮凉血护阴;食积内停,脘腹胀满者,加枳实、槟榔、焦山楂、炒麦芽行气运脾。

(3)心火上炎

证候 舌上、口腔溃疡或糜烂,色红疼痛,饮食困难,心烦不安,哭闹难寐,口干欲饮,小便短赤,舌尖红赤,苔薄黄,脉细数,指纹紫滞。

辨证 舌上溃疡、舌尖红、心烦不安、小便短赤等为本证特征。

治法 清心泄热,引热下行。

方药 泻心导赤散加减。常用黄连泻心火;生地黄清热凉血;竹叶清心除烦;

通草导热下行；甘草泻火，调和诸药。

尿少者，加车前子（包煎）、滑石粉（包煎）利尿泄热；口渴甚，加天花粉、芦根清热生津；大便秘结，加大黄（后下）、枳实通腑泻火；热毒重者，加黄芩、栀子清热解毒。

本型口疮也可选用五倍子泻心汤（五倍子、薄荷、生甘草、竹叶、生大黄、炒槟榔、黄芩、黄连、连翘）加减治疗。

（4）虚火上炎

证候　口舌溃疡反复发作，稀疏色淡，不甚疼痛，神疲颧红，口干不渴，盗汗，手足心热，舌质淡红，舌苔少，脉细数，指纹淡紫。

辨证　病程较长，口舌溃疡反复发作，稀疏色淡，伴有阴虚内热、虚火上炎之神疲颧红、盗汗、手足心热等证象。

治法　滋阴补肾，清泻虚火。

方药　六味地黄丸加肉桂。常用熟地黄、山茱萸、女贞子滋阴补肾；山药、茯苓补益脾阴；牡丹皮、泽泻泻肝肾之虚火；加少量肉桂（后下）引火归元。

热病伤阴，口干者，加麦冬、玄参、乌梅养阴生津；低热或五心烦热者，加地骨皮、白薇清热除烦；颧红盗汗，骨蒸潮热者，加知母、黄柏养阴清火；大便秘结者，加桑椹、火麻仁润肠通便。经久不愈，溃烂久不收口者，酌加儿茶、五倍子收敛生肌。

若脾肾阳虚，虚阳上浮，见口舌生疮，手足欠温，大便溏薄，小便清长，反复发作，迁延不愈者，治以温补脾肾，引火归元，可用理中丸加肉桂。

【其他疗法】

1. 中药成药

（1）双黄连口服液：每支 10mL。每服＜3 岁 10mL，1 日 2 次；3～6 岁 10mL，1 日 3 次；＞6 岁 20mL，1 日 2～3 次。用于风热犯表证。

（2）黄栀花口服液：每支 10mL。每服 2.5～3 岁 5mL、4～6 岁 10mL、7～10 岁 15mL、＞11 岁 20mL，1 日 2 次。用于脾胃积热证。

（3）小儿化毒散：每袋 6g。每服 0.6g，1 日 1～2 次，3 岁以下小儿酌减。用于心火上炎证。

（4）六神丸：每1000粒重3.125g。每服1岁1粒、2岁2粒、3岁3～4粒、4～8岁5～6粒、8⁺～10岁8～9粒、成人10粒，1日3次。用于风热犯表证、脾胃积热证、心火上炎证。

（5）知柏地黄丸：小蜜丸30粒重6g。每服3～6岁2g、＞6岁3g，1日2～3次。用于虚火上炎证。

2. 外治疗法

（1）含漱剂：野菊花、金银花、薄荷（后下）、连翘、板蓝根各10g，玄参15g。加水1000mL，煎煮，待温后适量含漱，每次至少含漱3分钟，1日3～5次。用于各实热证。

（2）口腔炎喷雾剂：每瓶20mL。口腔喷雾用。每次向口腔患部挤喷药液适量，1日2～3次。用于各实热证。

（3）青黛散，双料喉风散：涂敷患处，每次适量，1日2～3次。用于风热犯表证、脾胃积热证。

（4）珠黄散：涂敷患处，每次适量，1日2～3次。用于心火上炎证。

（5）锡类散：涂敷患处，每次适量，1日2～3次。用于虚火上炎证。

（6）蛋黄油：取3只稍大的鲜鸡蛋，煮熟取黄，文火煎出蛋黄油，外敷溃疡面上。实火证、虚火证均可用。用于溃疡日久不敛者尤佳。

（7）吴茱萸粉2g，蜂蜜2g，陈醋2mL，调成糊剂。贴敷于两足涌泉穴，外用纱布、胶布固定，1日调换1次，3次为1个疗程。用于虚火上炎证。

3. 针灸疗法

（1）体针：脾胃积热证取足三里、内庭、合谷；阴虚火旺证取肾俞、命门、三阴交、合谷。均留针20分钟，1日1～2次。

（2）耳穴贴压：常用穴：口、肺、肾上腺、肾。备用穴：心、神门。贴压王不留行籽，每日按压2～3次，每次每穴按压1分钟，隔日换贴1次。每次一侧耳，双耳交替，3次为1个疗程。

（3）氦－氖激光穴位照射：主穴：神阙、涌泉（双）。配穴：合谷（双）、足三里（双）。每次每穴照射3～5分钟，可接受的能量密度为15J/cm，疗程为3～7日。

4.推拿疗法

清脾胃,清天河水,清心经。用于实火证。加减法:发热去天河水加六腑;流涎重加揉小横纹,推四横纹;烦躁惊悸加揉小天心;虚火上炎加揉二人上马,推涌泉,推补肾经。

【防护康复】

1.预防

(1)晨起、饭后、睡前要漱口,以去除食物碎屑和口腔污物,保持口腔清洁卫生。

(2)饮食有节,饥饱适宜,不偏食,多吃新鲜蔬菜、水果,勿暴饮暴食,避免过食辛辣煎炒之品。

(3)注意身心健康,经常锻炼身体,增强体质,保证睡眠时间,避免过劳及精神刺激。

2.护理

(1)选用适当中药煎剂频漱口。

(2)避免粗硬食品,宜半流质饮食。

(3)饮食宜清淡,忌辛辣刺激及过咸食品。

(4)注意休息,避免过劳。

3.康复

(1)保持口腔卫生,养成勤漱口的卫生习惯。

(2)注意饮食调养,防止病情复发。

【审思心得】

1.循经论理

《幼幼集成·口疮证治》云:"口疮者,满口赤烂。此因胎禀本厚,养育过温,心脾积热,熏蒸于上,以成口疮。"指出小儿胎中禀受母体热毒,或者后天将养过温,以致心脾积热,熏蒸于上,皆可以发生口疮。《圣济总录·小儿口疮》云:"小儿口疮者,由血气盛实,心脾蕴热,熏发上焦,故口生疮。盖小儿纯阳,易生热疾,或衣服过浓、饮食多热，血脉壅盛，皆致此疾。"说明小儿易患口疮与其体质特点及发生热疾、衣服过暖、饮食多热等多种因素有关。

《诸病源候论·唇口病诸候·口舌疮候》曰："手少阴心之经也，心气通于舌；足太阴脾之经也，脾气通于口。脏腑热盛，热乘心脾，气冲于口与舌，故令口舌生疮也。"从脏腑经络学说阐明了口疮脏腑热盛，心脾热气冲于口舌的病机。《圣济总录·口疮》云："论曰口疮者，由心脾有热，气冲上焦，熏发口舌，故作疮也。又有胃气弱，谷气少，虚阳上发而为口疮者，不可执一而论，当求所受之本也。"补充说明了口疮有实热上冲和虚阳上发的不同病机。《小儿卫生总微论方·唇口病论》说："风毒湿热，随其虚处所著，搏于血气，则生疮疡……若发于唇里，连两颊生疮者，名曰口疮。"指出口疮的发病是外因风毒湿热和内因正气亏虚共同作用的结果。《幼科类萃·耳目口鼻门》说："口疮者，乃小儿将养过温，心脏积热，熏蒸于上，故成口疮也。宜南星末醋调贴两脚心，乳母宜服洗心散，以泻心汤主之。"指出口疮的病因与心脏积热有关以及小儿与母同时用药治疗的方法。《幼幼集成·口疮证治》云："口疮服凉药不效，乃肝脾之气不足，虚火泛上而无制，宜理中汤收其浮游之火，外以上桂末吹之。若吐泻后口中生疮，亦是虚火，理中汤。昧者以为口疮患为实热，概用寒凉，必不效。"则警示在口疮多为实热证而用寒凉药的同时，绝不可忽视也有因吐泻后阳气不足虚火上浮的情况，如是则应当用温脾之理中汤内服收其浮游之火，并同时以肉桂末吹口治疗。

2. 证治有道

小儿口疮的发病原因在于正气亏虚、乳食不节、感受外邪，火热上炎熏灼口腔，病变脏腑以肺、脾胃、心、肾为主。辨证以望诊最为重要，包括口疮局部望诊和舌象、面色等全身望诊。以辨实火、虚火与脏腑辨证相结合，分清虚实主次，灵活应用疏风、解毒、清火、补益等治法，虚实夹杂时，分清邪、正，虚、实，轻、重主次，分证治疗。

小儿口疮局部望诊辨证要点如下：①疮边：口疮周边色鲜红多为实火；淡红或淡白多为虚火；肿而不红为湿盛。②疮面：口疮面覆黄色脓膜为热毒；黄而黏腻为湿热。③浅深：疮浅者病轻；疮深者病重，深陷如坑者更重。④鳞屑：疮周起鳞屑，急性发作者多为实证；日久口疮起鳞屑或见龟裂者多为血虚阴亏。⑤疼痛：疼痛甚，灼热，多为实火；疼痛轻微，或因饮食等刺激时方痛，多为虚火之证。

小儿口疮的外治法很重要，轻症单用、重症与辨证汤剂或中成药同用，可以取得较好的疗效。常用外治法有：①用以上介绍的含漱剂漱口，或口腔炎喷雾剂喷口中。②用银花甘草液轻轻擦拭口疮。③选择散剂涂敷口疮患处，一般实火证可选用青黛散、珠黄散、双料喉风散；虚火证用锡类散，久不收敛者用蛋黄油。

风热犯表证起病急骤，常见为外感风热表证同时见小儿烦闹、流涎，口腔检查发现口疮，或者是先见到疱疹继而破溃转为溃疡。其病位以肺为主，治以疏风清热解毒，用银翘散加减。常用药金银花、连翘、薄荷（后下）、牛蒡子、蝉蜕、板蓝根等。发热而急起疱疹加贯众、拳参、鸭跖草清热解毒；口疮红肿疼痛加玄参、牡丹皮、蒲公英解毒消肿；啼哭不宁加竹叶、连翘、灯心草清心安神；咽红肿痛加虎杖、土牛膝、冬凌草清热解毒；口臭便秘加大黄（后下）、槟榔、玄参通腑泻火疏风散火；芦根清心除烦；甘草解毒，调和诸药。方中金银花为解表清热、解毒疗疮的要药，《滇南本草》谓其"清热，解诸疮。"连翘被誉为"疮家圣药"，如《珍珠囊》说："泻心经客热，一也；去上焦诸热，二也；为疮家圣药，三也。"故二药用于口疮风热犯表证为主药甚为合拍。

脾胃积热证常见于外感风热犯脾、素体脾胃积热者，其口疮较多、周围红赤，疼痛拒食，口臭涎多，大便干结，常伴牙龈红肿。治以清脾泄胃，通腑泻火。方用凉膈散加减。凉膈散清上与泻下并行，乃通胃肠清脾火治口疮"上病下取"之法。常用药大黄（后下）、玄明粉（冲入）、栀子、连翘、黄芩、人中白、薄荷（后下）、甘草等。患儿便秘则大黄、玄明粉同用；若只是便干者，可单用生大黄后下，便通后用制大黄同煎，或改用虎杖解毒凉血而缓其泻下之力。口疮周围红赤，牙龈红肿者，加升麻、黄连、赤芍、蒲公英解毒消肿；热盛口渴烦躁者，加石膏（先煎）、知母、生地黄清热生津；口臭涎多，舌苔厚腻者，加佩兰、滑石粉（包煎）、青蒿清化湿热；热重阴伤，舌干唇燥者，加天花粉、麦冬、玄参、玉竹润燥清热。

心火上炎证舌尖边溃疡较多，常伴见患儿烦闹不宁、舌尖红赤。治以清心泄热。方用泻心导赤散加减。常用药竹叶、生地黄、黄芩、黄连、连翘、通草、灯心草、甘草等。此方原用木通，虑其可能的肾脏损害副作用，换用通草。方中黄连苦寒，通草、灯心草质轻，剂量均不宜大，常用 1～2 克，重者 3 克。尿黄量少，加车前子（包煎）、滑石粉（包煎）利尿泄热；口渴烦闹，加天花粉、栀子、麦冬清热生津；口疮疼痛，加牡丹皮、白芷、人中白清热凉血止痛。

虚火上浮证见于反复发作者，多属肾脾阴虚、虚火上炎，治以滋阴降火。以肾阴虚火炎为主者方用知柏地黄汤加减，常用药熟地黄、山药、茯苓、牡丹皮、泽泻、山茱萸、女贞子、知母、黄柏等。以脾阴虚火炎为主者方用甘露饮加减，常用药生地黄、天冬、麦冬、玄参、玉竹、石斛、黄芩、胡黄连、甘草等。本病还有少数属于阳虚无根之火上浮者，治当以温补脾肾、引火归元，可用理中汤加肉桂为主方加减，常用药党参、白术、干姜、茯苓、益智仁、砂仁（后下）、吴茱萸、肉桂（后下）等，吴茱萸蜂蜜糊敷涌泉法尤其适用于本证患儿。此外，凡口疮溃烂久不收口者，以儿茶、五倍子粉外用，有收敛生肌的作用。

第三章

燕口疮

【概述】

燕口疮指口唇两侧生疮，以色白糜烂、疼痛，或湿烂有液为临床表现特征的病证。又名口角疮、燕口、口吻疮。因疮疡发生于口角而得名。燕口疮病名较早见于隋代巢元方《诸病源候论·小儿杂病诸候·燕口生疮候》："此由脾胃有客热，热气熏发于口，两吻生疮。其疮白色，如燕子之吻，故名为燕口疮也。"燕口疮为小儿常见的口唇疾患，任何年龄均可发病，以婴幼儿多见。无明显季节性，一年四季均可发病。中医药治疗燕口疮有较好的疗效。

西医学认为燕口疮为口角炎，属于口炎范畴，是指各种感染引起的口角炎症。口角炎发生于口角、唇部，局部皮肤黏膜皲裂、糜烂是该病主要临床表现，严重者甚至有炎性分泌物渗出，多伴有疼痛。患儿口角潮红，病程较长者口角皮肤可伴有结痂。婴幼儿因流涎及吸奶等因素也容易发生口角炎。大部分口角炎患者有口唇发干、不适的症状，有时有烧灼感。有关口角炎的病因还存在争议，最常见者为感染，包括病毒、细菌、真菌，常见单纯性疱疹病毒Ⅰ型、链球菌、葡萄球菌、肺炎球菌、白色念珠菌等。临床上采用抗真菌药物、抗生素治疗有效，支持微生物在口角炎发病中起一定作用这一判断。

燕口疮可单独发生，亦可并发于口疮、鹅口疮等邻近疾病，或感冒、肺炎喘嗽等疾病，戴义齿、口腔局部皮肤皱褶异常、接触过敏原、营养缺乏、贫血、皮肤干燥、唾液分泌过多以及脂溢性皮炎等都可以导致本病的发生。艾滋病病毒（HIV）感染、伸舌样痴呆患者易发生本病。婴幼儿喜欢舔唇、吸吮手指者也容易发生本病，使用含镍矫形支架、过度漱口等也可能导致本病的发生。本病虽然多数病情较轻，但若未能及时治疗，则易于迁延，影响小儿日常生活。

【病因病机】

燕口疮的发病责之于风热乘脾、脾胃积热上熏，或阴虚火旺上攻口唇。外因责之于感受外邪，内因责之于素体积热或阴虚。

1. 风热乘脾

外感风热之邪，由口鼻、肌表侵入，内乘于脾胃。邪从外侵，风热邪毒首先犯于肺卫，继则内侵脾胃，脾开窍于口，火热循经上炎，熏灼口唇，故口唇破溃，形成燕口疮。

2. 脾胃积热

护养过温或喂养不当，恣食辛辣炙煿，蕴而生热，循经上炎；或由口腔不洁和破损，秽毒入侵，内热与外邪相合，均可致邪热积于脾胃，循经上炎而致口唇生疮，形成燕口疮。

3. 虚火上炎

素体虚弱，气阴两虚；或病后体虚，耗损阴津，久而阴液内亏，水不制火，虚火上炎，熏灼口唇而生疮，形成燕口疮。

燕口疮的病变部位主要在脾胃，与心密切相关。病机关键为火热上灼口唇。脾开窍于口，任、督等经脉均上络口唇，外感风热之邪可以入里化热，内伤乳食蕴热化火，正虚阴亏液耗水不制火虚火上炎，灼伤口唇，加之秽毒侵犯，则发为燕口疮。

小儿燕口疮病理因素为火热，易耗阴液，故其病情演变，必须重视气阴的消长。实火证如失治、误治，灼阴耗气转为虚火证；虚火不除，亦伤气阴，易感外邪，转为虚实兼夹证。阴虚日久，由阴及气，转为气阴两虚，迁延不愈。

【临床诊断】

1. 诊断要点

（1）有喂养不当，过食炙煿，或外感发热的病史。

（2）以口唇两侧处色白糜烂、疼痛，或湿烂有液为主症。可伴发热或颌下淋巴结肿大、疼痛；嗳腐吞酸、便秘；病情反复发作、手足心热、盗汗等症。

（3）实验室检查：①血常规：白细胞总数及中性粒细胞偏高或正常。②金黄色葡萄球菌、白色念珠菌、溶血性链球菌、单纯性疱疹病毒等微生物学检查可获阳性。

2. 鉴别诊断

（1）鹅口疮：鹅口疮是由白色念珠菌引起的口腔黏膜疾病，多发生于初生儿或体弱多病或过用抗生素的婴幼儿。口腔及舌上满布白屑，周围有红晕，一般无疼痛及流涎。其发病部位与燕口疮明显不同。鹅口疮与燕口疮也可为并发症。

（2）口疮：口疮是发生于口腔内各处的疱疹、溃疡，其发病部位在口内，与燕口疮在两口角明显不同。鹅口疮与口疮也可为并发症。

【辨证论治】

1. 辨证要点

本病重在辨虚实、辨轻重。若燕口疮反复发作，伴发热、口臭、便秘溲赤，可为虚实夹杂证。

（1）辨别虚实：凡起病急，病程短，口角口唇溃烂及疼痛较重，局部有灼热感，口臭流涎，或伴发热、烦躁，哭闹拒食，大便秘结等症状者，多为实证；起病缓，病程长，反复发作，口唇溃烂及疼痛较轻者，或伴低热，颧红盗汗，或神疲、面白、纳呆、便溏等症状者，多为虚证。

（2）辨识轻重：轻证者，一般精神尚好，无发热或发热不高，纳食尚可，疮口浅、小、少，愈合快。重证者，精神萎靡，发热，不欲进食，疮口深、大，或伴红肿，愈合迟，甚则反复发作，日久不愈。

2. 治疗原则

清热降火为燕口疮基本治则。根据不同证型分别采用疏风散火、清胃泻火、滋阴降火。要注意的是实热证虽应清热泻火，但不能一味清泻，需注意保护脾胃，后期应以调理为主；虚热以补虚为要，但急性发作时，应清补结合，甚则以清热为主，病情控制后，再用补养之法，调治其本。具体用药时，针对火热炎上，病变在口的特点，在辨证用药的基础上，适当选用一些引热下行之品，能提高疗效。外治同样要遵循辨证论治的原则。本病可同时使用局部外治法，轻症者单用外治法即可见效，重症者则应以内治法为主、配合外治法治疗。

3. 证治分类

（1）风热乘脾

证候 口唇两侧先见疱疹继而破溃形成溃疡，周围焮红，灼热疼痛，烦躁多啼，口臭，大便秘结，小便短赤，发热恶风，或咽红肿痛，舌质红，苔薄黄，脉浮数，指纹浮紫。

辨证 本证起于外感风热之后。以起病较急，溃疡周围焮红，多伴发热等表证为特征。

治法 疏风散火，清热解毒。

方药 银翘散加减。常用金银花、连翘、板蓝根清热解毒；薄荷（后下）、牛蒡子疏风散火；竹叶、芦根清心除烦；甘草解毒，调和诸药。

发热不退，加柴胡、栀子清热泻火；咽喉红肿疼痛，加贯众、射干解毒利咽；疮面色黄糜烂，加黄连、薏苡仁清热利湿；口臭便秘，加大黄（后下）、槟榔通腑泻火。

（2）脾胃积热

证候 口唇两侧破损溃烂，色白或黄，呈圆形或椭圆形，溃疡较深，口臭，涎多黏稠，可兼发热，面赤唇红，烦闹不安，小便短赤，大便秘结，舌质红，舌苔黄，脉数，指纹紫滞。

辨证 本证多有伤食、伤乳史，起病急，由脾胃积热、火热上攻所致。以口唇两侧溃疡较大，边缘鲜红，疼痛重，伴口臭、便秘为特征。

治法 清胃解毒，通腑泻火。

方药 凉膈散加减。常用黄芩、连翘、栀子清热解毒；大黄（后下）、玄明粉（冲入）通腑泻火；竹叶清心除烦；薄荷（后下）升散郁火；甘草解毒，调和诸药。

口干渴者，加天花粉、芦根清热生津；烦躁者，加石膏（先煎）、郁金清热除烦；口臭涎多，舌苔厚腻，湿热重者，加石菖蒲、滑石粉（包煎）、佩兰清化湿热；溃疡满布黄色渗出物者，加金银花、蒲公英清热解毒；黏膜红赤、疼痛重者，加生地黄、牡丹皮凉血护阴；食积内停，脘腹胀满者，加焦山楂、炒麦芽、枳实理气运脾。

（3）虚火上炎

证候 起病缓，病程迁延反复，口唇两侧色白溃破，唇舌口干，神疲颧红，饥不欲食，大便干结，小便短少，舌质红少津，舌苔少或花剥，脉细数，指纹淡紫。

辨证 本证病程日久，阴液亏虚，虚火上炎。以溃疡色淡，反复发作，神疲颧红，舌红苔少为特征。

治法 滋阴降火，引火归元。

方药 六味地黄丸加肉桂。常用熟地黄、山茱萸滋阴补肾；山药、茯苓补益脾阴；牡丹皮、泽泻泻肝肾之虚火；加少量肉桂（后下）引火归元。

热病伤阴，口干者，熟地黄改用生地黄，加麦冬、玄参、乌梅养阴生津；低热或五心烦热者，加地骨皮、白薇清热除烦；颧红盗汗，骨蒸潮热者，加知母、黄柏养阴清火；大便秘结者，加蜂蜜、桑椹润肠通便。

若脾肾阳虚，虚阳上浮，见口舌生疮，手足欠温，大便溏薄，小便清长，反复发作，迁延不愈者，治以温补脾肾，引火归元，可用理中丸加肉桂加减。

经久不愈，口角溃烂久不收口者，加儿茶、五倍子粉外用收敛生肌。

【**其他疗法**】

1. 中药成药

（1）双黄连口服液；每支 10mL。每服＜3 岁 10mL，1 日 2 次；3～6 岁 10mL，1 日 3 次；＞6 岁 20mL，1 日 2～3 次。用于风热乘脾证。

（2）黄栀花口服液；每支 10mL。每服 2.5～3 岁 5mL、4～6 岁 10mL、7～10 岁 15mL、＞11 岁 20mL，1 日 2 次，疗程 3 天。饭后口服。用于风热乘脾证。

（3）知柏地黄丸；小蜜丸 30 粒重 6g。每服 3～6 岁 2g、＞6 岁 3g，1 日 2～3 次。用于虚火上炎证。

2. 外治疗法

（1）青黛散：少许，涂敷患处，1 日 3 次。用于风热乘脾证。

（2）冰硼散：少许，涂敷患处，1 日 3 次。用于风热乘脾证。

（3）复方西瓜霜：撒布患处，1 日 1～2 次。用于脾胃积热证。

（4）锡类散：少许，涂敷患处，1 日 3 次。用于脾胃积热证、虚火上炎证。

（5）吴茱萸粉 2g，蜂蜜 2g，陈醋 2mL，调成糊剂。贴敷于两足涌泉穴，外用纱布、胶布固定，1 日调换 1 次，3 次为 1 个疗程。用于虚火上炎证。

3. 针灸疗法

（1）体针：脾胃积热证取穴足三里、内庭、合谷；阴虚火旺证取穴肾俞、命门、三阴交、合谷。均留针 20 分钟，1 日 1 ～ 2 次。

（2）氦 - 氖激光穴位照射：神阙、涌泉（双）。配穴：合谷（双）、足三里（双）。每次每穴照射 3 ～ 5 分钟，可接受的能量密度为 15J/cm，疗程 3 ～ 7 日。

（3）耳穴贴压：口、肺、肾上腺、肾。备用穴：心、神门。贴压王不留行籽，每日按压 2 ～ 3 次，每次每穴按压 1 分钟，隔日换贴 1 次。每次一侧耳，双耳交替，3 次为 1 个疗程。

4. 推拿疗法

（1）推天椎骨，揉天突，清胃，清板门。发热加退六腑，水底捞明月，二扇门。用于风热乘脾证。

（2）清胃，清板门，退六腑，清大肠，清天河水。腹胀加分腹阴阳、摩腹；便秘加推下七节骨。用于脾胃积热证。

（3）揉二马，分手阴阳，清天河水，推涌泉穴。用于虚火上炎证。

【防护康复】

1. 预防

（1）保持口腔清洁，早晚刷牙、餐后漱口，动作宜轻柔，避免损伤口唇黏膜。

（2）注意饮食卫生，饥饱适宜，多食新鲜蔬菜和水果，不宜过食肥甘厚味。

（3）加强身体锻炼，增强体质，避免过劳。

2. 护理

（1）注意口唇、口腔卫生，保持润燥适当。

（2）饮食宜清淡、温度适宜，忌辛辣刺激、粗硬食品，保持大便通畅。

（3）患病期间注意休息，避免过劳。

3. 康复

（1）监测患儿症状，继续采用必要的药物治疗、推拿等措施调理，促使患儿康复。

（2）对反复发作的患儿要在恢复后及时采取调理措施，扶助正气，增强御病能力。

【审思心得】

1. 循经论理

《诸病源候论·唇口病诸候·口舌疮候》说："手少阴，心之经也，心气通于舌。足太阴，脾之经也，脾气通于口。腑脏热盛，热乘心脾，气冲于口与舌，故令口舌生疮也。"从脏腑、经络学说认识，提出心开窍于舌、心脉通于舌上，脾开窍于口、脾络通于口，故口舌生疮与心脾热盛上冲口舌有关。《诸病源候论·唇口病诸候·口吻疮候》又说："足太阴为脾之经，其气通于口；足阳明为胃之经，手阳明为大肠之经，此二经脉并侠于口。其腑脏虚，为风邪湿热所乘，气发于脉，与津液相搏则生疮，恒湿烂有汁，世谓之肥疮，亦名燕口。"进一步认为燕口疮因脾胃大肠脏腑亏虚、为风邪湿热所乘而发病。《小儿卫生总微论方·唇口病论》承《诸病源候论》所论说："风毒湿热，随其虚处所著，搏于血气，则生疮疡……若发于口吻两角生疮者，名曰燕口。"燕口疮发病由于风热、湿热、正气亏虚所致。《幼科释谜·口病原由症治》说："小儿口内白烂于舌上，口外糜溃于唇弦，疮少而大，不甚痛，常流清水，此脾胃虚热上蒸，内已先发而后形于外也。"则指出无论是实火、虚火皆易循经熏灼口唇而发病。

《口齿类要·口疮二》提出："口疮上焦实热、中焦虚寒、下焦阴火，各经传变所致，当分别而治之。"认为上焦实火熏蒸、中焦虚寒浮火、下焦阴火上炎，实火、虚火都可以发为口疮，必须分别辨证而施治。《丹溪心法·口齿》曰："口疮服凉药不愈者，因中焦土虚，且不能食，相火冲上无制，用理中汤。人参、白术、甘草补土之虚，干姜散火之标，甚则加附子，或噙官桂亦妙。"指出口疮实热证治以寒凉药，而虚火上炎证不用凉药，当用温阳药，轻者用温脾阳之理中汤，重者加用温肾阳之品，以制相火上冲。这些论述，对于燕口疮、口疮的病机、证候认识及辨证治疗均具有指导价值。

2. 证治有道

小儿燕口疮的病因有外感风邪湿热、乳食内伤、正气亏虚，病位在脾、胃、肺、肾，病机为实火、虚火上灼口唇，治疗中需灵活应用清热、除湿、滋阴等法，以清热降火为第一要义，同时顾护脾胃不可忽视。

小儿燕口疮也常用外治法，实火、虚火皆可用锡类散，口角红肿热痛者用复方西瓜霜更佳，虚火上炎证可加用吴茱萸、蜂蜜、陈醋调糊贴敷涌泉法。病情较重者需内治法与外治法同用。

风热乘脾证多见于感冒之后，常在疱疹病毒感染后口角处的皮肤和黏膜出现水泡、溃烂、皮损，可伴有局部渗出，在张口说话或者进食时易引发破裂、出血。治宜疏风散火，清热解毒。方用银翘散加减，常用药金银花、连翘、牛蒡子、蝉蜕、薄荷（后下）、板蓝根、贯众、芦根、甘草等。疮面色黄糜烂，加黄连、马齿苋、薏苡仁清热利湿；咽喉红肿疼痛，加射干、土牛膝、蒲公英解毒利咽；口臭便秘，加大黄（后下）、槟榔、败酱草通腑泻火。

脾胃积热证多见于阳热质儿童，加之嗜食辛辣炙煿厚味，或患脾胃湿热病证者。其燕口疮破损溃烂、红肿疼痛，烦闹不安，大便秘结。治宜清胃解毒，通腑泻火，方用凉膈散加减。《医宗金鉴·删补名医方论·凉膈散》说："治心火上盛，中焦燥实，烦躁口渴，目赤头眩，口疮唇裂。"本方清上与泻下并行，乃"以泻代清"之法，使大便畅通，里热下达，燕口疮得以缓解。常用药黄芩、连翘、栀子、大黄（后下）、玄明粉（冲入）、玄参、薄荷（后下）、甘草等。燕口疮破损溃烂、红肿疼痛，加金银花、黄连、紫花地丁清热解毒；烦闹不安，加淡竹叶、淡豆豉、灯心草清热除烦；口臭涎多，舌苔黄腻，加茵陈、佩兰、滑石粉（包煎）清化湿热；口干口渴，加天花粉、麦冬、芦根清热生津。

虚火上炎证见于病久迁延者，多属阴虚火炎。其肾阴虚火炎证见口唇两侧色淡溃破，神疲颧红，手足心热，脉细数等，治以滋阴降火，方用知柏地黄汤加减，常用药熟地黄、山茱萸、山药、茯苓、枸杞子、牡丹皮、龟甲（先煎）、墨旱莲、知母、黄柏等。脾阴虚火炎证见口角干破，口唇干燥，舌干津少，舌质红，舌苔少或花剥等，治以滋脾养阴，方用益胃汤加减，常用药北沙参、麦冬、生地黄、玉竹、黄精、石斛、玄参、黄芩、乌梅、甘草等。也有少数属阳虚浮火上游者，证见口唇淡白，口角破损，恶进冷食，或有大便溏薄，舌质淡润，舌苔薄白等，治以温阳散火，方用理中汤加味，常用药党参、白术、黄芪、茯苓、干姜、砂仁（后下）、吴茱萸、石榴皮、炙甘草等。

第四章

口糜

【概述】

口糜，又名"口破""口疳疮"，多因正气亏虚、感受热邪导致脏腑积热熏灼于口而致。临床表现主要为口腔黏膜溃破，满口糜烂、疼痛。病名首见于《黄帝内经》，《素问·至真要大论》曰："火气内发，上为口糜。"《医宗金鉴·外科心法要诀·口部》云："口糜阴虚阳火成，膀胱湿水溢脾经，湿与热瘀熏胃口，满口糜烂色红疼。"描述了口糜的症状和病机。此病多见于体质素弱或病后之婴幼儿，加之外感邪毒而致。

古代医籍对于口糜的论述，有单列，也有列于口疮、鹅口疮之内兼论者，可见口糜与两病既有联系又有区别。现代研究认为口腔糜烂可能由细菌、病毒、真菌等不同感染发生，也与饮食不当、免疫力低下有关。中医药治疗口糜有良好的疗效。

【病因病机】

小儿口糜发病内因责之于先天禀赋不足、久病大病之后，致阴液耗损。外因责之于感受湿热等邪毒致病，还包括乳食不节等因素。当小儿正气不足、机体抵抗力低下时，加之气候变化、感受邪毒、调护失宜等因素，积热内生灼口，则发为口糜。口糜的病变部位主要在口舌，与心、脾胃、膀胱等脏腑关系较为密切。病机分虚实两类，新病多属实证，但迁延日久或失治误治，可转化为虚证；正气不足、阴虚内热为虚证，但若复感外邪，也可转化为实证；以上两者也都可以产生虚实夹杂证。

1. 感受邪毒

外感邪毒，包括湿热、风热等邪毒，是口糜发病之外因。湿热邪毒多趋下，蕴结于膀胱，移热于小肠，循经熏蒸于口，导致口腔溃烂、灼热；风热邪毒多趋上，犯于肺而直趋口咽，也可乘于心脾，火热上炎于口，灼腐肌膜，导致满口糜烂。

2. 乳食不节

小儿乳食不知自节，常有过食肥甘辛辣煎炸之品，致内蕴积热，脾胃蕴热、心火内炽，循经上炎于口舌，灼腐口腔肌膜，以致满口糜烂、色红作痛。或有孕母过食厚味，积郁生热，热传胞胎，也可致儿形成阳热体质，先天心脾积热，后天易患口糜。

3. 正气亏虚

小儿素体阴虚，或因患其他疾病，如泄泻等疾病造成胃阴耗伤甚至久而肾阴亏虚，阴不制阳，虚火上炎，灼伤口舌肌膜，导致口腔溃烂反复发生、口舌干燥等症。如《杂病源流犀烛·口齿唇舌病源流》所说："阴亏火泛，亦口糜。"

【临床诊断】

1. 诊断要点

（1）有喂养不当，过食炙煿，或外感发热等病史。

（2）口腔黏膜溃烂，满口糜腐，色红作痛等为主症。可伴烦渴、流涎、发热、便秘、溲赤；或嗳腐吞酸、脘腹胀满、口臭；或手足心热、饥不欲食、口干舌燥等症。

（3）实验室检查：口腔黏膜标本可做细菌、病毒、真菌等病原学检查。

（4）不同类型感染口腔黏膜表现不一。细菌感染者常见广泛性糜烂，或有小脓疱，伴有明显疼痛；病毒感染者常见成簇疱疹，破裂后形成小溃疡，连接成片则形成糜烂；真菌感染者口腔黏膜有白色凝乳状假膜覆盖，白斑，不易擦去。

2. 鉴别诊断

（1）牙疳：好发于前牙牙龈，主要特征为牙龈缘及龈乳头形成穿掘性坏死溃疡，可波及多个牙齿，溃疡边缘不齐，互相融合成大片溃疡面，并向周围及深层侵犯，可波及唇颊、舌、腭、咽、口底等处黏膜，局部形成不规则形状的坏死性深溃疡，上覆灰黄或灰黑色假膜，周围黏膜有明显的充血水肿，触之易出血，有特殊腐败臭味。与口糜满口黏膜散在糜烂有所不同。

（2）鹅口疮：鹅口疮以口内白屑散布为主，与口糜黏膜糜烂表现有别，但两者也可共病。

（3）口疮：口疮以口内散布溃疡为主，与口糜黏膜糜烂表现有别，但两者也可合并为病。

【辨证论治】

1. 辨证要点

本病辨证，重在辨虚实。起病急，病程短，满口糜烂，色红作痛，大便秘结者为实证。起病缓，病程长且反复，口中糜烂散在而微痛或不痛，饥不欲食者为虚证。若反复口糜，复感外邪、伤乳伤食，可表现为虚实夹杂证。

2. 治疗原则

清热降火为口糜基本治则，根据不同证型分别采用清热利湿、清心泻脾、滋阴降火等治法。要注意的是实热证虽当清热泻火，但不可清泻过度而伤正，证减后应及时调理以助糜烂修复；虚热证以补虚为要，但急性发作时，应清补结合，甚则以清热为主，病情控制后，再用补养之法，调治其本。本病常辨证合用外治法，也可以使用中药成药、针灸等疗法。

3. 证治分类

（1）膀胱湿热

证候　起病急，病程短，满口糜烂，患处灼热，色红作痛，微有发热，小便短赤，大便秘结，舌质红，苔黄或腻，脉滑数，指纹紫滞。

辨证　本证常由湿热之邪外袭、中焦湿热下注膀胱而致。以满口糜烂，色红作痛，患处灼热，舌质红，苔黄或腻为特征，或有小便短赤、发热等症。

治法　清热利湿，化浊祛腐。

方药　加味导赤散加减。常用黄连、通草、淡竹叶、甘草清利湿热；黄芩、金银花、连翘、牛蒡子清热解毒；生地黄养阴清热；薄荷（后下）清热利咽。

若小便短赤，舌苔黄腻，加滑石粉（包煎）、车前子（包煎）、灯心草利水化湿；发热，口臭，便秘，加石膏（先煎）、大黄（后下）、槟榔清热导滞；咽部疼痛加虎杖、蒲公英、射干利咽解毒；颈部臖核肿痛加夏枯草、瓜蒌皮、玄参消肿散结。

（2）心脾积热

证候　口腔糜烂、灼热疼痛，饮食困难，或有发热，口干渴，心中烦热，大便秘结，小便短赤，舌质红，苔薄黄，脉细数，指纹紫滞。

辨证 本证多见于阳热质小儿，有饮食不节史，由脾胃积热、心火上炎，熏灼于口所致。以口腔患处糜烂、灼热疼痛，饮食困难，大便秘结，小便短赤为特征。脾胃积热重者糜烂面广，灼热疼痛，牙龈肿痛，便秘口臭；心火上炎重者烦闹不安，小便短赤，舌边尖红。

治法 泻脾清心，引热下行。

方药 导赤散合凉膈散加减。常用黄芩、栀子苦寒泄降；连翘、薄荷（后下）清散心胸邪热；大黄（后下）、芒硝（冲入）泻火通便，引热下行；生地黄、黄连解毒清心；通草上清心经之火，下导小肠之热；竹叶清心除烦；甘草调和诸药。

口腔糜烂面广、布黄色渗出物，加金银花、蒲公英、紫花地丁清热解毒；口臭涎多，舌苔黄腻，加石菖蒲、滑石粉（包煎）、车前子（包煎）清化湿热；口干欲饮明显，加麦冬、天花粉、芦根生津清热；烦躁不安，加石膏（先煎）、淡竹叶、淡豆豉清热除烦；黏膜红赤，疼痛重，加玄参、牡丹皮、赤芍凉血护阴；食积内停，脘腹胀满，加焦山楂、炒麦芽、枳实理气运脾。

（3）虚火上炎

证候 起病缓，病情反复，患处无疼痛或轻微疼痛，或无明显自觉症状，口糜色淡，黏膜白斑细点、甚者陷露龟纹，饥不欲食，或有口干不渴、或有肢倦乏力，舌质红少津，舌苔少或花剥，脉细数，指纹淡紫。

辨证 本证可因先天禀赋不足，或久病大病后，阴液亏虚，虚火上炎所致。以病情反复，患处黏膜色淡而干，无疼痛或轻微疼痛为特征。脾胃阴虚者口干不渴，饥不欲食，舌质红而少津；脾气亏虚者肢倦乏力，食欲不振，舌质淡而尚润。

治法 滋脾养胃，清降虚热。

方药 益胃汤加减。常用沙参、麦冬、玉竹、生地黄益胃生津；银柴胡、天花粉清热除烦；冰糖养胃和中。

若是脾气亏虚者，以人参乌梅汤加减，常用人参、山药、茯苓、白术、黄芪益气健脾；乌梅、儿茶、炙甘草收敛生肌；升麻、地骨皮清泻虚火。

【其他疗法】

1. 中药成药

（1）黄栀花口服液：每支 10mL。每服 2.5 ～ 3 岁 5mL、4 ～ 6 岁 10mL、7 ～ 10 岁 15mL、> 11 岁 20mL，1 日 2 次，疗程 3 天。饭后口服。用于膀胱湿热证、心脾积热证。

（2）蒲地蓝消炎口服液：每支 10mL。每服 < 1 岁 3mL、1 ～ 3 岁 5mL、3 ～ 5 岁 7mL、> 5 岁 10mL，1 日 3 次。用于膀胱湿热证、心脾积热证。

（3）知柏地黄丸；小蜜丸 30 粒重 6g。每服 3 ～ 6 岁 2g、> 6 岁 3g，1 日 2 ～ 3 次。用于虚火上炎证。

2. 外治疗法

（1）复方西瓜霜：撒布患处，1 日 1 ～ 2 次。用于膀胱湿热证、心脾积热证。

（2）青黛散：少许，涂敷患处，1 日 3 次。用于膀胱湿热证、心脾积热证。

（3）冰硼散：少许，涂敷患处，1 日 3 次。用于膀胱湿热证、心脾积热证。

（4）锡类散：少许，涂敷患处，1 日 3 次。用于心脾积热证、虚火上炎证。

（5）吴茱萸粉 2g，蜂蜜 2g，陈醋 2mL，调成糊剂。贴敷于两足涌泉穴，外用纱布、胶布固定，1 日调换 1 次，3 次为 1 个疗程。用于虚火上炎证。

3. 针灸疗法

（1）体针：心脾积热证取穴足三里、内庭、合谷；阴虚火旺证取穴肾俞、命门、三阴交、合谷。均留针 20 分钟，1 日 1 ～ 2 次。

（2）氦 - 氖激光穴位照射：神阙、涌泉（双）。配穴：合谷（双）、足三里（双）。每次每穴照射 3 ～ 5 分钟，可接受的能量密度为 15J/cm，1 日 1 次，疗程 3 ～ 7 日。

（3）耳穴贴压：口、肺、肾上腺、肾。备用穴：心、神门。贴压王不留行籽，每日按压 2 ～ 3 次，每次每穴按压 1 分钟，隔日换贴 1 次。每次一侧耳，双耳交替，3 次为 1 个疗程。

4. 推拿疗法

（1）推天椎骨，揉天突，清胃，清板门。发热加退六腑，水底捞明月，二扇门。

用于膀胱湿热证、心脾积热证。

（2）清胃，清板门，退六腑，清大肠，清天河水。腹胀加分腹阴阳、摩腹；便秘加推下七节骨。用于膀胱湿热证、心脾积热证。

（3）揉二马，分手阴阳，清天河水，推涌泉穴。用于虚火上炎证。

【防护康复】

1. 预防

（1）保持口腔清洁，餐后温水漱口，早晚刷牙、晚上刷牙后不再进食，避免损伤口腔黏膜。

（2）注意饮食卫生，饥饱适宜，多食新鲜蔬菜和水果，不宜过食肥甘厚味。

（3）加强身体锻炼，增强体质，避免过劳。

2. 护理

（1）注意口腔卫生，可用银花甘草液漱口，1日2～3次，漱后喷以散剂外用药。

（2）饮食宜清淡、温度适宜，忌辛辣刺激、粗硬食品，保持大便通畅。

（3）注意休息，避免过劳。

3. 康复

（1）监测患儿症状，继续采用必要的药物治疗、推拿等措施调理，促使患儿康复。

（2）对反复发作的患儿要在恢复后及时采取调理措施，扶助正气，增强御病能力。

【审思心得】

1. 循经论理

《素问·气厥论》曰："膀胱移热于小肠，鬲肠不便，上为口糜。"王冰注："小肠脉络心，循咽下隔抵胃，属小肠。故受热已，下令肠隔塞而不便，上则口生疮而糜烂也。"明确指出了口疮一病与心、胃、小肠、大肠等脏腑有关。后世多遵从此论而发挥。

《医宗金鉴·外科心法要诀·口部》描述了"口糜"的主要症状："满口糜烂，甚于口疮，色红作痛，甚则连及咽喉，不能饮食。"《医方考·口齿舌疾门第六十四》说："膀胱者，水道之所出；小肠者，清浊泌别之区也。膀胱移热于小肠，则清浊不能泌别，湿热不去，势必上蒸，故令口中糜烂而疮。"对于《素问·气厥论》"膀胱移热于小肠"说作了进一步的阐释。而《医宗金鉴·杂病心法要诀·口舌证》说："口舌生疮糜烂，名曰口糜，乃心脾二经蒸热深也。"则补充了心脾二经蒸热导致口糜的病机。《儿科萃精·口糜》说："口糜……不能概以实热括之。寒热之界，毫厘千里，是不可以不辨。"认为口糜有热证、寒证的区别，《外科正宗·杂疮毒门》对"口破"的虚火、实火鉴别诊断、病因病机、内治外治作了论述："口破者，有虚火、实火之分，色淡、色红之别。虚火者，色淡而白斑细点，甚者陷露龟纹，脉虚不渴，此因思烦太甚，多醒少睡，虚火动而发之，四物汤加黄柏、知母、丹皮、肉桂以引导，从治法也。外以柳花散搽之。实火者，色红而满口烂斑，甚者腮舌俱肿，脉实口干，此因膏粱厚味，醇酒炙煿，心火妄动发之，宜凉膈散，外搽赴筵散，吐涎则愈。如口舌生疮，舌干黄硬作渴者，加味八味丸以滋化源。俱禁水漱。"《杂病源流犀烛·口齿唇舌源流》则全面系统地阐述了心热、肺热、膀胱移热、心脾有热、三焦火盛、中焦不足、阴亏火泛等口糜不同证候并对治疗方法做了更全面的介绍。

综上所述，历代医家对于口糜的认识不断充实，就其临床症状、病因病机、辨证治疗有着全面而丰富的论述，有效地指导了儿科临床对于本病的处治。

2. 证治有道

小儿口糜是中医优势病种之一，历代医家给我们留下的大量诊疗经验临床应用行之有效。脏腑积热熏灼口舌是本病的主要病机，虚实分证是指导临床辨证论治的基本思路，内治外治相结合是治疗本病的基本方法。

关于本病的外治法，除前"外治疗法"介绍的诸法之外，《活幼心书·散类》"绿袍散：治重舌及满口内外疮毒，咽膈不利。"《幼幼集成·口疮证治》"口疮破烂，并治咽喉喉癣、喉痛，用凤凰衣（即伏鸡子壳内皮也）微火焙黄、橄榄烧存性、儿茶三味俱等分，共为末，以一钱为则，加冰片五厘。口疳搽患处，喉病吹入之，即能进饮食。"都是值得临床使用的有效方法。

膀胱湿热通过移热小肠，循经脉络心抵胃，熏蒸口腔而成口糜的论述始于《黄帝内经》。证以满口糜烂，色红灼热疼痛，或有小便短赤，舌红苔黄腻为特征。历来认为当以清利小肠、膀胱湿热为主治疗。方用加味导赤散（《麻科活人全书》方）加减，常用药淡竹叶、生地黄、黄连、连翘、车前子（包煎）、通草、灯心草、甘草等。若有发热，可加薄荷（后下）、黄芩、石膏（先煎）疏风清热；口内疮疹破溃，加金银花、拳参、鸭跖草清热解毒；咽部疼痛，加牛蒡子、土牛膝、射干利咽解毒；口臭，便秘，加大黄（后下）、虎杖、槟榔清热导滞。

心脾积热证多见于有嗜食辛热炙煿饮食史，或属于阳热体质的小儿，加之外感、饮食所伤热毒传于心脾而作。证以口腔多处糜烂、灼热疼痛为特征。脾胃积热重者糜烂面广，灼热疼痛，口臭便秘，或有发热，或伴牙龈肿痛，治以清热泻脾，方用凉膈散加减，常用药黄芩、栀子、连翘、薄荷（后下）、大黄（后下）、芒硝（冲入）、生地黄、黄连、石膏（先煎）、甘草等。心火上炎者口腔黏膜糜烂色红，烦闹不安，小便短赤，舌边尖红，治以清心导赤，方用导赤散加味，常用药竹叶、生地黄、通草、牡丹皮、赤芍、栀子、连翘、车前子（包煎）、甘草等。

虚火上炎证多见于有热病后阴津损伤史，或属于阴虚体质，及过用温热药物的小儿。证见口糜反复发作，或迁延难愈。以脾胃阴虚为主者，证见口糜色淡，口干少津，大便质干，舌质失润，舌苔少或光剥，治以滋阴养胃清热，方用益胃汤加减，常用药北沙参、麦冬、生地黄、天花粉、玉竹、石斛、地骨皮、白扁豆、黄精等。以肾阴虚为主者，证见口糜反复频繁发作，潮热盗汗，手足心热，舌红少津，治以补肾益阴清热，方用知柏地黄丸加减，常用药熟地黄、枸杞子、怀山药、茯苓、山茱萸、牡丹皮、龟甲（先煎）、知母、黄柏等。

第五章

口臭

【概述】

口臭，又名"口气秽恶""口中胶臭""腥臭""臭息"等，多因口、鼻、咽或其他脏腑功能失调所致。临床表现主要为口中出气臭秽，可为他人嗅出，自己能觉出或察觉不出的症状。隋代巢元方《诸病源候论·唇口病诸候·口臭候》曰："口臭，由五脏六腑不调，气上胸膈。然腑脏气臊腐不同，蕴积胸膈之间，而生于热，冲发于口，故令臭也。"小儿脾胃常不足，肝常有余，心常有余，当功能失调时，脏腑之气可循经脉上至口而发病。本病一年四季均可发病。中医药治疗口臭有良好的疗效。

【病因病机】

小儿口臭的发病责之于小儿脾常不足，易为乳食不节所伤；心肝常有余，易生火热，均可致气机阻滞，浊气上升，发为口臭。

1. 乳食不节

小儿胃小且功能薄弱，若喂养不当，乳食过多，或进食过急，较大儿童因恣食甘肥厚腻等不易消化食物，蓄积胃中，致乳食积滞肠胃，阻滞下行通道，浊气上升，导致口臭。若因乳母过食炙煿辛辣之物，乳汁蕴热，儿食母乳，以致热积于胃，或较大儿童过食辛热之品，胃腑热盛，浊气冲上，更易导致口臭。

2. 食积化热

小儿脾常不足运化力弱，胃小容物不多。加之平素娇养，饮食不知自节，恣食、偏食，尤过食煎炸炙烤肉类等性热之物，可致食滞中焦，郁滞化热伤脾，脾胃积热，运化腐熟水谷失常，腐热之气上冲于口，导致口臭。

3. 情志失调

较大儿童情志失和，如环境不适，所愿不遂，或被打骂，均可致情志怫郁，肝气不舒，横逆于胃，气机阻滞，浊气上逆，导致口臭。亦可因气郁化火，火气通于心，心脾积热，移热于胃，脾胃升降功能失司，浊气不降，上出于口，导致口臭。

4. 正虚因素

先天禀赋不足，或久病阴虚，不能制火，虚火久熏，化肉为腐，腐臭之气从口腔内发出，导致口臭。

口臭的病变部位主要在脾胃、肝，与心、肺、肾也可能有关。病机关键为脾胃运化功能失司，浊气内生，上出于口。脾胃是气机升降的枢纽，脾气主升，胃主受纳沉降，而胃之气机下行离不开肝的疏泄功能。当乳食不节、情志失调影响气机升降时，就会出现浊气上泛而为口臭。

【临床诊断】

1. 诊断要点

（1）有伤乳伤食、情志不畅等病史。

（2）口气臭秽为主症，可伴不思乳食、腹部胀满、嗳腐吞酸、大便溏泄或便秘等症。或伴有牙痛、口疮、胃脘痛等病症。

（3）实验室检查：13C 呼气试验 HP 检测、血幽门螺杆菌抗体检查有助于幽门螺杆菌的诊断。硫性口臭多来源于口腔，与口腔内微生物及牙龈疾患有关。氨性口臭多来源于全身性疾患。

2. 鉴别诊断

（1）生理性口臭：指由不良生活和卫生习惯引起的短暂口臭，机体无病理性变化。本文所论口臭指病理性口臭，为口腔内病理性变化及许多与全身性疾病相关的问题，如胃源性口臭、肠源性口臭以及由呼吸系统和其他原因引起的口臭。

（2）假性口臭：自觉有口腔异味但他人无法闻及口臭；用硫化物检测器测试，硫化氢气体浓度属于正常范围者。

【辨证论治】

1. 辨证要点

（1）辨病位：病在脾胃者，多有伤乳伤食的病史，口气臭秽，便秘或泻下酸臭。病在肝者，多有情志失调史，口臭，胸胁满闷，嗳气等症。

（2）辨虚实：口臭反复日久，伴神疲乏力、潮热盗汗等多为虚证；口气臭秽初发，形体壮实，便秘或泻下酸臭等多为实证。

2. 治疗原则

降逆化浊为口臭基本治则。《罗氏会约医镜·杂证·论口病》说："凡口臭，有胃火；亦有脾弱不能化食，而作馊腐之气者，宜调补心脾。若专用凉药，反生他病。"所以，需要根据不同证候分别采用消食化滞、清热导滞、疏肝理气、滋阴泻火等治法。

3. 证治分类

（1）乳食内积

证候 口气酸臭，不思乳食，脘腹胀满，大便秘结或泻下酸臭，多为酸臭乳块或不消化食物，舌质红，苔垢腻，脉滑数有力，指纹紫滞。

辨证 有伤乳伤食的病史。以口气臭秽、不思乳食、脘腹胀满、大便秘结或泻下酸臭为特征。若食滞郁而化热，可见口渴、面赤唇红、手心发热、舌红苔黄等症。

治法 消食化滞，和中降逆。

方药 伤乳用消乳丸加减，伤食用保和丸加减。伤乳者，常用香附、陈皮理气和中；砂仁（后下）化湿醒脾；炒麦芽、炒谷芽、炒六神曲消食开胃。伤食者，常用焦山楂、槟榔消一切饮食积滞；炒六神曲消食健脾；莱菔子下气消食；陈皮、半夏行气化滞、和胃止呕；茯苓渗湿健脾；连翘清热散结。

热象明显者加黄连、竹茹清解胃热；便秘，矢气臭秽，加枳实、大黄（后下）泄浊通便；胸闷恶心，苔浊垢腻，可予玉枢丹。因食鱼、蟹而口臭者，加紫苏解毒和胃；因食肉多而口臭者，重用焦山楂消化肉积。

（2）脾胃积热

证候 口气臭秽，脘腹胀痛，扪手足心及腹部有灼热感，或午后发热，夜不安寐，好翻动蹬被，喜俯卧，口苦口干，大便臭秽，或干结或溏稠不爽，舌质红，苔黄腻，脉滑数，指纹紫滞。

辨证 本证多有伤食、伤乳史或脾胃湿热病史，起病急，由脾胃积热、火热上攻所致。以口气臭秽、脘腹胀痛、口苦口干、舌红苔黄腻为特征，常伴大便秘结、夜不安寐等症。

治法　清热泻火，和中降逆。

方药　黄连温胆汤加减。常用半夏、槟榔降逆和胃，燥湿化浊；竹茹、佩兰清热化湿，止呕除烦；枳实、陈皮行气；茯苓健脾渗湿；黄连清热燥湿；甘草、大枣益脾和胃。

兼食积加炒六神曲、焦山楂、炒麦芽健脾消食；若大便不通加大黄（后下）通下泄浊；口渴者加天花粉、麦冬养阴生津；吐甚者加代赭石（先煎）重镇降逆。虚热上犯，气逆不降而呕吐者，选用橘皮竹茹汤或竹叶石膏汤养阴益气，清热和胃。

（3）肝气犯胃

证候　口臭，或伴有嗳气吞酸，胃脘部及胸胁部满闷，每因情志刺激加重，精神抑郁，易怒易哭，舌边红，苔薄腻，脉弦，指纹紫。

辨证　本证因情志不畅，肝气不舒而致。以口臭、嗳气吐酸、易怒多啼、遇情志刺激加重为特征。

治法　疏肝理气，降逆下气。

方药　旋覆代赭汤加减。常用旋覆花（包煎）下气消痰降逆；代赭石（先煎）镇肝降逆；生姜和胃降逆；半夏化浊降逆；人参、甘草、大枣补益脾胃。

肝郁化火，热象较甚加竹茹、栀子、胡黄连清肝火；火郁伤阴加北沙参、石斛养阴；大便秘结加大黄（后下）、枳实行气导滞。

（4）虚火上炎

证候　口臭，反复发作或迁延不愈，神疲颧红，手足心热，口干，牙齿发育不良，腿膝酸软，舌质红，舌苔少或花剥，脉细数，指纹淡紫。

辨证　本证病程日久，阴液亏虚，虚火上炎。以口臭反复发作或迁延不愈、神疲颧红、口干、舌红苔少为特征。

治法　滋阴降火，引火归元。

方药　六味地黄丸加肉桂。常用熟地黄、山茱萸滋阴补肾；山药、茯苓补益脾阴；牡丹皮、泽泻泻肝肾之虚火；加少量肉桂（后下）引火归元。

口干明显者，加麦冬、玄参、乌梅养阴生津；低热或五心烦热者，加地骨皮、白薇清热除烦；颧红盗汗，骨蒸潮热者，加知母、黄柏养阴清火；大便秘结者，加蜂蜜、火麻仁润肠通便。

【其他疗法】

1. 中药成药

（1）四磨汤口服液：每支 10mL。每服新生儿 3～5mL，1 日 3 次；幼儿 10mL，1 日 3 次。用于乳食内积证。

（2）化积口服液：每支 10mL。每服＜1 岁 5mL、2～5 岁 10mL，1 日 2 次；＞5 岁 10mL，1 日 3 次。用于乳食内积证。

（3）清热化滞颗粒：每袋 2.5g。每服 1～3 岁 2.5g、4～7 岁 5g、≥8 岁 7.5g，1 日 3 次。用于脾胃积热证。

（4）知柏地黄丸：小蜜丸 30 粒重 6g。每服 3～6 岁 2g、＞6 岁 3g，1 日 2～3 次。用于虚火上炎证。

2. 贴敷疗法

（1）炒六神曲、炒麦芽、焦山楂各 30g，槟榔、大黄各 10g，芒硝 20g。以麻油调上药敷于中脘、神阙，先热敷 5 分钟，后继续保持 24 小时，隔日 1 次，3 次为 1 个疗程。用于乳食内积证、脾胃积热证。

（2）玄明粉 3g，胡椒粉 0.5g，研细末。放于脐中，外盖油布，胶布固定，每日换药 1 次，病愈大半则停用。用于脾胃积热证。

3. 针灸疗法

（1）体针：取中脘、曲池、关元、气海、足三里、三阴交、阴陵泉、阳陵泉、太冲。用泻法，1 日 1～2 次。用于肝气犯胃证。

（2）耳穴：胃，十二指肠，下脚端，内分泌。每日按压 3～5 次，每次 3～5 分钟，按压，饭后加强。两耳交替，3 日更换 1 次。

4. 推拿疗法

推板门、清大肠、揉板门、揉按中脘、揉脐、按揉足三里各 50 次，下推七节 50 次，配合捏脊。用于脾胃积热证。

【防护康复】

1. 预防

（1）提倡母乳喂养，乳食宜定时定量，不过饱过饥，选择易于消化和富有营养的食物。

（2）随年龄及生长发育的需要，逐步添加各种辅助食品，要注意遵循由一种到多种，由少到多，由稀到稠的辅食添加原则。

（3）饮食后及时清洁口腔。

2. 护理

（1）饮食、起居有时，以清淡、营养丰富、易消化食物为主，适当多进素食、少进荤食，少进甘肥黏腻、燥热炙烤食物，勿乱服滋补之品。

（2）及时查明口臭病因，辅助药物调理。口臭好转后，饮食要逐步恢复。

3. 康复

（1）监测患儿症状，继续采用必要的药物治疗、推拿等措施调理，促使患儿康复。

（2）对素体脾胃虚弱的患儿要在恢复后继续采取调理措施，调节饮食，调畅情志，健脾助运。

【审思心得】

1. 循经论理

《诸病源候论·唇口病诸候·口臭候》已有脏腑气臊腐蕴积胸膈之间，生热冲发于口，引起口臭的论述。《医学入门·口舌唇》说："脾热则口甘或臭。口臭者胃热也。"《本草纲目·第四卷上·口舌》说："口臭是胃火、食郁。"进一步认识到口臭与脾胃积热、饮食积滞有关。《圣济总录·卷一百一十八·口齿门》分析认为："口者脾之候，心脾感热蕴积于胃，变为腐糟之气，府聚不散，随气上出熏发于口，故令臭也。"指出口臭虽由胃中腐糟之气上出熏发于口产生，但与心脾热气蕴积有关。《儒门事亲·口臭六十七》曰："肺金本主腥，金为火所炼，火主焦臭，故如是也。"明确肺火也可以产生口臭。《世医得效方·口齿兼咽喉科》认为口病与心、脾、肝关系密切："劳郁则口臭。"《杂病源流犀烛·口齿唇舌源流》说："脾热则口甘或口臭，《内经》言脾痹是也。口臭虽由胃火，而有非火之异……宜泻黄散、三黄汤……虚火郁热蕴于胸胃之间，则口臭，宜加减甘露饮；或心劳味厚之人亦口臭，宜加减泻白散；或肺为火烁亦口臭，宜消风散。"认为口臭也可由非积热导致，有脾热、肺热、心劳、虚火、郁热之不同，临床需仔细辨证而施治。《医林状元济世全书·口病》说："口臭，牙龈赤烂，腿膝疾软而口咸，此肾经虚热。"提出了口臭肾经虚热证的证候。综上所述，前人对于口臭的论述，多认为是胃火上冲所致，但有脾热、食郁、肺热、劳郁及肾经虚热的多种证候。因此，口臭属于脾胃病，但也可以是肺、心、肝、肾各脏病变的表现。

2. 证治有道

小儿口臭是临床常见病症之一，历代医家给我们留下的大量诊疗经验临床应用行之有效。口臭的病因主要与乳食不节、脾胃积热、情志失调、正气亏虚有关，正确判断病因病机、病位、虚实属性、疾病预后对小儿口臭诊治、遣方用药具有重要意义。本病首重闻诊，大体乳臭因于乳积、腐臭由于食积、秽臭生于热积、淡臭多因虚热，而后再结合望、问、切诊所获得的伴随症状，辨别口臭来源、实证虚证。要以降逆化浊为第一要义，灵活采用消食导滞、清脾泻胃、疏肝理气、滋阴降火等治法，从脾胃而兼顾他脏辨证论治。

小儿口臭总由胃中浊气上逆所致。《四圣心源·七窍解》曰："脾胃同气，脾主升清而胃主降浊。……脾胃不病，则口中清和而无味。……土者水火之中气，水泛于土则湿生，火郁于土则热作，湿热熏蒸，则口气腐秽而臭恶。"认为口臭是胃失降浊，尤其是湿热熏蒸而产生。所以，欲除口臭，降胃泄浊是常用基本治则。

乳食内积证，治以消食导滞，和中降逆。伤乳用消乳丸加减，伤食用保和丸加减。《万氏家藏育婴秘诀·伤食证治》说："所谓伤之轻者，损谷自愈也……调之不减，则用保和丸以导之。导之者，谓腐化乳食，导之使去，勿留胃中也。"提出了先控制饮食，若不减再用消导的治法。槟榔一味，是消食化积，解除口臭要药，《随息居饮食谱·果食篇》谓："下气消痰，辟瘴杀虫，析醒化食，除胀泄满，宣滞破坚，定痛和中，通肠逐水，制肥甘之毒，膏粱家宜之。……且能坚齿，解口气。"笔者在临床常用。若是食积化热者，常加连翘及少许黄连，可清中焦积热。

脾胃积热证，治以清脾泻火，泄胃降逆。常用黄连温胆汤加减。其积热由食滞而生者，当配合槟榔、六神曲、山楂、麦芽等消食化积；积滞化热者，加胡黄连、栀子等清泄胃热；大便秘结者，加大黄（后下）、虎杖等通腑泄热；外感或饮食滋生中焦湿热者，可以除湿化浊之佩兰、薏苡仁、藿香等与清泄胃热药同用治疗。

肝气犯胃证，治以疏肝理气，降逆下气。常用旋覆代赭汤加减。可选加疏肝理气、和胃降逆之丁香、柿蒂、青皮、香橼，以及清肝降逆之栀子、黄芩、竹茹等，若是火郁伤阴则加用北沙参、生地黄、石斛护肝胃之阴。

虚火上炎证在本病不多见。其肾阴亏虚火炎者治以滋阴降火、引火归元，方用六味地黄丸加肉桂，如王冰所谓："益火之源，以消阴翳，壮水之主，以制阳光。"其脾胃阴虚虚火上浮者治以滋脾养胃清火，方用益胃汤加减，药用如北沙参、麦冬、生地黄、石斛、玉竹，加升麻、黄连、牡丹皮等。

对于口臭患儿，需注意口腔卫生，早晚刷牙、餐后漱口，晚上刷牙后不再进食。保持口腔清洁，如齿间食物残留腐败要及时清除，龋齿、龈痈等牙病更要及早治疗。平时饮食注意适当多进素食，少进肉类荤食，忽进膻臭、炙烤等食物。如是与药物治疗配合，方能收到较好的疗效。

第六章

齿衄

【概述】

齿衄又称牙衄,多因火热迫血妄行或气虚不能摄血所致。临床表现主要为小儿牙龈、齿缝中出血。齿衄在《黄帝内经》中属于"血溢"范畴,自唐后属于"衄血"范畴之内。齿衄的最早记载见于隋代,《诸病源候论·齿间出血候》曰:"手阳明之脉入于齿,头面有风,而阳明脉虚,风挟热乘虚入齿龈,搏于血,故血出也。"宋代严用和在《济生方》中首先采用齿衄为病名,谓"必胜散,治齿衄。"齿衄是小儿时期常见的口腔症状之一,一年四季均可发病。中医药治疗齿衄有良好效果。

西医学认为牙周出血可由齿龈局部病变或全身多种疾病引起。齿龈局部病变多发生于患有牙周炎、牙龈炎等疾病的患儿,多为细菌感染、牙菌斑、牙石、食物嵌塞、牙位异常等因素引起,进而引发牙龈出血,而患儿又因自身处于年幼时期,无法自主重视牙齿的卫生情况,无法正确清洁牙齿、牙龈,加上家长未重视儿童的牙齿健康,使牙龈出血持续加重,危害患儿身心健康。西医学的牙周组织病属于此证范畴,临床检查可发现有牙龈出血、牙周袋形成、牙齿松动移位等情况;X线片显示牙槽骨吸收。

全身疾病如西医学的免疫性血小板减少症、凝血功能障碍、维生素 K 缺乏症、贫血及肝硬化等亦可引起齿衄。①免疫性血小板减少症是临床上较为常见的出血性疾病,是一种免疫介导的血小板减少性综合征,主要的临床特点是皮肤黏膜自发性出血,血小板减少,出血时间延长或血管收缩不良,故临床可见牙龈出血现象。详见《儿科杂病证治·免疫性血小板减少症》。②凝血功能障碍:APTT 延长,凝血活酶生成不良等异常,从而延长凝血时间,诱发牙龈出血。③再生障碍性贫血:全血细胞减少,网织红细胞绝对值减少;骨髓检查显示至少一部位增生减低或重度减低;一般无脾肿大。

【病因病机】

小儿齿衄的发病内因责之于先天禀赋不足，素体亏虚，或者久病气虚。外因责之于感受风热毒邪，直犯齿龈致病，还责之于乳食不洁、情志失调等因素。当外感或饮食中邪毒直接侵犯，或引动脾胃湿热、虚火上炎熏蒸齿龈，或气虚不能摄血，均可致血液渗于齿间，发为齿衄。

1. 感受外邪

外感风热邪毒直犯齿龈，尤其热邪使血行加速，迫血妄行；同时热邪可灼伤血络，使血溢脉外，导致牙龈红肿出血；外邪直中足阳明胃经，灼伤阴液，导致口干渴、口疮、胃脘部灼热疼痛等症；手阳明大肠经入下齿，外邪侵犯经络，影响大肠传导功能，导致大便秘结、口臭等症。或有因饮食不洁，滞留齿间，腐败侵蚀牙龈，损伤血络，亦致齿衄。

2. 胃火上炎

平素喂养过多过饱，或嗜食辛辣、膏粱厚味等，乳食蕴积脾胃，久而生热，化火循经上冲，导致牙龈红肿出血。足阳明之脉循鼻外入上齿中，还出挟口环唇；手阳明脉之支，自缺盆上颈贯颊入于下齿中，火热壅于经络，导致唇口腮肿。积热蕴结中焦，脾胃运化失司，升降失常，导致脘腹胀满、口臭、便秘等症。

3. 阴虚火旺

肾主骨，齿为肾之余，小儿肾常不足，肾阴亏损阴不制阳，虚火上炎，故见牙根松浮疼痛，牙齿动摇，牙龈出血；肾阴亏虚，精亏髓减，可见形体矮小、瘦弱。或者湿热蕴结日久，伤及阴液，不能制火，致火热上炎牙龈，亦可见齿龈出血、口疮等症。

4. 脾气亏虚

饮食不节，或思虑伤脾，影响脾之运化功能，致气血生化乏源；或素体脾虚，或久病失治，致气血亏虚，均可使脾气虚不能摄血，血不循经则外溢，故见齿衄；脾气亏虚，不能运化水谷精微，可见纳差；清阳不升，则浊气不降，可见头晕、腹胀、腹泻等症。

齿衄的病变部位主要在牙龈，与脾胃、大肠、肾有密切关系。病机关键为热迫血行、气虚不摄致血不循经。外感风热邪毒、饮食不洁侵蚀口龈；脾胃内生积热，循经上炎；肾阴亏虚，虚火上炎；气虚不能摄血，血不循经。均可因火热熏灼，或气不摄血，而致齿龈出血，发为齿衄。

小儿齿衄以胃火邪毒相搏居多，易伤阴液。齿衄多属牙龈局部病变，一般预后良好。但若是重病、久病见齿衄，或伴有鼻衄、紫癜、便血；或伴有胁下痞块、腹胀如鼓；或发热不退、黄疸者，则病情较重，齿衄仅为其全身性疾病的局部症状，需查明原发病变，辨证与辨病结合论治。

【临床诊断】

1. 诊断要点

（1）可有外力损伤、刷牙不当、长期食物嵌塞或其他慢性疾病等病史。

（2）以齿龈、齿缝出血为主症。可伴有牙龈红肿、牙龈萎缩、牙根宣露、牙齿松动，可发生于单个或多个牙齿，亦可发生于全口牙齿。

（3）初期X线无明显改变或仅见轻微牙周膜增宽，后期可见牙周骨组织破坏，牙周膜增宽，牙槽骨水平或垂直吸收，一般根尖区无明显阴影。

2. 鉴别诊断

（1）舌衄：血出自舌面，舌面上常伴有针尖样出血点，可伴有舌体红肿疼痛，不欲饮食，说话困难等。而齿衄血自齿缝、牙龈溢出牙龈为主症，两者出血部位不同。

（2）血证：齿衄属于广义血证之一。但若是齿衄兼有其他部位出血，或全身症状较重，则需作相关检查，以及时诊断除牙病之外的全身性疾病。

【辨证论治】

1. 辨证要点

本病辨证，重在辨虚实、病位。若齿衄反复发作，体质虚弱，出血量明显增多，可为虚实夹杂，甚或脱证。久病见齿衄，或同时伴有鼻衄、紫癜、便血等出血；或伴有胁下痞块、腹胀如鼓、发热不退、黄疸不退等症，均为重症。

（1）辨别虚实：齿衄日短者属实，日久者属虚；血色红属实，血色淡属虚。齿衄血色鲜红，出血量较多，常伴有口渴引饮，烦热便秘等为实热证候；虚证齿衄，龈肉萎缩，牙齿松动，出血量少，色呈淡红或黯红，常渗血不止，绵绵不休。伴有神疲气短、面红口干、虚热等气血亏损证候。

（2）辨识病位：上牙属胃经所循，见上牙龈出血为主，伴口渴、口疮、口臭者等症病多在脾胃；下牙属大肠经所循，见下牙龈出血为主，伴便秘、腹胀等症病多在肠腑；见牙龈出血，伴牙齿稀松、手足心热、腰膝酸软者病多在肾。

2. 治疗原则

《血证论》提出血证的"止血、消瘀、宁血、补血"四大治疗原则。止血为齿衄基本治则，根据不同证型分别采用清胃泻火、滋阴降火、益气摄血等治法。辨证应注重于胃、大肠、肾三经，上牙属胃经所循，可加升麻为引经药；下牙属大肠经，可加大黄为引经药。属实者治宜清热凉血；属虚者治以补脾摄血；肾虚火旺者又当滋阴降火，凉血止血。小儿齿衄以胃火邪毒相搏居多，治疗用药清热泻火止血的同时，注意固护阴液。齿衄在发病过程中，实热证易转化为虚实夹杂证，虚证易兼夹实证，故应急则治其标，缓则治其本，时时固护正气。本病除内服汤药外，还常使用漱口、敷药、针灸、推拿等方法治疗。

3. 证治分类

（1）胃火上炎

证候 起病急，发病日短，齿龈红肿疼痛，出血鲜红，口渴引饮，口臭，口疮，便秘溲赤，舌质红，舌苔黄或黄腻，脉滑数或洪数，指纹紫滞。

辨证 本病多由风热毒邪直中胃经，或口龈不洁热积肉腐，或素体脾胃积热，引动胃火，直犯齿龈，伤络动血而致。以发病迅速、齿龈红肿疼痛、出血鲜红、舌红苔黄为特征。

治法 清胃泻火，凉血止血。

方药 清胃散加减。常用黄连直泻胃腑之火；升麻、白芷、黄芩清热解毒，宣达郁遏之伏火；生地黄凉血滋阴；牡丹皮凉血清热；当归养血和血；侧柏叶凉血止血。

出血明显者，加紫草、白茅根、藕节凉血止血；牙龈红肿加蒲公英、牛蒡子、赤芍解毒消肿；牙龈出血溢脓加金银花、皂角刺、败酱草消痈排脓；口气秽臭加虎杖、槟榔导滞消积；大便秘结加大黄（后下）通腑泻火；口苦、烦躁易怒加龙胆、栀子清心肝火热；烦渴加石斛、玄参、知母养阴生津。牙龈红肿、口疮者，用冰硼散吹于患处，可起到清热凉血，消肿止痛的作用。

（2）阴虚火旺

证候　出血量少，血色淡红，反复发作，常因受热及烦劳而诱发，伴牙齿松动，牙龈萎缩，五心烦热，潮热盗汗，舌质红，舌苔少，脉细数，指纹淡紫沉滞。

辨证　本证反复齿衄，多由受热或烦劳而诱发，阴虚不能制火，虚火上炎齿龈而致。以衄血日久、齿摇不坚、五心烦热、潮热盗汗、舌红少苔、脉细数为特征。

治法　滋阴降火，凉血止血。

方药　六味地黄丸合茜根散加减。常用生地黄清热凉血；茜草凉血止血；山茱萸补养肝肾；山药补益脾阴；牡丹皮清泄相火；茯苓淡渗脾湿；阿胶（烊化）、侧柏叶养阴止血；黄芩清肝火；甘草和中。

齿衄血多加白茅根、仙鹤草凉血止血；阴虚火浮者，加牛膝、龟甲（先煎）滋阴降火；五心烦热加知母、黄柏、白薇清虚热；腰膝酸软加枸杞子、杜仲补肝肾；阴阳两虚，虚火上浮者加肉桂（后下）引火归元；咳血者，加桑叶、浙贝母、瓜蒌皮润燥止咳。

（3）气虚不摄

证候　齿衄量少，血色淡红，反复难止，同时可见鼻衄、肌衄或身体其他部位出血，或青春期女孩月经量多色淡、淋漓不止，伴面色苍白，头晕目眩，乏力心悸，纳差口淡，或腹胀便溏，或牙龈淡白萎缩，舌淡胖，脉细弱或沉软，指纹淡。

辨证　本证病程较久，因先天禀赋不足，或后天养护失调所致。以齿衄量少但反复发作、血色淡红、舌淡胖、脉细弱或沉软为特征。

治法　益气摄血，养血止血。

方药　归脾汤加减。常用人参、黄芪、白术、甘草补脾益气以生血；当归、龙眼肉补血；茯苓、酸枣仁、远志安神；木香理气醒脾；姜、枣调和脾胃；阿胶（烊化）、三七粉（冲服）补血止血；棕榈炭，仙鹤草收敛止血。

【其他疗法】

1. 漱口疗法

（1）止血漱口液：生地黄、贯众、大黄、三七粉适量，煎汤漱口。1次5～10分钟，1日3～4次。

（2）淡盐水、墨旱莲水煎剂、黄芩水煎剂、海螵蛸五倍子煎剂，选择1种或2种轮换。含漱口腔，1日5～7次。

（3）石膏、焦黄柏、儿茶、五倍子适量，浓煎。噙口用，1次5～10分钟，1日3～4次。

2. 敷药疗法

（1）云南白药、焦山栀粉、百草霜、十灰散，选用1种，外涂患处。

（2）生石膏、硼砂、冰片、僵蚕，共研极细末，擦于齿龈出血处。

（3）人中白、儿茶、黄柏、薄荷、青黛、冰片，研极细末，外涂于齿龈出血处。

3. 针灸疗法

出血较多、较急时可针刺合谷、颊车、内庭等穴位。

4. 推拿疗法

揩齿、叩齿法：早晚刷牙后用手指或牙刷按摩牙床及牙龈3～5分钟，并上下叩齿30～50次。

5. 西医疗法

对于免疫性血小板减少症、白血病、再生障碍性贫血等血液病引起的齿衄，需要按照病情，配合使用西医规范治疗方法，采用中西医结合方案治疗。

【防护康复】

1. 预防

（1）注意保持牙齿清洁，养成早晚刷牙的习惯，使用软毛刷刷牙，餐后漱口。

（2）多食新鲜蔬菜、水果，少食辛辣厚味、酸甜等食品。

（3）伴有牙结石宜及时清除；齿龈萎缩，牙根外露2/3以上者，可以拔除患齿。

（4）积极治疗可以引起齿衄的各种疾病，是防止齿衄发生的关键。

2. 护理

（1）安静休息，尤其出血量多时，首先要稳定情绪，消除恐怖紧张心理。

（2）慢性血液病患者，要经常保持口腔清洁，禁止剔牙。

（3）出血期间忌食硬食，可暂停刷牙。

（4）饮食宜清淡、易消化，适量多饮水，忌食辛辣、冷饮、肥甘厚味。

3. 康复

（1）继续监测患儿症状，采用必要的药物、针灸、推拿等措施调理，促使患儿完全康复。

（2）反复齿衄的患者，注意防止口腔继发感染，平时可用复方硼砂溶液（朵贝尔液）、醋、小苏打溶液交替漱口。

【审思心得】

1. 循经论理

血主于心，藏于肝，统于脾，布于肺，根于肾，有规律地循行脉管之中，在脉内营运不息，发挥灌溉一身的生理作用。《景岳全书·传忠录·脏象别论》说：血者水谷之精也。源源而来，而实生化于脾。"《医宗必读·新著四言脉诀》说："脉者血脉也，血脉之中气道行焉。五脏六腑以及奇经，各有经脉，气血流行，周而复始，循环无端，百骸之间，莫不贯通。"故血液正常运行，依赖于脾之运化、脉管完好、气的推动和固摄。当邪热灼伤脉络、迫血妄行，气虚失于固摄，则导致血不循经、溢于脉外，出现血证。

齿衄是儿科常见血证之一。《灵枢·经脉》说："胃足阳明之脉……入上齿中。""大肠手阳明之脉……入下齿中。"《小儿药证直诀·脉证治法·变蒸》说："骨之余气，自脑分入龈中，作三十二齿。"《诸病源候论·小儿杂病诸候·齿根血出候》说："手阳明足太阳之脉，并入于齿，小儿风气入其经脉，与血相搏，血气虚热，即齿根血出也。"所以，牙齿、牙龈病变及其出血，与外风来犯，胃、大肠、膀胱、肾经脉病变相关。关于齿衄的病因病机，诸家有不少论述。如《症因脉治·牙衄总论》说："牙衄者，即牙龈出血之症也……若血来如涌，来势甚暴，来血甚多，此阳明牙衄之血也，有外感、有内伤。若血来点滴，来势缓慢，来血不多，此少阴肾经之血也，有内伤、无外感。以经络而论，有脏腑阴阳之别；以病因而论，皆属血中有火，但有虚实别而无阴寒者也。"提出齿衄有外感、内伤之因，有虚实之别，病理机制为火热迫血妄行，并提出了实火、虚火的辨证要领。

齿衄的治疗，唐容川《血证论·齿衄》强调以清泄胃火为主："齿虽属肾，而满口之中皆属于胃，以口乃胃之门户故也。牙床尤为胃经脉络所绕，故凡衄血，皆是胃火上炎，血随火动，治法总以清理胃火为主。"张介宾《景岳全书·血证》则对于齿衄发病与胃、大肠、肾的关系有进一步的阐述："血从齿缝、牙龈中出者，名齿衄，此手足阳明二经及足少阴肾家之病。盖手阳明入下齿中，足阳明入上齿中。又肾主骨，齿者骨之所终也。此虽皆能为齿病，然血出于经，则惟阳明为最。故凡阳明火盛，则为口臭，为牙根腐烂肿痛，或血出如涌而齿不动摇。必其人素好肥甘辛热之物，或善饮胃强者，多有阳明实热之证，宜内服抽薪饮、清胃散等剂，外以冰玉散敷之。"他指出齿衄以阳明热盛者居多，并提出了相应的内治、外治方药。

2. 证治有道

齿衄辨证，需要齿龈、牙齿局部与全身症状综合诊察，结合病史，辨其脏腑病位及虚实证候。脾开窍于口，胃、大肠以经络与牙龈相连，所以齿衄病变尤其是实火证与之关系最为密切，多表现急性齿衄出血，色鲜红、量多、势急，齿根坚固，胃火上冲者牙龈红肿疼痛、脾热熏灼者口臭口疮、大肠积热者便秘腹胀。虚证较多见于齿衄日久，及伴见其他部位出血者，齿根不坚、牙龈萎缩，其脾虚气不摄血者出血淡红、伴脾虚气弱证候；阴虚火炎者血色暗红、伴阴虚内热证候。治疗方法，仔细阅读领会《血证论·阴阳水火气血论》提出的"清火、生水、补气、滋阴、运血"等法则，自然可以得心应手运用。

胃火上炎证临床所见最多，治宜清胃泻火、凉血止血，方用清胃散加减。《删补名医方论·清胃散》方解云："方中以生地益阴凉血为君，佐之以丹皮，去蒸而疏其滞；以黄连清热燥湿为臣，佐之以当归，入血而循其经；仍用升麻之辛凉，为本经捷使引诸药直达血所，则咽喉不清，齿龈肿痛等证，廓然俱清矣。"故本方用于胃热炽盛已犯血分，阴血耗伤，血络瘀滞，可谓配伍严谨、组方精当。若是脾热上熏，可加石膏（先煎）、栀子、黄芩清热泻脾；大肠积热，加大黄（后下）、芒硝（冲入）、枳实通腑泻火；血出量多，加水牛角（先煎）、赤芍、紫草凉血清热；龈痛红肿，加皂角刺、金银花、败酱草消痈排脓；口干舌燥，加玄参、石斛、天花粉生津清热。

阴虚火旺证为以虚为主、虚实夹杂的证候，治宜滋阴降火，凉血止血。方用六味地黄丸合茜根散加减。六味地黄丸是主治肾阴虚证的《小儿药证直诀》经典方，三补三泻相互配伍，共奏填精滋阴补肾之效，被誉为"补阴方药之祖"。茜根散源于南宋严用和《重订严氏济生方》，是清热养阴、凉血止血的名方。肾阴亏虚者可加墨旱莲、女贞子、龟甲（先煎）平补肝肾、凉血止血；脾阴亏虚者可加北沙参、麦冬、玉竹滋益脾胃、生津清热；虚火炎上者加知母、黄柏、牛膝滋阴降火；龈紫瘀滞、牙龈萎缩者加紫草、儿茶（包煎）、三七粉（冲服）活血生肌；牙齿松动者加骨碎补、补骨脂、续断补肾固齿。

脾气亏虚证见于脾虚质及因病而致脾气虚者，治宜健脾益气，养血摄血。方用归脾汤加味。归脾汤出《重订严氏济生方》，元代危亦林《世医得效方》发挥本方，增补了脾不统血而妄行之吐血、下血病证。若为增强补气养血摄血，笔者常重用黄芪，"参"用人参，加黄精、红景天。血溢汩汩，加炮姜、棕榈炭、三七粉（冲服）温经止血；纳食不香，加陈皮、焦山楂、炒六神曲助运开胃。

第七章

唇风

【概述】

唇风亦称"唇疮""唇槁"，俗称"驴嘴风"，多因小儿脾胃积热或者感受风邪，致内外合邪循经上泛于唇所致。临床表现主要为唇部干燥皲裂、反复脱屑，严重者唇部肿胀、糜烂、渗出或渗血、流脓，疼痛，或结血痂，口唇活动不便。可累及上、下唇，多以下唇为重。《黄帝内经》最早有唇风症状的描述，称唇槁，《灵枢·刺节真邪》说："舌焦唇槁，腊干嗌燥。"唇风病名首见于明代陈实功《外科正宗·唇风》。唇风好发于秋冬季节，缠绵难愈，病程较长，若治疗不彻底，易于反复发作，是儿科难治性病症之一。

西医学认为唇风属于慢性唇炎，由慢性长期持续性刺激所引起，如寒冷、干燥、风吹、日晒、烟酒刺激、化学物品，及咬唇、舐唇等不良习惯。本病以上皮的改变及上皮下炎症细胞的浸润为主，影响细胞的免疫反应，使淋巴样细胞释放细胞毒因子，引起棘细胞变性，加之继发的细菌或病毒感染，即成此病。

【病因病机】

小儿唇风的发病外因责之于感受风邪，常兼杂燥邪、热邪致病。内因责之于素体脾气虚弱或久病体弱，气血生化乏源，脏腑经络形体官窍失于濡养。也责之于乳食不节、护理不当等因素。当脏腑功能失调、感受外邪、伤于乳食、调护失宜时，口唇易发作唇风。

1. 风热乘脾

外感风邪，由口鼻及肌表侵入，内乘于脾胃。邪从外侵，风邪为百病之长，常兼杂热邪，或兼有燥邪，首先犯于肺卫，继则内侵脾胃。脾开窍于口，足阳明胃经挟口环唇，风热循经上炎，熏灼口唇，则唇红、唇痛、唇痒；风热侵犯肌表，则发热；燥热之邪灼伤津液，则见唇干、口干等症。

2. 脾胃积热

护养过温或喂养不当，恣食辛辣炙煿，饮食积滞中焦而致脾胃蕴生湿热。湿热循经上炎，则唇红、唇痛；积热蕴于中焦，则脘腹满闷、纳差；或复外感风热之邪，引动脾胃湿热，循经上炎而致唇红、唇痛、唇痒、身热等症。

3. 脾经血燥

素体虚弱，脾失健运，气血生化乏源，或者湿热内蕴日久，灼烁阴液，均可致阴液亏虚，不能营养口唇，则唇干、脱屑；阴虚不能制火，风火烁血生燥，上灼口唇，则唇红、唇痛、唇痒；阴虚血燥，则手足心热等。

脾开窍于口，其华在唇，手足阳明经脉环唇挟口，因此唇风的病位主要在脾胃。病机关键为脾胃积热，循经上灼口唇。当风邪兼杂热、燥之邪，引动脾胃积热，燥伤阴津，或虚火上熏口唇，则出现唇红、唇痛、唇痒、唇干、脱屑等症，发为唇风。倘若病久迁延，毒瘀阻络，则口唇色素沉着，呈暗红或兼夹紫色。

【临床诊断】

1. 诊断要点

（1）有喂养不当，过食炙煿，或外感发热、常舔口唇等病史。

（2）口唇四周发红或有疼痛、干燥、脱屑、作痒、肿胀，日久破裂流水、渗血等为主症。可兼见发热面赤、脘腹满闷、口渴口臭、便秘等症状。

2. 鉴别诊断

（1）血管神经性水肿：常出现在皮肤比较松弛的部位如眼睑、外阴及口唇。可表现为口唇局限性肿胀，边界不清楚，颜色正常或轻度发红或稍带苍白，持续数小时到数天自行消退，消退后不留痕迹。与唇风慢性起病、延续时间较长有所不同。但血管神经性水肿与唇风亦可并发。

（2）唇疔：初起有粟米样脓头，继而坚硬红肿疼痛，伴有全身症状，不能自行消退。唇部红肿、脓头，与唇风仅有唇部漫肿、无脓可以区别。

【辨证论治】

1. 辨证要点

本病辨证，重在辨风热、湿热、虚实。若唇风反复发作，体质虚弱，手足心热，多为虚实夹杂证。

（1）辨别风热与湿热：多发生在干燥时节，唇干，且兼有发病迅速、发热、咽痛等外感症状时，多为风热；多发生在乳食不节之后，唇肿破裂流水甚至渗浊液，兼有脘腹满闷、口臭口疮、便秘等症时，多为湿热。

（2）辨别虚证与实证：实证者心脾积热，外邪侵袭，外邪引动内热而发，表现为唇红、唇痒、唇肿、唇痛、口干、口臭、便秘、溲黄、舌红、苔黄厚、脉数；虚证则因素体阴虚或久病热盛伤阴，表现为阴虚火旺之象，唇干、脱屑、手足心热、舌红、少苔、脉细数。

2. 治疗原则

清热祛风为唇风基本治则。根据不同证型分别采用清热祛湿、养阴润燥、祛风止痒等治法。由于胃为水谷之海，五脏六腑之大源，人体四肢百骸、肌肉筋脉等均赖于脾胃受纳运化之精微以充养，故在治疗时尚需留意保护胃气，用药勿过苦寒，避免伤脾败胃。本病除内服汤药外，还常使用中药成药、针灸、刺血、外敷等方法治疗。

3. 证治分类

（1）风热乘脾

证候 发病迅速，唇红肿疼痛，伴破裂流液，甚则如无皮状，唇部发痒，口臭便秘，舌质红，苔黄或黄腻，脉滑数或洪数，指纹紫滞。

辨证 本病多发生于温热干燥时节，由风热外邪内乘于脾胃而致。以发病迅速，口唇红肿疼痛、舌红苔黄或黄腻为特征。若患儿素蕴积热，复感风热之邪，则可见发热、面赤、口干渴、咽红等症。

治法 清热凉血，疏散风邪。

方药 双解通圣散加减。常用防风、薄荷（后下）疏风解表；石膏（先煎）、黄芩、连翘泻火解毒；栀子、滑石粉（包煎）清热利湿；当归、白芍、川芎养血和血；

白术、甘草益气和中。

若唇痒两目瞤动，加菊花、僵蚕疏风清热；唇色红肿疼痛，加黄连、黄柏、茜草、赤芍清热凉血；唇部肿胀瘙痒，加蝉蜕、徐长卿、蒺藜消风散肿；破裂流液，加车前子（包煎）、泽泻清热利湿；口臭便秘，加大黄（后下）、芒硝（冲入）泻热通便；唇燥口干，加生地黄、麦冬润燥清热。

（2）脾胃积热

证候　唇部肿胀、疼痛，甚至糜烂、破溃渗液或渗血，或结黄痂，唇周皮肤潮红，咽干口渴，可兼发热，面赤唇红，烦闹不安，纳差，小便短赤，大便秘结，舌质红，舌苔黄，脉数，指纹紫滞。

辨证　本证多有伤食、伤乳史，起病急，由饮食积聚中焦而致脾胃内生湿热，湿热循经上炎所致。以唇部肿胀疼痛、小便短赤、舌质红、舌苔黄、脉数、指纹紫滞为特征。

治法　清脾泻热，利湿祛风。

方药　甘露消毒丹加减。常用滑石粉（包煎）、茵陈、黄芩清热利湿；石菖蒲、藿香辟秽和中，宣湿浊之壅滞；豆蔻醒脾渗湿；通草清利湿热利尿；连翘、射干、浙贝母、薄荷（后下）解毒利咽、散结消肿。

若唇部糜烂、渗液或渗血者，加蒲公英、薏苡仁、赤小豆清热解毒利湿；唇部肿胀，唇周皮肤潮红者，加黄连、赤芍，重用连翘，清热凉血消肿；大便秘结者，加大黄（后下）、玄明粉（冲入）通下。

（3）脾经血燥

证候　发病缓慢，唇周肿胀，干燥焮热疼痛，并不时以舌舔润之，唇周患处脱屑、燥、痒或干裂渗液或流脓血，病情缠绵难愈，每于寒冷季节加重，口干燥而无津，或舌甘黏浊，小便短赤。舌质红或伴有裂纹，苔少或苔黄燥，脉细数，指纹淡紫。

辨证　本证发病缓慢，阴液亏虚，虚火上炎，风火内动。以唇周肿胀、干燥焮热疼痛、舌质红或伴有裂纹，苔少或苔黄燥为特征。

治法　滋脾润燥，凉血祛风。

方药　四物消风饮加减。常用生地黄清热凉血滋阴；当归、川芎养血活血和营；

荆芥、薄荷（后下）祛风清热；白鲜皮、蝉蜕消风止痒；柴胡、黄芩和解清热、解郁散风；红枣调和营血以助消风。

若唇部瞤动者，加防风、乌梢蛇、僵蚕祛风解痉；唇燥裂流水者，加黄柏、滑石粉（包煎）清热利湿；舌干少津者，加天花粉、麦冬、石斛养阴生津；小便短赤者，加泽泻、通草清热利尿；口甜黏浊者，加佩兰、薏苡仁、白扁豆健脾化湿。

【其他疗法】

1. 外敷疗法

（1）紫归油外涂：紫草、当归各等份，用麻油熬，去滓，出火气。用时以棉签蘸油，频频润之。1日3次。

（2）生肌膏：涂患处。1日3次。

2. 针灸疗法

（1）针刺取穴：水沟、地仓、承浆、内关、中脘、足三里、章门、太白、脾俞；井穴、荥穴、四缝穴（点刺）；中脘、丰隆、内关（艾灸）。常规针刺。1日1次。

（2）艾灸取穴：神阙穴。悬灸。每晚1次。

（3）刺血疗法：取穴：隐白、少商（点刺放血），曲池（梅花针叩刺，拔罐）。双侧交替，1日1次。

【防护康复】

1. 预防

（1）保持口腔及唇部清洁，晨起、饭后、睡前要清洁，动作宜轻柔，避免损伤黏膜。

（2）注意饮食卫生，饥饱适宜，多食新鲜蔬菜和水果，不宜过食肥甘厚味。

2. 护理

（1）注意口腔外周皮肤卫生，保持皮肤润泽。勿用舌头舔口唇。

（2）饮食宜清淡、温度适宜，忌辛辣刺激、粗硬食品，保持大便通畅。

（3）患病期间注意休息，避免过劳。

3.康复

（1）监测患儿症状，继续采用必要的药物治疗措施调理，促使患儿康复。

（2）对反复发作的患儿要在恢复后及时采取调理措施，扶助正气，增强御病能力。

【审思心得】

1.循经论理

《灵枢·五阅五使》说："口唇者，脾之官也。"又说："胃足阳明之脉……入上齿中，还出挟口环唇，下交承浆。"说明口唇与脾胃关系密切。《诸病源候论·紧唇候》说："脾胃有热，气发于唇，则唇生疮。而重被风邪寒湿之气搏于疮，则微肿湿烂，或冷或热，乍瘥乍发，积月累年，谓之紧唇，亦名沈唇。"《外科正宗·唇风》认为"唇风，阳明胃火上攻，其患下唇发痒作肿，破裂流水，不疼难愈。"《外科证治全书·唇部证治》则载："唇风，多在下唇，初发痒、红肿，日久破裂流水，疼如火燎，似无皮之状，此脾风血燥也。"则分别指出了本病的胃火上攻与脾风血燥的不同病机证候。《医宗金鉴·外科心法要诀》说："唇风多在下唇生，阳明胃经风火攻，初起发痒色红肿，久裂流水火燎疼。"明确指出唇风常因风火侵犯胃经而致，多发于下唇，出现唇痒、唇红、唇肿、唇裂、流水、唇痛等症。

关于唇风的治疗，《口齿类要·茧唇》曰："脾之荣在唇，盖燥则干、热则裂、风则肿、寒则揭。若唇情动火伤血，或因心火传授脾经，或因浓味积热伤脾，大要审本症察兼症。补脾气、生脾血则燥自润，火自除、风自息肿自消。"可供参考。《严氏济生方·口齿门》说："唇者，脾之所主……燥胜则干，热胜则裂。内则当理其脾，外则当敷以药。"认为燥与热是其主要病机，应当采用内治、外治相结合的方法治疗。《外科正宗·唇风》云："宜铜粉丸泡洗，内服六味地黄丸自愈。"提出了内外合治的具体方法。《理瀹骈文·身形五官》记载唇风外治法："唇有病治脾，润以松毛橄仁……如燥裂，胭脂膏敷。"指出本病多燥，外治法宜取滋润药物。《医宗金鉴·外科心法要诀》指出本病应忌辛辣食品，诸如姜、葱、蒜、辣椒、花椒等，才能防止热从中生，减少复发。

2. 证治有道

我们提出小儿唇风发病原因在于外感邪气、内生积热、正气亏虚致火热上灼口唇。因此，本病治疗需因证制宜，灵活应用祛风、清热、养阴等治法；清热祛风为第一要义，顾护脾胃不可忽视。

风热乘脾证起病急骤，口唇红肿疼痛，乃因患儿素蕴积热、复感风热之邪而发病。治以清热凉血，疏散风邪，方用双解通圣散加减。此方出《医宗金鉴·外科心法要诀》，可解阳明胃经风火之凝结。方中荆芥、防风、川芎、薄荷、连翘宣散风热；石膏（先煎）、栀子、黄芩清脾解毒；当归、白芍养血清热；麻黄、桔梗辛散消风；白术、滑石粉（包煎）健脾利湿。燥热伤阴者，去滑石，加生地黄、玄参、麦冬润燥清热；血热红肿者，加牡丹皮、赤芍、茜草凉血清热；唇肿瘙痒者，加蒺藜、地肤子、徐长卿消风散肿；唇破流液者，加苦参、白鲜皮、车前子（包煎）清热利湿。

脾胃积热证唇红肿胀疼痛，甚至糜烂、破溃，渗液、渗血，或结黄痂，多见于素体脾胃积热、再为辛热食物所伤者。治以清脾利湿，清胃解毒，方用甘露消毒丹加减。甘露消毒丹方出《医效秘传·卷一》，本用于湿温时疫，邪在气分。方中重用滑石粉（包煎）、茵陈，配木通，以清热利湿；黄芩、连翘合贝母、射干以清热解毒，利咽散结；石菖蒲、豆蔻、藿香、薄荷（后下）芳香化湿，宣畅气机。共成清热利湿，化浊解毒之功，用于唇风脾胃湿热内蕴、上熏者最为切合。若为增强清脾泻热之功，可加石膏（先煎）、黄连、栀子；唇生脓痂者，加金银花、蒲公英、败酱草解毒消痈；便秘口臭者，加大黄（后下）、玄明粉（冲入）、槟榔通下泄浊；糜烂破溃者，加生地黄、牡丹皮、薏苡仁；渗血者再加赤芍、紫草、藕节。

脾经血燥证唇周肿胀，干燥、裂隙、起屑、瘙痒、焮热、疼痛是其主症，见于唇风日久、迁延难愈者。治以滋脾润燥，凉血驱风，常用四物消风饮加减。四物消风饮方出《医宗金鉴·外科心法要诀》，具有调营滋血消风的功效。主治赤白游风，滞于血分发赤色者。方中用生地黄清热凉血滋阴；当归、川芎养血活血和营；荆芥、防风、独活祛风胜湿；白鲜皮、蝉蜕、薄荷（后下）疏风透疹而止痒；柴胡和解清热、解郁散风；红枣调和营血以助消风。本方用于唇风脾经血燥证，宜减防风、独活、白鲜皮等祛湿药物，加麦冬、石斛、天花粉养阴生津清热之品。唇热者加黄芩、牡丹皮、玄参清热护阴；唇痒者加蒺藜、乌梢蛇、地肤子消风止痒。同时用紫归油外涂。并当嘱患儿不要频舐口唇，否则更易燥裂。

第八章

滞颐

【概述】

滞颐俗称流涎、流口水，多因水津不布，湿浊上犯，导致廉泉失束，涎无制约而产生。临床表现主要为小儿涎液不自觉地从口内流溢出来，滞于颐下。滞颐多见于 3 岁以内的婴幼儿，一年四季均可发病。

小儿"滞颐"病名首见于隋代《诸病源候论·小儿杂病诸候·滞颐候》："滞颐之病，是小儿多涎唾流出，渍于颐下，此由脾冷液多故也。脾之液为涎，脾气冷，不能收制其津液，故令涎流出，滞渍于颐也。"同时也阐述了滞颐的病机。《保婴撮要·滞颐》说："小儿滞颐者，涎流出而渍于颐间也。"描述了本病的主要症状。

小儿出生初期，因涎腺尚不发达，唾液分泌不多，到 5 月之后，唾液分泌增加，6 月后出牙刺激牙龈三叉神经更使唾液分泌增多，而此时小儿尚不会将多余的唾液吞咽入腹，因而有少量流出口外，可以属于生理现象。但 1 岁半尤其是 2 岁之后仍然流涎过多，滞于颐部，甚至浸渍生疮，则为滞颐之病，必须治疗。本病症状轻，预后良好，但病程长者治疗需日久为功。中医药治疗本病疗效良好。

西医学认为滞颐属于流涎症，又称唾液外溢症。通常因唾液腺分泌的唾液量增多，或颌面部神经肌肉功能失调导致患者吞咽功能出现障碍，临床表现为过多的唾液不自主溢出口角浸湿下颏、衣物或频繁的吞咽、外吐唾液等。按其病因可分为原发性和继发性：原发性流涎症患者无明显致病因素，单纯表现为唾液分泌增多；继发性流涎症有明确的病因，如脑瘫、智力发育障碍、面瘫等导致口、咽及面部肌肉功能失调，吞咽障碍引起流涎。中医学滞颐主要指原发性流涎症。

【病因病机】

小儿滞颐的发病责之于乳食不节和脾胃虚弱。当小儿素体亏虚、久病后脾胃虚弱，或食伤脾胃时，致脾运失司，湿浊上犯，廉泉失束，发为滞颐。

1. 食伤脾胃

小儿脾常不足，运化力弱，特别是婴幼儿，乳食不知自节，进食过量；或恣进肥腻、煎炸之食品，致食积肠胃，脾运失司，或湿热内蕴脾胃，使湿浊上犯，迫津外泄。

2. 气阳亏虚

小儿先天禀赋不足，或后天调护失宜，或久病失养，均能致脾胃虚弱，阳虚不运，不能收摄其津液，而使湿浊上犯，流涎不止。脾胃病久累及肾阳，中焦虚寒，水湿精微运化不及，肾阳不足，气化乏力，津聚为饮，随处流动，上泛于口，发为流涎。

滞颐的病变部位主要在脾胃，与心、肾相关。病机关键为水津不布，湿浊上犯。脾之液为涎，廉泉乃涎液之通道。脾运则水津四布，胃和则浊气下行。脾胃湿热及脾胃虚寒，两者均可导致水津不布，湿浊上犯，廉泉失摄，涎无制约而口中流涎不止。热邪扰心，心火上炎口舌，发为滞颐；久病伤及肾阳，水液失其约束，上泛于口，亦发为滞颐。

由于滞颐的病因不同，身体素质有差异，因而病程有长短之分，病情有寒热之别，其病机属性可分为虚寒、实火两类。一般说来，实证形体多壮实，常由伤乳、伤食产生，乳食停积胃肠，湿热碍滞脾运，其病机属实。虚证形体多虚弱，脾胃虚寒，水津不布，其病机属虚。其中也可演变转化或兼夹。实证迁延不愈，邪气伤正，或失治误治可转为虚证。脾胃虚寒，再伤乳食，可致虚实兼夹证。

【临床诊断】

1. 诊断要点

（1）有进食过量，或过恣肥腻、煎炸之食品史。

（2）涎液过多，不自觉地从口内流出，常滞渍于颐下为主症。

（3）排除口疮、鹅口疮、痿证、痴呆等疾病。

2. 鉴别诊断

生理性流涎：新生儿唾液腺不发达，涎液分泌少，至4～5个月开始添加辅食后因食物刺激涎液分泌量显著增加，6个月后乳牙初萌又刺激神经，增加唾液分泌，而这一时期小儿吞咽口涎的功能尚未健全，多余涎液外流，此不属病态。若是至 1 岁半尤其是 2 岁之后仍然流涎不止，且排除其他引起流涎增多的疾病，方可诊断为滞颐。

【辨证论治】

1. 辨证要点

本病辨证，重在辨寒、热、虚、实。若素体亏虚、久病脾胃虚弱，复为乳食不节所伤，则可为虚实夹杂证。

（1）辨别虚寒与湿热：病程长，体质虚弱，涎液清稀，色淡如水，气味腥，为虚寒；病程短，体质好，涎液黏稠，甚者色黄气秽，为实热。

（2）辨别虚证与实证：病程长，精神倦怠，涎液清稀，肢冷，便溏者多为虚证；病程短，形体壮实，涎液多黏稠，口臭，便秘者多为实证。

2. 治疗原则

《保婴撮要·滞颐》说："凡作渴饮冷者，属实热，宜泻胃火。作渴饮汤者，属虚热，宜补中气。"利湿化浊，健脾助运为滞颐基本治则，根据不同证型分别治以清热燥湿、健脾化湿、温中固摄，佐以运脾和胃治法。脾胃为后天之本，气血生化之源。治疗用药应时时注意固护脾胃正气，脾胃壮实则津液自能固摄。本病除内服汤药外，还常使用中药成药、针灸等方法治疗。

3. 证治分类

（1）脾胃虚寒

证候　口角流涎，涎液清稀，颐部肌肤湿烂作痒，面黄神倦，形体消瘦，或兼大便稀溏，小便清长，舌质淡，苔白滑，脉沉缓无力，指纹淡红。

辨证　本证常发生于小儿先天禀赋不足，或后天调护失宜，或久病失养者。以病程较长，迁延不愈，体质虚弱，涎液清稀，大便稀溏，舌质淡，苔白滑为特征。

治法　健脾益气，温脾摄涎。

方药　温脾丹加味。常用丁香温中降逆；半夏、干姜温中化湿；木香、白术健脾化湿；青皮燥湿化痰。

颐间皮肤湿渍作痒者，加苍术、白鲜皮、陈皮、藿香燥湿祛风；四肢不温、面色㿠白者，加桂枝、怀山药、乌药、益智仁温阳摄涎；纳差者，加炙鸡内金、炒六神曲、炒麦芽、砂仁（后下）健脾消食。

（2）脾胃湿热

证候 口角流涎，涎液黏稠，颐间红赤，甚则口角赤烂，兼有大便燥结或秽臭，小便短赤，唇红，口臭，舌质红，苔黄腻，脉滑数，指纹紫滞。

辨证 本证常发生于进食过量，或恣食肥腻、煎炸之食品。以起病较急，病程短，涎液黏稠，口臭，舌质红，苔黄腻为特征。

治法 清热燥湿，泻脾和胃。

方药 清热泻脾散加减。常用石膏（先煎）、栀子清心脾积热；黄芩、黄连清热解毒；生地黄清热护阴；灯心草、赤苓健脾利湿。

发热者，加金银花、连翘、大青叶、葛根清热解表；便秘者，加大黄（后下）通下；小便短赤者，加车前子（包煎）、泽泻清热利尿；烦躁多啼者，加竹叶、通草清心利湿；日久伤阴者，加五味子、山茱萸养阴。口角赤烂，颐间红赤甚至滋生疮疹者，加蒲公英、紫花地丁清热解毒，同时可用苦参、黄柏、地肤子、蛇床子、败酱草各20g，水煎外敷或外洗患处。

【其他疗法】

1. 中药成药

（1）参苓白术颗粒：每袋6g。每服2～6g，1日2次。用于脾胃虚寒证偏气虚者。

（2）缩泉胶囊：每粒0.3g。每服2～3粒，年幼者倾出胶囊中的粉末水调服，1日3次。用于脾胃虚寒证偏阳虚者。

2. 外治疗法

（1）肉桂散：肉桂10g，研细末，醋适量，调成糊饼状，贴敷两足涌泉穴，每晚睡前敷药，次日晨取下，连敷3～5次。用于脾胃虚寒证。

（2）吴茱萸散：吴茱萸6g，研细末，醋调糊，敷双足涌泉穴，用绷带固定，每日1次，每次2小时。各证均可用。

3. 针灸疗法

（1）针灸：脾胃虚寒证，取穴廉泉、足三里，针用补法，不留针，另艾灸中脘穴，1日1次。脾胃湿热证，取穴廉泉、合谷、曲池，针用泻法，不留针，1日1次。

（2）耳针：口、舌、肾上腺、脾，王不留行籽贴压，或耳针针刺。

4. 推拿疗法

推天柱骨200次，推补脾土500次，推胃经200次，按揉颊车30次，按揉合谷50次。1日1次或隔日1次。

【 **防护康复** 】

1. 预防

（1）注意饮食卫生，勿暴饮暴食，防止损伤脾胃。

（2）勿常吻、捏其腮部，以免刺激涎液分泌。

（3）勤换布兜，用柔软纱布揩拭涎水。

2. 护理

（1）饮食宜清淡、易消化，忌食冷饮、辛辣、肥甘厚味及酸味食品。

（2）揩拭涎水动作应轻柔，擦拭物应用柔软纱布。

3. 康复

（1）采用必要的药物治疗、推拿等措施调理，促使患儿完全康复。

（2）对素体脾胃虚弱的患儿要在恢复后及时采取调理措施，扶助脾气，巩固疗效。

【 **审思心得** 】

1. 循经论理

《素问·宣明五气篇》说："五脏化液：心为汗，肺为涕，肝为泪，脾为涎，肾为唾，是为五液。"明确涎为脾所生所主。口腔分泌物称为口津，是津液的一部分，又分唾和涎，其中清稀黏液为涎，稠滞泡沫状黏液为唾。涎为脾液，脾为后天之本，主中阳之气，主运化、输布水谷精微，脾气还可以摄敛涎液。由此可见，滞颐病位在脾。《小儿卫生总微论方·滞颐论》曰："小儿滞颐者，脾冷所致也。脾之液为涎，脾冷则不能约制，故涎常从口角流出，滞渍于颐颏，浸久生疮，名曰滞颐。"沿袭《诸病源候论·小儿杂病诸候·滞颐候》之论，认为本病由"脾冷所致"。《万氏秘传片玉心书·口疮门》说："由脾胃虚冷，不能收敛津液，故涎从口出，而渍于颐者，宜温脾丹主之。"进一步为脾胃虚冷所致之滞颐立方温脾丹加木香。《保婴撮要·滞颐》说："小儿滞颐者，涎流出而渍于颐间也。脾之液为涎，由脾胃虚寒不能收摄耳，治用六君子汤加木香……若脾经实热而廉泉不能约制者，用牛黄清心丸；……胃经实热而虫动津液流出者，用泻黄散。"将滞颐分脾经虚寒、脾经实热辨证论治，并提出了相应的治法方药。

2. 证治有道

小儿滞颐是中医优势病种之一，历代医家给我们留下的大量诊疗经验临床应用行之有效。滞颐以脾胃为主的病因、病机理论是人体脏腑经络整体观点的具体体现。正确判断病因病机、寒热属性、疾病预后对小儿滞颐诊治、遣方用药具有重要意义。我们提出小儿滞颐发病原因在于乳食不节、正气亏虚；四诊以望诊最为重要，无明显热象即为寒证；病程中需因证制宜，灵活应用温中化湿、清热燥湿、固摄廉泉治法；利湿化浊为第一要义，同时要健脾助运，重视温脾摄涎。

宗《素问·宣明五气篇》"脾为涎"之说，本病多由脾涎失摄而致，究其病因，则有脾阳不振廉泉失于摄制与脾胃积热熏蒸苗窍溢涎之分，因而有温脾摄涎和清脾摄涎的不同治法，而以属于前者较多。

滞颐一证多病程经久，为脾胃阳虚、廉泉失摄之证。此类小儿脾胃素虚，多为中焦虚寒、脾阳不振，或寒凝胃腑，水液失去温运，气化失司，气不布津，脾虚不能摄津，口中津液泛滥，廉泉不约。证见口中涎多清稀，流涎不止，清稀如水，面色无华，口唇色淡，舌苔淡白。治当健脾益气，温中化湿，常用温脾丹加味。处方出自《幼幼新书·卷六》引张涣方，药物组成：半夏1两（生姜6两同捣细，炒黄），丁香1两，木香1两，干姜半两，白术半两，青橘皮半两。其中姜半夏、丁香、木香、干姜温中理气摄涎；白术、青皮健脾燥湿。用治滞颐脾胃虚寒证，偏脾气虚者合异功散加减，加党参、茯苓、苍术、陈皮、炙甘草健脾益气燥湿；偏阳气虚者合缩泉丸加减，加怀山药、乌药、益智仁、砂仁（后下）健脾温阳摄涎，兼肾阳虚清涎量多流淌者还可加肉桂（后下）、诃子、石榴皮、肉豆蔻温阳收摄固涩。

滞颐亦有少数因患儿嗜进炙煿之食，饮食失节，而致胃中伏热，脾胃湿热蕴蒸，摄化失常，导致涎液增多外溢而致口涎流淌。脾胃湿热证见面色红赤，口角流涎黏稠，颐间红赤甚至溃烂，舌苔黄腻。治当清脾燥湿，泻胃清火，常用清热泻脾散加减。处方出《医宗金鉴·幼科杂病心法要诀·鹅口》。方中石膏、栀子、黄连、黄芩清泄脾胃积热；生地黄清热护阴；赤茯苓、灯心草健脾利湿。胃热轻者可减黄连之苦；腑实便秘者加大黄（后下）通下泄热；颐间赤烂者加金银花、蒲公英清热解毒；兼心热烦闹多啼加竹叶、通草清心利湿。颐间红赤滋生疮疹者，可用苦参、黄柏、黄连、地肤子、败酱草等水煎外洗患处，如意金黄散清茶调敷。

第九章

呃逆

【概述】

呃逆，又称哕、哕逆。多因外感邪气、内生积滞、脾胃亏虚等致胃气冲逆而上所致。临床表现主要为喉间呃呃有声的症状，其声短促，或疏或密，间歇时间无定，有几分钟或半小时呃一声，亦有连续呃逆七八声方暂止者。呃逆可单独发生，亦可见于它病之兼症，持续时间可连续或间歇性发作。《素问·宣明五气篇》将此病称为哕："胃为气逆，为哕、为恐。""呃逆"的病名见于明代王肯堂《证治准绳·杂病·呃逆》："呃逆，即《内经》所谓哕也。"本病一年四季均可发病，在寒冷季节时更易发病。中医药治疗呃逆有良好的疗效。

西医学认为呃逆因于膈肌痉挛。膈肌痉挛定义为一种每分钟重复数次，膈肌不随意收缩（肌阵挛）导致的，涉及反射弧的非自愿行为。是一种涉及反射弧的反射性呼吸肌痉挛，同时伴有声门突然关闭，发出短促而特殊症状声音的不能自止的病症，当膈神经或迷走神经受到刺激时引起的反射性症状，也可见于脑干病变，自主神经性癫痫发作等。有研究表示，急性呃逆一般少于 48 小时，顽固性呃逆多于 2 天，而难治性呃逆一般持续超过 1 个月以上。呃逆的发病机制多与反射弧通路上的激惹或呼吸中枢的异常有关，致病因素较多，与过度吞咽空气、胃食管反流、食管裂孔疝、快速进食、食用刺激性食物、麻醉剂运用、大笑等病理生理因素有关，精神紧张、电解质紊乱、一些药物、某些中枢神经系统紊乱也可导致呃逆的发生。难治性呃逆（顽固性呃逆）被认为是一种严重的疾病，一旦发病很难制止，严重影响患者日常生活。

【病因病机】

呃逆的发病内因责之于素体正气亏虚，或者久病大病之后致脾胃功能失调。外因多责之于感受寒邪致病，同时也可以因于乳食不节、情志失调等因素。当寒邪侵犯胃经或直中于里，或饮食生冷，伤及脏腑阳气；饮食积滞、情志怫郁扰乱中焦气机；素体脾胃虚弱，气机升降失调时，均可致胃气上逆动膈，发为呃逆。

1. 感受风寒

外感风寒之邪侵犯胃经，或寒邪直中脾胃，可致寒遏胃阳，导致怕冷、胃脘不舒，得温而缓；寒邪阻滞气机，胃气失和，导致纳食不香；寒气上逆，膈间气机不利，动膈冲喉，导致呃逆。

2. 乳食不节

过食生冷，或过服寒凉药物，寒气蕴结中焦，易伤脾胃阳气，导致纳差、胃脘冷痛不适、得温则减；或进食过快或过饱，使食滞于胃，导致脘腹胀满不舒，纳呆；或过食辛热煎炒之物，或肥甘厚腻之物，或滥用温补之剂，燥热内生，导致脘腹不舒，口臭烦渴。以上诸因素均可致胃失和降，气逆于上，膈间气机不利，动膈冲喉，导致呃逆。

3. 情志失调

较大儿童情志失和，如环境不适，所愿不遂，或被打骂，均可致情志怫郁，肝气不舒，导致胸胁满闷不舒；肝气横逆乘脾犯胃，致脾胃气机动乱，胃失和降，导致恶心、食少；气逆于上，膈间之气不利，动膈冲喉，形成呃逆。

4. 正气不足

先天禀赋不足，或久病大病之后，或过用寒凉药物等，脾胃功能受损，气血生化失源，导致气短乏力；脾阳不足，失于温煦，导致手足不温、便溏；胃阴不足，津液亏虚，导致口干咽燥，大便干结；或久病及肾，肾气亏虚，失于摄纳，气逆上冲。以上诸因素均可致胃失和降，气逆于上，膈间之气不利，动膈冲喉，产生呃逆。

呃逆病变部位主要在胃、膈。病机关键为胃失和降，胃气上逆动膈，并与肺气失肃、肝失条达、肾气不纳等有关。呃逆病性有虚实之分，虚者为脾胃阳虚或胃阴不足，实者为寒邪、胃火、食滞、气郁。呃逆病势初起以实证为主，病位在胃，日久则以虚证、虚实夹杂证为主，可涉及肝、脾、肾，气血阴阳亏虚。

呃逆的病机转化决定于病邪性质与正气强弱。寒邪为病者，主要是寒邪与阳气抗争，阳气不衰则寒邪易于疏散，反之寒伤阳气则出现虚寒之证。热邪为病者，易损耗津液而转化为阴虚证。气郁、食积为病者，皆能伤及脾胃。脾胃虚寒与胃阴不足，又更易感邪，而成虚实夹杂证。

【临床诊断】

1. 诊断要点

（1）多有乳食不节、情志不遂、受凉等诱发因素，起病较急。

（2）以喉间呃呃连声，声短而频，不能自止为主症。可伴胸膈痞闷，胃脘嘈杂灼热；嗳气，情绪不安；纳差、口臭；怕冷、便溏；口干咽燥、便秘等症。

（3）辅助检查：①胃肠钡剂：食管、贲门、胃及十二指肠有无扩张、狭窄、溃疡或肿瘤类病变，有无食管裂孔疝或贲门失弛缓存在等。②X线：支气管、肺及纵膈有无病变；有无肠腔高度胀气、肠梗阻、横膈上下有无异常等。③必要时作内窥镜检查。

2. 鉴别诊断

（1）干呕：属于呕吐病范畴，其特点为胃气上逆，冲咽而出，其声长而浊，多伴恶心，与呃逆其声短促而频不同。

（2）嗳气：呃逆的特点为声短而频，令人不能自制；嗳气的特点则是声长而沉缓，多可自控。

（3）新生儿呃逆：由于神经发育不完善，神经反射不协调，容易发生膈肌痉挛；温度的变化是膈肌痉挛的常见原因，如气温的变化、食物的温度、冷空气吸入、进食过快等均可引起膈肌痉挛而产生呃逆。随着婴幼儿的成长，神经系统发育逐渐完善，呃逆也会逐渐减少。

【辨证论治】

1. 辨证要点

本病辨证，重在辨寒热、虚实。生理性呃逆，是偶而发生的一时性、可逆的打呃现象，可发生于健康人受精神刺激后、快速吞咽干燥食物、吸入冷空气，经饮热水，或闭气一时，或用分散注意力方法可自行消失。若呃逆反复发作，同时伴其它症状，为病理现象，当予治疗。呃逆一证，病情轻重差别很大。短暂呃逆，大多轻浅，只需简单处理。持续性或反复发作者，服药后亦多能治愈。若慢性危重病症后期出现呃逆者，多为病情恶化，胃气将绝，元气欲脱的危候。

（1）辨别寒证与热证：呃声响亮，声高短促，胃脘灼热，口臭烦渴，面赤，便秘溲赤，苔黄者为热证。呃声沉缓有力，胃脘不舒，得热减，遇寒甚，苔白滑者为寒证。

（2）辨别虚证与实证：呃声频作而短，响亮有力，连续发作，脉弦滑者为实证。呃声时断时续，低沉而长，气出无力，脉虚弱者为虚证。

2. 治疗原则

和胃降逆为呃逆基本治则，根据不同证型再分别采用温中散寒、清热和胃、理气解郁、消食导滞、温补脾胃、益胃养阴治法。小儿为稚阴稚阳之体，治疗用药不宜太过寒凉而伤阳，或过于温燥而伤阴。同时根据寒热错杂、虚实夹杂而用药各有侧重。本病除内服汤药外，还常使用针灸、推拿、贴敷等方法治疗。

3. 证治分类

（1）胃气虚寒

证候 呃声沉缓有力，胃脘不舒，得热则减，得寒加重，饮食减少，口不渴，舌质淡红，苔薄白，脉迟缓，指纹红。

辨证 本证常发生于寒冷季节，或过食寒凉而致。以呃声沉缓有力、得热则减、得寒则重、舌苔白、脉迟缓为特征。

治法 温中散寒，降逆止呃。

方药 丁香散加减。常用丁香散寒降逆止呃；柿蒂降逆止呃；高良姜温散寒邪；炙甘草和中。

风寒偏重加荆芥、防风、紫苏叶疏风散寒；胃痛加吴茱萸、延胡索温中止痛；呕吐加姜半夏、代赭石（先煎）、旋覆花（包煎）降逆止呕；纳呆加藿香、厚朴化湿和胃；夹有食滞，脘痞嗳腐，加焦山楂、炒六神曲、炒麦芽健胃消食。

（2）胃火上逆

证候 呃声洪亮，冲逆而出，口臭烦渴，多喜冷饮，小便短赤，大便秘结，舌质红，舌苔黄，脉滑数，指纹紫滞。

辨证 本证常因平素过食辛辣香燥、膏粱厚味，或滥用温补之剂致病。以呃声洪亮、冲逆而出、多喜冷饮、便秘溲赤为特征。

治法　清热和胃，降逆止呃。

方药　竹叶石膏汤加减。常用竹叶、石膏（先煎）清胃除烦止呕；沙参、麦冬养阴生津；半夏和胃降逆；甘草、粳米和中。

呃逆甚者加竹茹、柿蒂降逆止呃；呕吐者加代赭石（先煎）重镇降逆；口气热臭者加黄连、栀子清热降火；口烦渴者加天花粉、生地黄养阴生津除烦；大便不通加大黄（后下）通下降逆；小便赤加车前子（包煎）、滑石粉（包煎）利水导赤；食积加炒六神曲、焦山楂、炒麦芽健脾消食。

（3）气机郁滞

证候　呃逆连声，脘腹胀满，情志不畅则发作，情志转舒则缓解，或有恶心，口苦食少，舌边红，苔薄腻，脉弦，指纹青。

辨证　本证因情志不畅，肝郁不舒，犯胃气逆而致。以呃逆连声、发作与情志不畅关系密切为特征。

治法　顺气解郁，降逆止呃。

方药　五磨饮子加减。常用沉香、乌药调肝降气；槟榔、木香、枳实行气破积。

肝郁化火，热象较甚加竹茹、栀子清肝泻火；火郁伤阴加北沙参、石斛养阴生津；大便秘结加大黄（后下）、枳实行气导滞；恶心、食少加陈皮、半夏、茯苓健脾和中。

（4）乳食停滞

证候　呃声短频有力，不思乳食，口气臭秽，嗳腐吞酸，脘腹胀满，大便秘结或泻下酸臭，舌质红，苔厚腻，脉滑数有力，指纹紫滞。

辨证　有伤乳伤食的病史。以呃声短频有力、嗳腐吞酸、脘腹胀满为特征。

治法　消食导滞，和胃降逆。

方药　保和丸加减。常用焦山楂消食化滞；炒六神曲消食健脾；莱菔子下气消食；陈皮、半夏行气化滞、和胃降逆；茯苓渗湿健脾；连翘清热散结。

胃寒者去连翘，加柿蒂、丁香温中止呃；胃热者加竹茹、黄连清热降逆；便秘矢气臭秽，加枳实、大黄（后下）、槟榔顺气通便；胸闷呕恶，苔浊垢腻，可予玉枢丹化浊降逆；脘腹胀满加木香、枳实行气导滞。

（5）脾胃阳虚

证候　呃声低长无力，气不得续，泛吐清水，脘腹不舒，喜温喜按，伴面色苍白、精神疲倦、四肢欠温、食少不化、腹痛便溏，舌淡苔白，脉迟缓无力，指纹淡。

辨证　本证多见于禀赋不足，脾胃素虚者，又因饮食调护不当致病。以呃声低长无力、气不得续、喜温喜按，伴面色苍白、精神疲倦为特征。

治法　温补脾胃，和中降逆。

方药　理中丸加减。常用干姜、砂仁（后下）温运中焦；人参补气健脾；白术健脾燥湿；炙甘草和中。

呃逆明显加刀豆、柿蒂温中下气，降逆止呃；泛吐清水加姜半夏、旋覆花（包煎）温胃降逆；畏寒甚加制附子（先煎）、丁香温中降逆；面色苍白、乏力明显加黄芪、当归、大枣补益气血。

（6）胃阴不足

证候　呃声短促而不得续，口干咽燥，烦躁不安，不思饮食，大便干结，舌质红，舌苔少或花剥，脉细数，指纹淡。

辨证　本证常发生在先天禀赋不足，或热病久病之后，或嗜食煎炒食品者。以呃声短促而不得续，口干烦燥，舌质红，舌苔少或花剥为特征。

治法　益胃养阴，降逆止呃。

方药　益胃汤加减。常用生地黄、麦冬养阴生津；北沙参、玉竹益胃养阴；冰糖养胃。

呃逆加橘皮、竹茹理气清热，取橘皮竹茹汤之义；津伤过甚宜重用麦冬，加石斛、天花粉养阴生津；大便干结，加郁李仁、火麻仁、玄参清热润肠；烦躁不安加白薇、银柴胡清虚热；食欲不振加焦山楂、炒谷芽、炒麦芽健脾化食。

【其他疗法】

1. 贴敷疗法

吴茱萸研细末，醋适量，调成糊饼状，贴敷两足涌泉穴，1日1次。虚证、实证均可用。

2. 针灸疗法

（1）针法：内关、膈俞、中脘、足三里。1日1次。用于各证。

（2）灸法：中脘、膻中、期门、上脘、神阙、天枢、建里、足三里，每次选4～5个穴位。1日1次。用于寒证呃逆证。

3. 推拿疗法

指压双侧攒竹穴3分钟，配合按摩翳风穴、天突穴，每穴按摩15分钟，以热感为度。1日1次。用于顽固性呃逆。

【**防护康复**】

1. 预防

（1）培养良好的饮食习惯，饮食不要急、快、冰、烫，要细嚼慢咽；小儿在啼哭气郁之时，不宜进食。

（2）随气候变化，及时增减衣服。

（3）保持精神舒畅，避免过喜、暴怒等情志刺激。

2. 护理

（1）饮食宜清淡、易消化，适量多饮水，忌食辛辣、冷饮、肥甘厚味。

（2）较大儿童发生呃逆之后，可令其做深呼吸，也可听音乐、听故事，使之转移注意力，舒缓情绪。

（3）新生儿产生呃逆时可以喝些温开水，或者抱起轻拍背部，可缓解呃逆症状。

3. 康复

（1）监测患儿症状，继续采用必要的药物治疗、针灸、推拿等措施调理，促使患儿完全康复。

（2）对反复呃逆的患儿要在恢复后继续采取调理措施，防感外邪、饮食有节、舒畅情志、慎服药物，避免复发。

【**审思心得**】

1. 循经论理

中医学对呃逆的病因病机早有相关论述。《灵枢·口问》说："谷入于胃，胃气上注于肺，今有故寒气与新谷气俱还入于胃，新故相乱，真邪相攻，气并相逆，复出于胃，故为哕。"提出呃逆病位在胃，病机为胃气上逆，由寒气与谷气相并产生。《伤寒论·辨阳明脉证并治》所记胃本虚冷再攻其热致哕也说明呃逆多与胃腑虚寒相关。《金匮要略·呕吐哕下利病脉证治》将呃逆分为寒、虚热、实三证论治，为后世按寒热虚实辨证论治奠定了基础。《考证病源·咳逆者胃气之不顺》说："咳逆者俗谓之发呃，声短者出于中焦，水谷之病也；声长者出于下焦，虚邪相搏也。"指出呃逆与中焦食伤有关，又可由下焦虚弱发病。《景岳全书·呃逆》说："此病呃之源所以必由气也。"又指出呃逆当分三类，一为寒呃，一为热呃，一为虚脱之呃逆，总结病因病机为"寒滞""胃火""气逆""积食""脾胃虚寒""下焦虚寒""病后体虚"和"攻伐太过"，为后世辨证论治提供了指导。

张介宾针对三种呃逆的主要证型提出治疗要领，《景岳全书·呃逆》曰："寒呃可温可散，寒去则气自舒也。热呃可降可清，火静而气自平也。惟虚脱之呃，则诚危殆之证，其或免者，亦万幸矣。"《临证指南医案·呃》则认为："每以开上焦之痹，及理阳驱阴，从中调治为法。"认为呃逆治疗当宣发上焦肺气、调和中焦脾胃。《证治汇补·呃逆》提出本病以和胃降气为基本治则，再辨证施治："治当降气化痰和胃为主，随其所感而用药。气逆者，疏导之。食停者，消化之。痰滞者，涌吐之。热郁者，清下之。血瘀者，破导之。若汗吐下后，服凉药过多者，当温补。阴火上冲者，当平补。虚而挟热者，当凉补。"这一系统治疗方法成为后世本病治疗之指南。关于呃逆用药，古人也有不少记载。《药性切用·柿子》说："柿蒂苦平降气，配以丁香，为胃虚呃逆专药。"提及柿蒂配伍丁香是治胃虚呃逆之专药。《伤寒论》《金匮要略》提出多个止呃方药，至今仍为临床常用："干呕哕，若手足厥者，橘皮汤主之。""哕逆者，橘皮竹茹汤主之。""哕而腹满，视其前后，知何部不利，利之即愈。""病人胸中似喘不喘，似呕不呕，似哕不哕，彻心中愦愦然无奈者，生姜半夏汤主之。"

2. 证治有道

小儿呃逆的诊查以闻诊为首，实证呃声有力；虚证呃逆低弱；食积证闻口中酸臭。呃逆病机总属胃气上逆动膈，其实证多因食积、气郁、火灼、寒凝，胃失和降；虚证每由脾肾阳虚，或胃阴耗损等正虚气逆所致。但亦有虚实夹杂者。如在重病后期，正气虚衰，呃逆不止，呃声低微，气不得续，饮食不进，脉沉细伏者，多属胃气将绝，元气欲脱的危候，极易生变。呃逆治疗以和胃降逆为第一要义，再审因论治、灵活应用温中、清热、补益、下气、导滞等治法。

呃逆实证病位以胃为主，有食积、气郁、胃热、中寒等证候。和胃降逆均常选用陈皮、柿蒂、半夏、莱菔子等药。乳食积滞者多有伤乳伤食史，伤乳者宜消乳化积，用炒麦芽、炒谷芽、砂仁（后下）、茯苓、炒六神曲、炙甘草等；伤食者宜消食化积，用焦山楂、炙鸡内金、炒六神曲、茯苓、槟榔、苍术等。气郁者多有情志不遂病史，呃逆可伴嗳气、胁胀，宜抑肝和胃，用旋覆花（包煎）、青皮、姜竹茹、枳实、党参、紫苏梗等，有热加黄连、代赭石（先煎）。胃热者有嗜进热食或过用温热药物史，宜清胃降逆，用竹茹、石膏（先煎）、黄连、升麻、生地黄、牡丹皮等，热伤胃阴者加天花粉、北沙参、麦冬、石斛养阴生津。中寒者由外感风寒或饮食生冷所致，宜温胃散寒，用紫苏叶、生姜、丁香、吴茱萸、香附、沉香（后下）等。

呃逆虚证病位在胃，多与脾相关。治以温胃下气，常选用丁香、刀豆、干姜、高良姜等药。所谓虚寒呃常见于阳虚质小儿，其呃声低长无力，脘腹不舒，喜温喜按，治当温暖脾胃、和中降逆，常用党参、茯苓、炒白术、干姜、砂仁（后下）、姜半夏、炙甘草等，若是手足清冷、脉迟无力，是脾肾阳虚，宜再加制附子（先煎）、肉桂（后下）温肾降逆。也有证属胃阴不足者，呃声短促而不得续，口干咽燥，舌质红干，治当养胃育阴、降逆止呃，忌过用温燥之品，宜取益胃之北沙参、生地黄、麦冬、玉竹等，加香橼、佛手、柿蒂等性格平和之和胃降气药物。

针灸疗法也是治疗呃逆的有效方法，实证用针，虚证用灸法为主。应急时，用指掐内关也可以取效。

第十章

呕吐

呕吐是因感受外邪、内伤乳食、大惊卒恐，以及其他脏腑疾病，致胃失和降，气逆于上所致的一种小儿常见病证。临床主要表现为乳食由胃中经口而出的症状。古人谓有声有物谓之呕，有物无声谓之吐，有声无物谓之哕。由于呕与吐常同时发生，故多合称呕吐。呕吐的病名最早见于《素问》，并论述了其发生的原因。小儿呕吐早期记载见于《诸病源候论·小儿杂病诸候·呕吐逆候》，专论了小儿呕吐的病因证候。呕吐发病无年龄和季节的限制，以婴幼儿及夏季易于发生。小儿胃腑娇嫩，容量小，故凡外感、食伤、七情，以及其他脏腑疾病影响到胃的功能，皆易致胃气上逆而引起呕吐。本病如能及时治疗，预后良好。但若是经常或长期呕吐，则损伤胃气，胃纳失常，可导致津液耗损，气血亏虚。中医药治疗呕吐有良好的疗效。

现代研究表明，小儿呕吐可见于多种疾病的过程中，不同年龄阶段常有不同的呕吐原因及疾病，常见有多种先天性消化道畸形、分娩时损伤、感染性疾病与寄生虫病、喂养不当、消化道功能紊乱等。功能性疾病引起的呕吐可以本节的辨证施治方法为主治疗，若是器质性疾病引起的呕吐则应首先针对病因治疗，同时可配合使用中药辨证治疗。

【病因病机】

小儿呕吐的发病内因责之于素体脾胃亏虚，胃气不和。外因责之于外感邪气，或乳食不节、情志失调等致病。上述病因，既可单独致病，亦常错杂为患，影响胃气和降，致胃气上逆而发为呕吐。

1. 外感邪气

因护理不当，外感六淫或秽浊之气侵犯，客于胃肠，胃失和降而发生呕吐，尤以冬春风寒、夏秋暑湿之邪犯胃最为常见。寒为阴邪，易伤阳气，寒气客于胃肠，厥逆气涌，导致呕吐。暑湿秽浊之气极易郁遏中焦，脾气不升，胃失和降，胃气上逆，导致呕吐。

2. 饮食不节

小儿胃小且功能薄弱，若喂养不当，乳食过多，或进食过急，较大儿童因恣食生冷油腻等不易消化食物，蓄积胃中，致中焦壅塞，以致胃不受纳，脾失健运，升降气机失调，其气上逆，导致呕吐。胃为阳土，性喜清凉，如因乳母过食炙煿辛辣之物，乳汁蕴热，儿食母乳，以致热积于胃，或较大儿童过食辛热之品，热积胃中，胃气上逆，导致呕吐。

3. 肝气犯胃

较大儿童情志失和，如环境不适，所愿不遂，或被打骂，均可致情志怫郁，肝气不舒，横逆于胃，胃气上逆，导致呕吐。亦可因肝胆热盛，火热犯胃，致突然呕吐。

4. 暴受惊恐

小儿神气怯弱，易受感触，若骤见异物，暴受惊恐，惊则气乱，气机逆乱，横逆犯胃，发生呕吐。小儿素蕴痰热，偶遇跌仆惊恐，一时气血逆乱，痰热上涌，可发为夹惊吐。

5. 正虚因素

先天禀赋不足，脾胃素虚，中阳不足，或乳母平时喜食寒凉生冷之品，乳汁寒薄，儿食其乳，脾胃受寒，或小儿恣食瓜果生冷，冷积中脘，或患病后寒凉克伐太过，损伤脾胃，皆可致脾胃虚寒，胃气上逆而呕吐。素体阴亏，或过食香燥食物，或热病耗伤胃津，病后气阴未复，病程中过用汗、吐、下之品，或误服温燥药物，均可致胃阴受伤，胃失濡润，胃气上逆而致呕吐。

呕吐的病变部位主要在胃与肝脾。病机关键为胃气上逆。脾胃互为表里，生理上共同完成水谷的消化吸收及转输，外感及食伤、正虚等因素损及脾胃功能，均可影响胃之通降而致呕吐。肝属木，胃为阳土，木旺土虚可产生肝木乘土之象，气机上逆引发呕吐。

小儿为稚阴稚阳之体，小儿呕吐，既耗伤津液又损阳气，故其病情演变需观察阴液阳气的存亡。轻证呕吐，减少乳食量，代之以米汤、糖盐水，不需药物治疗，或随病因祛除，呕吐也能自愈。重证呕吐因邪气太盛或久病不已，胃气已败，津液随吐而出，暴吐易伤阴液，久吐易伤阳气，而出现阴阳俱伤、阴竭阳脱之象。如呕吐较剧，出现呕血者，尚需注意气随血脱之危候。

【临床诊断】

1. 诊断要点

（1）有感受外邪、乳食不节、饮食不洁、情志不畅等病史。

（2）乳食从胃中上涌，经口而出为主症。常伴有嗳腐食臭，恶心纳呆，胃脘胀闷等症。

（3）重症呕吐者，有阴伤液竭之象，如饮食难进，形体消瘦，神萎烦渴，皮肤干瘪，囟门及目眶下陷，啼哭无泪，口唇干红，呼吸深长，甚至尿少或无尿，神昏抽搐，脉微细欲绝等症。

2. 鉴别诊断

小儿呕吐的鉴别诊断主要在于辨别产生呕吐的病因诊断，区别器质性病变与功能性病变，兹就不同年龄段小儿呕吐的不同病症特点列举于下。

（1）新生儿期：①新生儿咽下综合征：出生时经过产道吞入较多量的羊水或黏液引起的呕吐，多见于难产、过期产或有窒息史、羊水吸入史的新生儿，常于出生后不久未喂奶前即出现呕吐。②新生儿胃食管反流：是新生儿呕吐最常见的原因。生理性者生长发育正常，没有肺部症状，多数在6个月左右反流消失。病理性者可出现体重不增、复发性肺炎、激惹、喂养困难、睡眠障碍、呼吸暂停、支气管痉挛和慢性咳嗽。③先天性消化道畸形：先天性食管闭锁或狭窄；十二指肠梗阻、先天性肠闭锁或狭窄（包括肛门和直肠闭锁）、胃或肠旋转不良等；先天性巨结肠；先天性肥厚性幽门狭窄。④新生儿幽门痉挛：常于出生后不久出现间歇性呕吐乳汁或白色奶块，多在喂奶后出现，呈喷射状。无进行性加剧，有时可自然缓解，有时可见胃蠕动波，右上腹无肿块，抗痉挛药物治疗有效。⑤胎粪性肠梗阻或胎粪性腹膜炎：前者由于胰腺纤维囊性病变，胰腺分泌减少，使肠内积聚的胎粪稠厚，积聚回肠末端成梗阻。后者由于胎儿期肠穿孔，胎粪流入腹腔，形成化学性腹膜炎，日久广泛粘连发生粘连性肠梗阻。小儿生后即表现有肠梗阻症状。⑥脑部产伤（颅内出血、硬脑膜下血肿、脑水肿等）。⑦感染因素。

（2）婴幼儿期：①喂养方法不当：尤其人工喂养，如哺乳过急，奶头孔过大，喂奶时吸入大量空气等。②呼吸道或其他部位感染：常有发热，除呕吐外可有其他症状及体征。③神经系统疾病：如脑膜炎、硬脑膜下积液或血肿、脑积水等。④肠套叠：6个月到1岁多见，发病较急，喷射性呕吐，腹痛，哭闹或嗜睡，腹部可摸到条索状肿块，有血性黏液便。⑤嵌顿疝：腹痛、哭闹、呕吐，局部可触及包块，腹软，还纳复位后立即消失。

（3）学龄前期及学龄期儿童：①各种感染：常见有急性胃炎、胃肠炎、细菌性痢疾、病毒性肝炎、呼吸道及泌尿道感染、中枢神经系统感染、中耳炎及各种急性传染病等。早期均可有呕吐、发热及各种感染性疾病的症状及体征。②肠蛔虫症：常并发蛔虫性肠梗阻、胆道蛔虫症或蛔虫逆入胃部引起呕吐，多伴有腹痛、吐蛔虫、便虫史。③急腹症（阑尾炎、肠梗阻、肠套叠等）：除呕吐外，常有腹痛、腹肌紧张、阑尾点压痛，或摸到条索状肿块，排血性粪便等。④脑外伤、脑肿瘤：可因颅内压增高引起呕吐。⑤再发性呕吐：女孩多见，周期性发作，常在上感或情绪波动后突然发生顽固性呕吐，吐物为胃内容物，常含有胆汁或血丝，可伴有头痛、腹痛、便秘，严重时发生脱水及电解质紊乱。⑥代谢异常性疾病：尿毒症，有慢性肾炎及慢性肾功能衰竭的病史。糖尿病酮症酸中毒时得不到合理治疗，饮食调节不当或并发急性感染时常出现呕吐。⑦药物反应或各类中毒：药物如氯化铵、四环素族、红霉素等均可因刺激胃黏膜及其毒性作用而引起呕吐；误服有毒及腐败变质的食物，可引起剧烈呕吐。

【辨证论治】

1. 辨证要点

本病临证，重在辨外感、食伤、情志病因，寒热、虚实辨证。寒吐久则热化，变为热吐，热吐亦可寒化，转为寒热错杂之证，应仔细辨别。辨证时要问病因，看呕吐物，诊察伴随的全身症状。

（1）辨别寒证与热证：卒然呕吐，呕吐物清冷不化，或伴流清涕、恶寒发热为寒证；食入即吐，呕吐物酸败腐臭，气热喷人，遇热加剧，或伴全身热象为热证。

（2）辨别虚证与实证：呕吐反复日久，伴神疲乏力、时作干呕等多为虚证；食入即吐，口气臭秽，吐后觉舒等多为实证。

2. 治疗原则

对于呕吐患儿首先需查明病因，如属器质性疾病，需针对所患病症病因治疗（包括药物、手术等）与辨证治疗相结合；如属功能性疾病，则可以辨证论治为主治疗。

呕吐的基本治则为和胃降逆止吐，同时根据不同证型分别采用疏邪解表、消食导滞、清热和胃、温中散寒、滋阴养胃、疏肝理气、平肝镇惊等治法，即标本同治。如胃有食滞、痰浊中阻，或误吞毒物、药物而引起呕吐，则无须见呕止呕，应帮助患儿将上述有害之物尽快吐出，吐出后呕吐自止，若骤用止吐法反而有关门留寇之弊。呕吐除内服汤药外，还常使用中药成药、外治疗法、针灸疗法、推拿疗法等方法治疗。

3. 证治分类

（1）风寒呕吐

证候 卒然呕吐，其呕吐物清冷不化，伴流涕、喷嚏、恶寒发热、头身不适，舌质淡，苔薄白，脉浮紧，指纹红。

辨证 本证有感受风寒、饮食生冷史。以卒然呕吐、呕吐物清冷不化、兼有风寒表证为特征。

治法 疏风散寒，和中降逆。

方药 藿香正气散加减。常用藿香解表散寒，芳香化浊，和中止呕；半夏、陈皮理气燥湿；白术、茯苓健脾化湿；大腹皮、厚朴行气化湿；紫苏叶、白芷辛温散寒和胃；生姜、大枣、甘草和中。

风寒偏重加荆芥、防风、羌活解表散寒；夹有食滞，脘痞嗳腐，去白术、大枣、甘草，加焦山楂、炒六神曲、炒麦芽健胃消食；腹胀加木香、枳壳行气；腹痛加延胡索止痛。

（2）暑湿呕吐

证候 发于夏季，恶心呕吐，肠鸣腹痛，发热汗出，头痛，心烦，口渴，舌质红，苔黄腻，脉濡数，指纹浮紫。

辨证　本证因感受暑湿之邪致病。以发于夏季、恶心呕吐、腹痛、发热心烦口渴为特征。

治法　清暑化湿，和中降逆。

方药　新加香薷饮加味。常用香薷祛暑解表；厚朴行气除满，燥湿化滞；金银花、连翘辛凉透表，祛暑清热；淡豆豉、扁豆花达表清暑；姜半夏、竹茹化湿降逆。

秽浊之气犯胃者，先用玉枢丹吞服辟秽止呕；夹食滞者，加焦山楂、鸡内金消食化滞；心烦口渴者加黄连、竹叶、鲜荷叶清心利湿；脘腹痞满者，加木香、大腹皮、枳壳行气除满。

（3）伤食呕吐

证候　呕吐物多为酸臭乳块或不消化食物，不思乳食，口气臭秽，脘腹胀满，吐后觉舒，大便秘结或泻下酸臭，舌质红，苔厚腻，脉滑数有力，指纹紫滞。

辨证　有伤乳伤食的病史。以吐物为酸臭乳块或不消化食物为特征。若食滞郁而化热，可见口渴面赤唇红、手心发热、舌红苔黄诸证。

治法　消食导滞，和胃降逆。

方药　伤乳用消乳丸加减，伤食用保和丸加减。伤乳者，常用香附、陈皮理气和中；砂仁（后下）化湿醒脾；炒麦芽、炒六神曲消食开胃。伤食者，常用焦山楂消一切饮食积滞；炒六神曲消食健脾；莱菔子下气消食；陈皮、半夏行气化滞、和胃止呕；茯苓渗湿健脾；连翘清热散结。

胃寒吐物清冷者，去连翘，加柿蒂、灶心土、藿香温中止呕；食滞化热吐物秽臭者，加竹茹、黄芩、黄连清热；矢气臭秽，加枳实、大黄（后下）、槟榔通便；胸闷恶心，苔浊垢腻，可予玉枢丹化浊止呕。因食鱼、蟹而吐者，加紫苏叶解毒和胃；因食肉而吐者，重用焦山楂消化肉积。

（4）胃热呕吐

证候　食入即吐，呕吐频繁，呕秽声宏，吐物酸臭，口渴多饮，面赤唇红，烦躁少寐，大便臭秽或秘结，小便黄短，舌质红，舌苔黄，脉滑数，指纹紫滞。

辨证　本证因平素过食辛辣香燥、膏粱厚味致病。以食入即吐、吐物气热酸臭、口渴多饮、面赤唇红为特征。

治法　清热泻火，和胃降逆。

方药　黄连温胆汤加减。常用半夏降逆和胃，燥湿化痰；竹茹清热化痰，止呕除烦；枳实、陈皮行气；茯苓健脾渗湿；黄连、黄芩清热燥湿；甘草、生姜、大枣益脾和胃。

兼食积加炒六神曲、焦山楂、炒麦芽健脾消食；若大便不通加大黄（后下）通下泄热；口渴者加天花粉、麦冬养阴生津；吐甚者加代赭石（先煎）重镇降逆。胃虚有热，气逆不降而呕吐者，选用橘皮竹茹汤或竹叶石膏汤养阴益气清热和胃。

（5）脾胃虚寒

证候　食后良久方吐，或朝食暮吐，暮食朝吐，吐物多为清稀痰水或不消化乳食残渣，伴面色苍白、精神疲倦、四肢欠温、食少不化、腹痛便溏，舌质淡，舌苔薄白，脉迟缓无力，指纹淡。

辨证　本证多见于禀赋不足，脾胃素虚者，又因饮食调护不当致病。以起病缓慢、食久方吐、吐物多为清稀痰水或不消化乳食残渣，伴面色苍白、精神疲倦为特征。

治法　温中散寒，和胃降逆。

方药　丁萸理中汤加减。常用丁香温中降逆；吴茱萸散寒止痛，降逆止呕；人参、白术、干姜、甘草温补脾胃。

虚寒盛而腹痛便溏，四肢欠温者，加制附子（先煎）、高良姜温阳；脾虚夹食呕吐而乳食不化者，加炒谷芽、炒麦芽、鸡内金健脾消积，或用香砂六君子汤加味。

（6）胃阴不足

证候　呕吐反复发作，时作干呕，咽干口燥，饥不欲食，唇红，大便干结如羊屎，舌红少津，脉细数，指纹淡。

辨证　本证常发生在热病之后，气阴未复者。以时作干呕、咽干口燥、饥不欲食为特征。

治法　养阴生津，和胃降逆。

方药　益胃汤加减。常用生地黄、麦冬养阴生津；玉竹、石斛益胃养阴；北沙参益胃清热止吐；香橼宽中行气止呕；冰糖养胃。

津伤过甚宜重用麦冬，加天花粉、黄精养阴生津；大便干结，加瓜蒌子、火麻仁润肠清热；日晡潮热，加白薇、地骨皮清虚热；食欲不振加炒谷芽、炒麦芽健脾助运。

（7）肝气犯胃

证候 呕吐酸苦，或嗳气频频，每因情志刺激加重，胸胁胀痛，精神抑郁，易怒易哭，舌边红，苔薄腻，脉弦，指纹青。

辨证 本证因情志不畅，肝气不舒所致。以嗳气吐酸、遇情志刺激加重为特征。

治法 疏肝理气，和胃降逆。

方药 解肝煎加减。常用白芍养血敛阴，柔肝止痛；陈皮、半夏、茯苓健脾化湿和中；厚朴行气除痞消滞；玫瑰花、紫苏叶解郁行气。

肝郁化火，热象较甚加竹茹、炒栀子清肝火；火郁伤阴加北沙参、枸杞子养阴；大便秘结加大黄（后下）、枳实行气导滞。

（8）惊恐呕吐

证候 跌仆惊恐后呕吐清涎或食物，面色或青或白，烦躁不安，睡卧不宁，或惊惕哭闹，舌质淡红，舌苔薄白，脉弦，指纹青。

辨证 本证因遭受惊恐致气机逆乱，肝逆犯胃所致。以呕吐清涎或食物、面色或青或白、惊惕哭闹为特征。

治法 疏肝理气，健脾镇惊。

方药 全蝎观音散加减。全蝎、蝉蜕祛风解痉；钩藤（后下）、龙齿（先煎）镇惊平肝；陈皮、半夏、竹茹和胃止呕；党参、六神曲、炙甘草健脾开胃；木香、代赭石（先煎）行气降逆。

睡眠不安加煅龙骨（先煎）、炒枣仁镇静安神；食欲差加陈皮、焦山楂、炒麦芽助运开胃。

【其他疗法】

1. 中药成药

（1）藿香正气口服液；每支 10mL。每服 < 3 岁 5mL、> 3 岁 10mL，1 日 2 次。用于暑湿呕吐证。

（2）保和丸：每袋 6g。每服 3 ~ 6 岁 3g、7 ~ 14 岁 6g、> 14 岁 9g，1 日 2 次。用于伤食呕吐证。

（3）香砂养胃丸；每袋 9g。每服 3 ～ 6 岁 3g、7 ～ 14 岁 6g、> 14 岁 9g，1 日 2 ～ 3 次。用于脾胃虚寒证。

（4）舒肝丸；浓缩丸每 6 丸重 2.182g。每服 3 ～ 6 岁 2 丸、7 ～ 14 岁 4 丸、> 14 岁 6 丸，1 日 2 ～ 3 次。用于肝气犯胃证。

2. 外治疗法

（1）吴茱萸（研末）15g，生姜、葱各少许。共捣如饼，蒸熟贴脐。1 日 1 次。用于风寒呕吐证、脾胃虚寒证。

（2）大蒜 5 个，吴茱萸（研末）10g。蒜去皮捣烂，与吴茱萸拌匀，揉成壹角钱硬币大小的药饼，外敷双足心，1 日 1 次。用于风寒呕吐证、脾胃虚寒证。

（3）胡椒 10g，绿茶 3g，酒曲 2 个，葱白 20g。共捣成糊状，分贴于中脘、膻中、期门穴。1 日 1 次，每次 6 ～ 12 小时。用于肝气犯胃证。

3. 饮食疗法

（1）茶叶、红糖适量，生姜 2 片。泡水饮服。用于风寒呕吐证。

（2）丁香 1g，生姜 1 片，柿蒂 1 个。水煎，频服。用于脾胃虚寒证。

（3）乌梅肉 30g，蜂蜜 30g，熬膏。1 日 3 次。用于胃阴不足证。

（4）鲜土豆 100g，生姜 10g，佛手 20g，鲜橘汁 30mL。将土豆、生姜、佛手榨汁，兑入鲜橘汁调匀，烫温服用。1 日 1 次。用于肝气犯胃证。

4. 针灸疗法

（1）体针：中脘、足三里、内关。配穴：公孙、胃俞。加减法：热盛加合谷；寒盛加上脘、大椎；食积加下脘；胃阴不足加内庭；肝郁加阳陵泉、太冲。实证用泻法，虚证用补法。1 日 1 次。

（2）耳针：胃、肝、交感、皮质下、神门。每次 2 ～ 3 穴，强刺激，留针 15 分钟。1 日 1 次。

5. 推拿疗法

（1）伤食呕吐证：补脾经，揉板门，横纹推向板门，运内八卦，揉中脘，分腹阴阳，按揉足三里。

（2）胃热呕吐证：清脾胃，清大肠，退六腑，运内八卦，横纹推向板门，清天河水，推天柱骨，推下七节骨。

（3）脾胃虚寒证：补脾经，横纹推向板门，揉外劳宫，推三关，揉中脘，推天柱骨。

（4）惊恐呕吐证：清肝经，掐揉五指节，揉小天心，分手阴阳，推天柱骨，运内八卦，横纹推向板门。

【防护康复】

1. 预防

（1）婴儿哺乳时应竖抱，哺喂不宜过急，以防空气吞入，哺乳后轻拍小儿背部，使吸入的空气排出，然后再让其平卧。

（2）哺养小儿要"乳贵有时，食贵有节"，食物宜清淡而富有营养，不进辛辣、炙煿和有腥臊膻臭异味的食物、饮料，控制使用易引起伤胃呕吐的药物。

（3）饮食清洁卫生，不吃腐败变质食品，不恣食生冷。防食物、药物中毒。

2. 护理

（1）呕吐小儿应专人护理，患儿侧卧，以防呕吐时食物呛入气管，安静休息，消除恐惧心理。呕吐时，抱患儿取坐位，头向前倾，使呕吐物吐出畅通。

（2）呕吐较轻者，可进少量易消化的流质或半流质食物，呕吐较重者应暂禁食，宜先用生姜水或米汁内服，必要时静脉补液。

（3）服用中药时少量多次频服。药液冷热适中，一般热呕者药液宜冷服，寒呕者药液宜热服，以免病邪与药物格拒加重呕吐。

3. 康复

（1）继续注意调节乳食、慎避外邪、尽量不用易引起患儿呕吐的药物。

（2）监测患儿症状，继续采用必要的药物治疗、推拿等措施调理，促使患儿康复。

（3）对反复呕吐的患儿要在恢复后及时采取调理措施，扶助胃气。

【审思心得】

1. 循经论理

有关呕吐的早期记载见于《黄帝内经》，有"呕""吐""呕吐""呕逆""呕涌"

等多个名称。《素问·举痛论》曰："寒气客于胃肠，厥逆上出，故痛而呕也。"《素问·至真要大论》曰："诸呕吐酸，暴注下迫，皆属于热。"《素问·脉解》曰："所谓食则呕者，物盛满而上溢，故呕也。"认识到寒、热、食积皆可以形成呕吐，其病位在胃肠。《金匮要略·呕吐哕下利病脉症治》专篇，把呕吐分为实热、虚热、虚寒、寒热错杂及水饮停蓄五类，并列出15首处方治疗。《景岳全书·呕吐》说："呕吐一证，最当详辨虚实。实者有邪，去其邪则愈；虚者无邪，则全由胃气之虚也。所谓邪者，或暴伤寒凉，或暴伤饮食，或因胃火上冲，或因肝气内逆，或以痰饮水气聚于胸中，或以表邪传里，聚于少阳阳明之间，皆有呕证，此皆呕之实邪也。所谓虚者，或其本无内伤，又无外感，而常为呕吐者，此既无邪，必胃虚也。或遇微寒，或遇微劳，或遇饮食少有不调，或肝气微逆即为呕吐者，总胃虚也。凡呕家虚实，皆以胃气为言，使果胃强脾健，则凡遇食饮必皆运化，何至呕吐？故虽以寒热饥饱大有所伤，亦不能动，而兹略有所触，便不能胜，使非胃气虚弱，何以若此？此虚实之原所当先察，庶不致误治之害。"又曰："呕家虽有火证详列后条，然凡病呕吐者，多以寒气犯胃。故胃寒者十居八九，内热者十止一二，而外感之呕则尤多寒邪，不宜妄用寒凉等药。"详细论述了呕吐的病因病机，分别为实证暴伤寒凉、暴伤饮食、胃火上冲、肝气内逆、痰饮水气内聚，虚证则因胃气虚弱，并强调本病以寒气犯胃居多。

关于小儿呕吐的专论，则首见于《诸病源候论·小儿杂病诸候·呕吐逆候》，云："儿啼未定，气息未调，乳母忽遽以乳饮之，其气尚逆，乳不得下，停滞胸膈，则胸满气急，令儿呕逆变吐。又乳母将息取冷，冷气入乳，乳变坏，不捻除之，仍以饮儿，冷乳入腹，与胃气相逆，则腹胀痛，气息喘急，亦令呕吐。又解脱换易衣裳及洗浴露儿身体，不避风冷，风冷因客肤腠，搏血气则冷，入于胃则腹胀痛而呕吐也。"指出了小儿呕吐由哺乳不当、母乳变坏、感受风寒多种病因所致。《古今医统·幼幼汇集·呕吐门》说："卒然而呕吐定是邪气客胃腑，在长夏暑所干，在秋冬风寒所犯。"指出夏暑、风寒犯胃皆可致小儿呕吐。《婴童百问·呕证吐乳证》说："凡小儿乳哺，不宜过饱，若满则溢，故令呕吐。胃中纳乳，如器之盛物，杯卮之小，不可容巨碗之物，雨骤则沼溢，酒暴则卮翻，理之必然。"认为因小儿胃纳不多，若乳哺过饱必然招致外溢而呕吐。情志失调，心热可致惊吐，如《小儿卫生总微论方·吐泻论》说:"吐逆早晚发热,睡卧不安者,此惊吐也。心热则生惊,故睡卧不安,而神不宁也,心神不宁,则气血逆乱而吐也。"《万氏家藏育婴秘诀·呕吐》说:"幼科云:小儿呕吐,大概难举,有寒、有热、有食积。然寒吐、热吐未有不因于食积者,故呕之病多属于胃也。"归纳小儿呕吐的主要证候为寒吐、热吐、食积吐,其中以食积最为重要,病位在胃。

小儿呕吐的治疗,《颅囟经·病证》说:"小儿哕逆吐,皆胃气虚,逆气客于脏气所作,当和胃养气。"提出了"和胃养气"的治疗大法。《小儿卫生总微论方·吐泻论》将呕吐分为热吐、伤风吐、伤食吐、惊吐、胃气不和吐、胃虚冷吐和呲乳等7类,分类证治,切合实际应用。对小儿呕吐,除用药物外,还十分重视饮食调护,如《活幼心书·明本论·诸吐》提出:"诸吐不止,大要节乳,徐徐用药调治必安。节者,撙节之义,一日但三次或五次,每以乳时不可过饱,其吐自减。及间稀粥投之,亦能和胃解吐。"《幼科发挥·呕吐》认为:"凡治小儿呕吐,止后不可便与乳。其吐复作,非医之咎也。吐后多渴,禁与汤水,须使忍一时,渴自止也。若与汤水,转渴转吐,不可止也。"指出了吐后少食或暂予禁食的调护方法。

2. 证治有道

小儿呕吐发病原因在于外感邪气、乳食不节、情志失调、正气亏虚,辨证治疗当灵活应用解表、消食、清热、温中、疏肝、镇惊等治法,又以和胃降逆为第一要义,同时需顾护小儿薄弱之脾胃,忌滥用攻克之品。小月龄婴儿常见溢乳,又称呲乳,为小儿哺乳后乳汁自口角溢出,多为哺乳过量或过急或姿势不正确所致,可教其正确的哺乳方法纠正,也可随月龄的增长而自愈,不必按呕吐治疗。

风寒呕吐,有感受风寒、饮食生冷病史。其发病急骤,呕吐物清冷不化,多有腹痛,伴风寒表证。治以疏风散寒,温胃止吐。如《寿世保元·呕吐》所说:"有外感寒邪者,有内伤饮食者,有气逆者,三者皆从藿香正气散加减治之。"疏风散寒用藿香、紫苏叶;散寒和胃用生姜、大枣;降气止吐用陈皮、半夏;健脾护胃用茯苓、白术;温胃止痛用吴茱萸、延胡索。兼大便溏泄加苍术、豆蔻温中化湿;纳食不化加炒六神曲、焦山楂消食化积。

暑湿呕吐见于夏季。恶心呕吐,脘痞不舒,不思进食,肠鸣腹痛,或伴发热、泄泻,舌苔黄腻。治以清暑化湿,降逆止吐。用新加香薷饮加减。祛暑解表用香薷、金银花；清暑化湿用淡豆豉、扁豆花；解表化湿用藿香、荷叶；清暑止吐用黄连、竹茹；清心除烦用淡竹叶、六一散。热重者加薄荷（后下）、连翘辛凉解热；舌苔黄腻者加苍术、黄芩清化湿热。

伤食呕吐有伤乳伤食现病史，以吐物为酸臭乳块或不消化食物为特征。应暂禁食，以减轻脾胃负担，轻者或可损谷而愈。本证治以消乳化食，降逆止吐。伤乳用消乳丸加减，伤食用保和丸加减。消乳和胃用炒麦芽、砂仁（后下）；消食化积用焦山楂、炒六神曲；降气止吐用陈皮、丁香；行气消胀用枳实、莱菔子；健脾和胃用茯苓、炒谷芽。若食积化热加黄连、竹茹清热止吐；嗳气酸腐加槟榔、连翘消积清热。

胃热呕吐，以吐物热臭秽浊为特征。治以清胃泻火，降逆止吐。用黄连温胆汤加减。清胃泻火用黄连、黄芩；清热降逆用竹茹、炙枇杷叶；和胃止呕用陈皮、姜半夏；护胃生津用天花粉、麦冬；健脾和胃用茯苓、甘草。若是肠腑结热便秘加大黄（后下）、枳实通腑泄热；呕逆频频，加代赭石（先煎）、旋覆花（包煎）降逆止呕。

脾胃虚寒呕吐，见于病程较长、脾阳虚体质者，呕吐物为清冷痰水、食物，伴见脾阳虚内寒证候。治以温中散寒，和胃降逆。用丁萸理中汤加减。温阳建中用吴茱萸、高良姜；温中降逆用丁香、陈皮；健脾益气用党参、白术；温胃理气用香附、砂仁（后下）；健胃消食用炒谷芽、炒麦芽。久病脾肾阳虚加制附子（先煎）、干姜。

胃阴不足呕吐，见于因热病伤阴或嗜食燥热食物伤阴者，证见呕吐反复发作、干呕，咽干口燥，口唇红干，舌红少津。治以养阴生津，和胃降逆。用益胃汤加减。养胃育阴用生地黄、麦冬；益胃生津用玉竹、石斛；滋阴降火用天花粉、玄参；益胃止吐用南沙参、佛手。肠燥便秘加瓜蒌子、火麻仁润肠清热；食欲不振加谷芽、麦芽健脾助运。

肝气犯胃呕吐，常有情志不畅病史，证见呕恶频频，呕吐物酸苦，或有嗳气，胁肋胀痛，每遇情志刺激则发作或加重。治以疏肝理气，和胃止吐。用解肝煎加减。抑肝降火用栀子、竹茹；疏肝柔肝用柴胡、白芍；解郁行气用紫苏叶、玫瑰花；理气和胃用丁香、香附；降逆止呕用姜半夏、陈皮。火郁伤阴口舌干燥者加生地黄、枸杞子养阴生津。

　　惊恐呕吐，因遭受惊恐而致呕吐，证见面色或青或白，烦躁哭闹，睡卧不宁。治以镇惊平肝，和胃止吐。用全蝎观音散加减。平肝解痉用全蝎、天麻；养心宁神用茯苓、莲子；重镇降逆用代赭石（先煎）、龙齿（先煎）；健脾和胃用党参、黄芪；和胃止呕用竹茹、半夏。食欲不振加陈皮、焦山楂行气助运。

　　需要注意的是，有时呕吐不是疾病，而是人体的保护性反应。如饮食过量或误吞毒物、药物引起的呕吐，就是机体驱除对其有害物质的有益反应。此时便不可见吐止吐，骤用止吐法反而关门留寇，应该帮助患儿将上述有害之物尽快吐出，吐净后其呕吐自止。

第十一章

泄泻

泄泻，是以大便次数、数量增多，粪质稀薄，甚如水样为特征的小儿常见脾胃病。本病在儿科发病率较高，一年四季均可发病，但夏秋季节多见，因夏秋季小儿脾胃易为暑湿、风寒和饮食所伤，故更易患泄泻。小儿脾常不足的生理特点在年龄幼小者表现更为突出，所以泄泻多见于婴幼儿，尤其是 1 岁以内的婴儿。

《黄帝内经》根据泻下粪便性状不同，称湿气胜者为"濡泄"、如水直下者为"洞泄"、完谷不化者为"飧泄"。并已有关于小儿泄泻的记载，《灵枢·论疾诊尺》说："婴儿病，……大便赤瓣，飧泄，脉小者，手足寒，难已；飧泄，脉少，手足温，泄易已。"提出了小儿泄泻轻重、预后的判断要领。《幼科金针·泄泻》说："泄者，如水之泄也，势犹纷绪；泻者，如水之泻也，势惟直下，为病不一，总名泄泻。"认为泄、泻可从便下之势缓、急而分，但临床因泄、泻字义相近，常通称为泄泻。

西医学称本病为腹泻病，发于婴幼儿者又称婴幼儿腹泻。根据病因，小儿腹泻病大致分为感染性腹泻（包括病毒、细菌、真菌、原虫等）和非感染性腹泻（包括食饵性腹泻、症状性腹泻、过敏性腹泻及其他腹泻）。中医药治疗小儿泄泻有着十分丰富的经验，尤其是在病毒性腹泻、食饵性腹泻、症状性腹泻、过敏性腹泻以及其他腹泻病的防治上，具有较明显的优势。

【病因病机】

小儿泄泻的常见病因有感受外邪、伤于饮食、脾胃虚弱与脾肾阳虚。

小儿脏腑娇嫩，藩篱不密，易为外邪所侵，六淫之中的风、寒、暑、火以及疫疬等邪气，均可侵入人体，并常与湿邪相合致泻。小儿泄泻，又与时令气候的变化有着密切关系，长夏多湿，故外感泄泻以夏季多见，其中又以湿热泻最常见。

小儿脾常不足，运化功能尚未完善，而生长发育迅速，所需水谷精微较成人更为迫切。但小儿饮食不知自节，若调护失宜，喂养不当，饮食失节或不洁，过食生冷瓜果、污染食品或难以消化之食物，皆能损伤脾胃，发生泄泻。如《素问·痹论》所说："饮食自倍，肠胃乃伤。"小儿易为食伤，发生伤食泻，在其他各种泄泻证候中亦常兼见伤食证候。

脾胃虚弱与脾肾阳虚为小儿虚证泄泻的主要原因。如先天禀赋不足，脾肾未充；或婴儿出生后护理不当、营养失调、病后调护不周等后天调护失宜，均可导致脾胃损伤，继而脾损及肾；若久病迁延不愈，或脾胃病调治失宜，均可损阴伤阳、损脾伤肾，导致脾虚泻、脾肾阳虚泻。

泄泻的病位主要在脾胃，因胃主受纳腐熟水谷，脾主运化水湿和水谷精微，若脾胃受损，则饮食入胃之后，水谷不化，精微不布，清浊不分，合污而下，致成泄泻。大凡泄泻的发生皆与湿密切相关，《素问·阴阳应象大论》说："湿胜则濡泻。"《临证指南医案·泄泻》亦指出："泄泻，注下症也。经云：湿多成五泄……飧泄之完谷不化，湿兼风也；溏泄之肠垢污积，湿兼热也；鹜溏之澄清溺白，湿兼寒也；濡泄之身重软弱，湿自胜也；滑泄之久下不能禁固，湿胜气脱也。"由于脾主运化，喜燥而恶湿，湿邪最易伤脾。若人体运化功能正常，则水谷化生之精微，可由脾之转输以供养全身，自无停湿留滞之患；若脾为湿困，运化失职，水谷不化，则必停聚而为湿为滞；加以小肠未能维持正常的分清别浊的作用，则水湿积滞、水谷不化，合污下流，趋于大肠而为泄泻。外感之湿邪可为致病之因，而内生之湿邪常为脾病之果；内外之湿，乳食之滞，蕴蓄脾胃，升降失常，则发生泄泻。

1. 湿热下迫

夏秋季节，气候炎热，湿土当令，湿与热合，邪从口鼻而入。脾喜燥而恶湿，湿热之邪，蕴结脾胃，困阻中焦，下注大肠，传化失职，泄泻乃作。暑湿合邪，伤人最速，每致热迫大肠、湿盛下泄，骤成暴泻，且易耗气伤津，发生变证。

2. 风寒困脾

调护失宜，腹受风寒，风寒之邪客于脾胃肠腑，寒凝气滞，中阳被困，运化失职，则泄泻清稀，粪多泡沫；风寒郁阻，收引而气机不畅，常见肠鸣腹痛；如外感风寒，邪束卫表，还可见恶寒发热等风寒表证。

3.饮食损伤

饮食不节，或喂养不当，损伤脾胃，不能腐熟水谷，清浊不分，并走大肠，而成泄泻，大便酸臭或如败卵。乳食停积不化，壅滞肠胃，气机不畅，故见腹痛腹胀，泻后气滞得通而痛减；乳食内腐，气秽上冲则嗳气酸馊，胃气上逆则为呕吐。

4.脾胃虚弱

小儿素体脾虚，或久病迁延不愈，或用药攻伐过度，皆能使脾胃虚弱。胃弱则腐熟无能，脾虚则运化失职，水谷不化，精微不布，不能分清别浊，水反为湿，谷反为滞，合污而下，而致泄泻，大便稀薄，色淡不臭。如《素问·藏气法时论》曰："脾病者……虚则腹满肠鸣，飧泄食不化。"脾胃虚弱，运纳无权，故见食后作泻，食欲不振；气血化生不足，故见面色萎黄，神疲倦怠；反复发作，迁延不愈，可致疳证。

5.脾肾阳虚

久病久泻，脾虚及肾，造成脾肾阳虚。阳气不足，脾失温煦，阴寒内盛，水谷不化，并走肠间，便下澄澈清冷，完谷不化。《景岳全书·泄泻》说："肾为胃关，开窍于二阴，所以二便之开闭，皆肾脏之所主，今肾中阳气不足，则命门火衰，而阴寒独盛，……即令人洞泄不止也。"

综上所述，小儿泄泻的基本病机乃脾虚湿盛。由于小儿稚阳未充、稚阴未长，患泄泻后较成人更易于损阴伤阳发生变证。重症患儿，泻下过度，易于伤阴耗气，出现气阴两伤，甚则阴伤及阳，导致阴竭阳脱的危重变证。若久泻不止，脾气虚弱，肝旺而生内风，可成慢惊风；脾虚失运，生化乏源，气血不足以荣养脏腑肌肤，久则形成疳证。

【临床诊断】

1.诊断要点

（1）有乳食不节、饮食不洁，或冒风受寒、感受时邪等病史。

（2）大便次数和数量较平时明显增多。粪质淡黄色、黄绿色或褐色；或清水样，或夹奶块、不消化物，或呈蛋花汤样，稀溏或糊状，或夹少量黏液。可伴有恶心呕吐、腹痛、发热、纳差、口渴、尿少等症。严重者可出现气阴两伤或阴竭阳脱的表现。

（3）按病程长短，可分为急性腹泻（病程＜2周）、迁延性腹泻（病程2周～2月）和慢性腹泻（病程＞2月）。

（4）实验室检查

大便镜检：可有脂肪球、不消化物，或少量白细胞、红细胞。

大便病原学检查：可有轮状病毒等病毒检测阳性，或致病性大肠杆菌等细菌培养阳性等。

2. 鉴别诊断

（1）生理性腹泻：多见于6个月以下的婴儿，外观虚胖，常伴湿疹，生后不久即腹泻。除大便次数增加外，食欲好，不呕吐，生长发育不受影响。添加辅食后大便逐渐转为正常。

（2）细菌性痢疾：急性起病，大便次频、性状稀，有黏冻脓血，腹痛、里急后重明显。大便常规检查脓细胞、红细胞多，可找到吞噬细胞；大便培养可见痢疾杆菌生长。

（3）急性坏死性肠炎：早期常为水样便、腹痛，易误诊为肠炎。但随症状发展，逐渐出现暗红色血水便，大便隐血试验强阳性，且中毒症状严重，常出现休克。

【辨证论治】

1. 证候辨别

（1）辨别常证：泄泻常证有外感泄泻、食伤泄泻和正虚泄泻，可从病史、全身及大便性状辨别证候。外感泄泻起病急，有外感史，可伴外感症状；食伤泄泻有伤于乳食史；正虚泄泻病程较长，有暴泻迁延不愈或素体虚弱史。全身症状方面，外感泄泻多有发热、恶寒；食伤泄泻有腹胀呕恶；正虚泄泻形瘦倦怠怯冷。

大便次数、性状、颜色、气味、夹带物是辨证的重要依据。一般便次多、如水注、色黄褐、气臭秽、夹黏液者属湿热；便清稀、臭气轻、夹泡沫、腹痛者者属风寒；便稀薄、色淡白、夹乳片、气酸臭者属伤乳；腹胀痛、泻后减、矢气臭、夹食物残渣者属伤食，其中粪便稀溏酸臭多伤于米面食，臭如败卵伤于蛋鱼食，表面油花或便检脂肪球多伤于肉类、煎炸食品。便稀溏，色淡不臭，夹未消化物，每于食后作泻，属脾胃气虚；粪清稀，夹完谷，气清冷，或每于五更作泻，属脾肾阳虚；便色青，受惊、啼哭则泻，肠鸣响，泄泻、嗳气后腹痛减，属肝脾不和泻。

（2）辨识轻重：泄泻轻证，一般每日大便在 10 次以内，精神可，能进食，少呕恶；无明显损阴伤阳表现。重证者，在暴泻便次达 10 余次或几十次，久泻则病程久延不止，小便短少甚至无尿为伤阴，四肢不温大便清冷为伤阳。腹泻伴腹胀者值得注意，腹胀得矢气或药物理气后减轻者为中焦气滞，证候轻；腹胀如鼓，不矢气，药难见效，为脾胃衰败，证候重。疳泻患儿不哭不闹，莫误认为证轻，可能为气血阴阳虚衰，尤其在夜半之后，要警惕其阴竭阳脱而亡。

2. 治疗原则

泄泻治疗以运脾化湿为基本法则。针对暴泻不同证候，有清肠化湿、散寒化湿、消乳化食之别。湿浊困脾，必使邪有去路。一法燥湿于中，使其消于无形，常取芳香化浊之品；二法渗湿于下，使其从水道而去，所谓"利小便实大便"，常取淡渗分利之品。暴泻虽属实证，亦当注意勿伤脾胃，清化湿热须护胃阴、疏风散寒需顾护脾阳、消乳化食勿过于通导。

久泻、虚泻多因脾不化湿、阳失温煦，需以健脾化湿、温阳化湿为法，俾使脾运复健、阳气振奋，则水湿自化，不可过用淡渗利湿之品。正虚泄泻还多有乳食不化，常需在健脾助运之中参入消乳化食之品，但慎用通导积滞之法。重证患儿常见气液耗伤或阴竭阳脱，轻者益气生津、重者挽阴救阳，一旦危象初现，即当以扶正救脱为急，莫待诸症毕现而贻误时机。

泄泻治疗，还要注意内服药、推拿、贴敷等多种疗法的综合选用。难治及重危患儿，需中西医药配合治疗，以提高疗效。

3. 证治分类

常证

（1）湿热泻

证候　起病急骤，泻势急迫，量多次频，便下稀薄，或如水样，色黄而气味秽臭，或夹黏液，肛门灼红，发热烦闹，口渴喜饮，腹痛阵哭，恶心呕吐，食欲减退，小便黄少，舌质红，苔黄腻，脉象滑数，指纹紫滞。

辨证　本证夏秋季节最为多见。起病急，泄泻量多次频，大便稀薄、气味秽臭，发热烦闹，口渴喜饮，舌质红，苔黄腻为本证辨证要点。

治法 清肠解热，化湿和中。

方药 葛根黄芩黄连汤加减。常用葛根解表退热，生津升阳；黄芩、黄连清解肠胃湿热；地锦草、大豆黄卷清肠化湿；甘草调和诸药。

热重泻频加辣蓼、马齿苋清肠解毒；湿重水泻加车前子（包煎）、苍术渗湿燥湿；泛恶苔腻加藿香、佩兰芳化湿浊；呕吐加竹茹、姜半夏降逆止呕；腹痛加木香理气止痛；纳差加焦山楂、炒六神曲运脾消食。水泻量多，口干唇燥者，加麦冬、北沙参、石斛生津养阴，辅以口服补液，必要时当予静脉补液。

（2）风寒泻

证候 泄泻清稀，多泡沫，色淡黄，腹部切痛，肠鸣辘辘，喜按喜暖，常伴鼻塞，微恶风寒，或有发热，唇舌色淡，舌苔薄白或腻，脉象浮紧，指纹淡红。

辨证 本证一般有冒受风寒、饮食生冷史。暴泻中泄泻清稀、多泡沫、腹部切痛、肠鸣辘辘、喜按喜暖，及显示风寒表证者属于此证。

治法 疏风散寒，化湿和中。

方药 藿香正气散加减。常用藿香、紫苏叶、白芷、生姜疏风散寒，理气化湿；法半夏、陈皮、苍术、大腹皮温燥寒湿，调理气机；茯苓、甘草、大枣健脾和胃。

大便质稀色淡，泡沫多，加防风炭以祛风止泻；腹痛甚，里寒重，加干姜、砂仁（后下）、木香以温中散寒理气；夹有食滞者，去甘草、大枣，加焦山楂、鸡内金消食导滞；小便短少加泽泻、车前子（包煎）渗湿利尿；恶寒鼻塞声重者，加荆芥、防风以加强解表散寒之力。本证可配合使用祛寒温中之贴敷法、热熨法外治。

（3）伤食泻

证候 脘腹胀满疼痛，痛则欲泻，泻后痛减，大便酸臭或如败卵，夹食物残渣，嗳气酸馊，泛恶呕吐，纳呆恶食，矢气臭秽，夜寐不宁，舌苔垢腻，或见微黄，脉象滑数，指纹沉滞。

辨证 起病前有伤食或伤乳史。脘腹胀满疼痛，泻下或呕吐后胀痛减轻，是为本证特征。

治法 消食化积，理气降逆。

方药 保和丸加减。常用焦山楂、炒六神曲、鸡内金消食化积；陈皮、姜半夏理气降逆；茯苓健脾渗湿；连翘清解郁热。

腹痛加木香、槟榔理气止痛；腹胀加厚朴、枳壳理气除胀；呕吐加藿香、砂仁（后下）、生姜和胃止呕。

伤乳泄泻者可用消乳丸加减。常重用炒麦芽消乳化积；炒六神曲、炒谷芽助消化乳食；香附、砂仁（后下）理气消胀；茯苓、白术、姜半夏、陈皮健脾和胃；啼哭、苔黄者可加连翘清热除烦。

（4）脾胃气虚

证候 病程迁延，时轻时重或时发时止，大便稀溏，色淡不臭，夹未消化之乳食，每于食后即泻，多食则脘痞、便多，食欲不振，面色萎黄，神疲倦怠，形体消瘦，舌质淡，苔薄白，脉缓弱，指纹淡。

辨证 病程较长，初起之湿热、风寒证象已解。泄泻时轻时重，大便稀溏不臭，夹未消化之乳食，每于食后即泻，并伴见全身脾虚证象是本证特点。若是脾阳已虚，可见大便清冷、小便色清、四肢欠温等证候。

治法 健脾益气，助运化湿。

方药 参苓白术散加减。常用党参、白术、茯苓、甘草补脾益气；山药、莲子肉、白扁豆、薏苡仁健脾化湿；砂仁（后下）、桔梗理气和胃。

胃纳呆滞，舌苔腻，加藿香、苍术、陈皮、焦山楂芳香化湿，消食助运；腹胀不舒加木香、乌药理气消胀；少气懒言，便泄不止，甚至脱肛，加炙黄芪、升麻补气升提。腹冷舌淡，大便清冷夹不消化物者，加炮姜、煨益智仁温中散寒，暖脾助运；久泻不止，内无积滞者，加肉豆蔻、石榴皮固涩止泻。

若是肝脾不和泄泻者，便稀色青如苔，嗳气食少，肠鸣攻痛，时作啼哭，腹痛则泻，泻后痛减，惊惧则泻剧，用益脾镇惊散合痛泻要方加减。常用党参、茯苓、白术健脾益气；白芍、防风、钩藤（后下）抑肝镇惊；陈皮、炒六神曲、炒麦芽理气助运。

（5）脾肾阳虚

证候 久泻不止，缠绵不愈，粪质清稀，澄澈清冷，下利清谷，或有五更作泻，食欲不振，腹软喜暖，形寒肢冷，面白无华，精神萎软，甚则寐时露睛，舌质淡，苔薄白，脉细弱，指纹淡。

辨证　此证由脾胃气虚泻发展而来。与脾胃气虚泻的区别在于虚寒证象更为显著，表现为大便澄澈清冷无臭、小便色清、形寒肢冷、受寒饮冷后加重等症，精神等全身状况则渐趋恶化。

治法　温补脾肾，散寒止泻。

方药　附子理中汤合四神丸加减。常用党参、白术、甘草健脾益气；炮姜、吴茱萸温中散寒；制附子（先煎）、补骨脂、肉豆蔻温肾暖脾、固涩止泻。

饮食不化加茯苓、砂仁（后下）、炒谷芽、炒麦芽健脾助运；久泻滑脱不禁加诃子、石榴皮、赤石脂固涩止泻；精神萎靡不振加红参、炙黄芪、陈皮补益元气。

变证

（1）气阴两伤

证候　泻下过度，呕吐频繁，精神萎软，肢体无力，面白无华，肤出冷汗，口渴引饮，小便减少，舌质干，舌苔薄，脉象细数，指纹淡紫。

辨证　本证多见于湿热泻泻下过度，伤津耗液，气随之衰，而迅速出现全身气阴两伤证象，也可见于久泻而气阴慢性耗伤者。患儿小便减少而未至无尿，啼哭尚有泪，说明阴津已伤而未竭；精神萎软而未至萎靡淡漠，肢体乏力而未至厥冷，说明气分已衰而阳气未亡。本证病势已重，若不及时救治可转至阴竭阳脱证。

治法　养阴生津，补益元气。

方药　生脉散加味。常用生晒参、西洋参、炙甘草补气健脾；麦冬、北沙参、生地黄益阴生津；乌梅、白芍、五味子酸收敛阴。口渴引饮加天花粉、玉竹、鲜石斛、鲜芦根益阴增液；大便热臭加黄连、黄芩清肠解毒；泻下不止加山楂炭、诃子、赤石脂涩肠止泻。

本证也可用生脉饮口服液口服、生脉注射液静脉滴注。同时须予静脉补液。

（2）阴竭阳脱

证候　暴泻不止，便稀如水，皮肤干燥，目眶及囟门凹陷，啼哭无泪；久泻不愈，便泄不止，大便清冷，完谷不化，形体羸瘦。精神萎靡，软弱无力，哭声微弱，杳不思纳，少尿无尿，四肢清冷，舌淡无津，脉象沉微，指纹色淡。

辨证　本证发生于暴泻不止，泻下无度，未及时救治，或发生于久泻不愈、全身日渐衰竭者。前者先见阴津耗竭，继而阳气亡脱，后者则阴阳俱耗，终至阳脱危亡。无泪无尿为阴竭之征，肢厥脉微为阳衰之象，若不急救，则可迅至虚脱而亡。

治法 育阴回阳，救逆固脱。

方药 生脉散合参附龙牡救逆汤加减。常用红参、西洋参大补元气；麦冬、五味子救阴生津；制附子（先煎）、炮姜回阳救逆；煅龙骨（先煎）、煅牡蛎（先煎）收敛固脱。本证也可用西洋参口服液口服，紧急时可用生脉注射液静脉滴注。本证抢救时，必须同时静脉输液，补充能量、水和电解质等。

【**其他疗法**】

1. 中药成药

（1）葛根芩连微丸：每袋 1g。每服 1g，1 日 3 次。或遵医嘱。用于湿热泻证。

（2）肠炎宁颗粒：每袋 2g。每服 1～2 岁 1/2 袋，1 日 3 次；3～5 岁 2/3 袋，1 日 4 次。用于湿热泻证。

（3）藿香正气口服液：每支 10mL。每服 ≤ 3 岁 5mL、> 3 岁 10 mL，1 日 2 次。用时摇匀。用于风寒泻证。

（4）纯阳正气丸：每瓶 80 丸重 3g。每服 < 3 岁 1g、3～6 岁 1.5g、> 6 岁 2g，1 日 1～2 次。用于中寒泄泻、呕吐。

（5）健脾八珍糕：每块 8.3g。每服 < 1 岁 1～2 块、> 1 岁 3～4 块，每日早、晚饭前热水化开后炖服，亦可干服。用于脾胃气虚证。

（6）附子理中丸：每丸 9g。每服 3～6 岁 3g、> 6 岁 6g，1 日 2～3 次。用于脾肾阳虚泻。

（7）生脉注射液：每支 10mL。1mL/（kg·d），加入 5% 葡萄糖注射液 100～250mL 稀释后静脉滴注。新生儿、婴幼儿禁用。用于气阴两伤证、阴竭阳脱证。

2. 外治疗法

（1）丁桂散：丁香 1 份，肉桂 2 份，共研末。每用 1～3g，置脐内，外用胶布或纸膏药粘贴。1 日 1 次。用于寒证、虚证泄泻。

（2）鬼针草：鲜草 6～10 棵，或干草 3～5 棵，加水浸泡后煎成浓汁，连渣倒入盆内。熏洗患儿两脚，轻者 1 日 3～4 次，重者 6 次，年龄较大、腹泻较重者可提高熏洗所至位置达膝部以下。用于各种证型。

3. 针灸疗法

（1）湿热泻证：尾窍骨（尾骨尖上方1寸处，一排共3穴）、脐中四边穴（脐中上下左右各1寸处，共4穴）、合谷、少商、商阳、水分。

（2）伤食泻证：刺四缝，针合谷、足三里。

（3）脾胃气虚证：足三里、中脘、天枢、气海。

（4）脾肾阳虚证：长强、足三里、关元、阴陵泉。

加减法：发热加曲池，呕吐加内关，纳差加四缝，腹痛加中脘，腹胀加气海，水样便多加水分。虚泻针后加灸。1日1～2次。

4. 推拿疗法

（1）湿热泻证：清补脾土，清大肠，清小肠，退六腑，揉小天心。

（2）风寒泻证：推三关，补脾土，揉外劳宫，摩腹，推上七节骨。

（3）伤食泻证：清板门，清大肠，补脾土；摩腹，逆运内八卦，点揉天突。

（4）脾胃气虚证：推三关，补脾土，补大肠，摩腹，推上七节骨，捏脊，重按肺俞、脾俞、胃俞、大肠俞。

【防护康复】

1. 预防

（1）提倡母乳喂养，避免在夏季断乳、改变饮食种类。乳食勿过饱，勿进难以消化食物。

（2）讲究饮食卫生，保持饮水及食品清洁，食前、便后要洗手，食具要消毒。

（3）调摄冷暖，及时添减衣被，避免受暑或着凉。

（4）不与泄泻患者接触。做好泄泻患者的隔离治疗及粪便消毒。

2. 护理

（1）病室空气要新鲜流通，保持适当温度，夏季防暑降温，冬季防寒保暖。

（2）对感染性腹泻患儿要注意消毒隔离。

（3）按时喂水及口服补液盐。忌食油腻、滑肠及各种不易消化的食品，忌生冷、辛辣食品。吐泻严重及伤食泄泻可暂禁食4～6小时。病毒性肠炎多有乳糖酶缺乏，宜暂停乳类喂养或改喂酸奶。吐泻好转后，饮食再逐步增加。

（4）做好臀部护理，大便后冲洗揩干，勤换尿布。呕吐者做好口腔护理，防止误吸呛入气道。

3. 康复

（1）监测患儿症状，继续采用必要的药物治疗、推拿等措施调理，促使患儿完全康复。

（2）对泄泻虚证患儿要在泻止后继续实施调理脾胃的各项措施。

【审思心得】

1. 循经论理

我国古代对于小儿泄泻的记载很早，如《灵枢·论疾诊尺》说："婴儿病，……大便赤瓣，飧泄，脉小者，手足寒，难已；飧泄，脉少，手足温，泄易已。"已提出婴儿泄泻的主要症状及阳气对于预后判断的重要性。《诸病源候论·小儿杂病诸候》记有"冷利候""久利候"等。《小儿药证直诀·脉证治法·五脏病》说："脾病，困睡，泄泻，不思饮食。"明确泄泻是小儿脾病主证之一。《小儿药证直诀·脉证治法·夏秋吐泻》更进一步阐述："五月十五日以后吐泻，身壮热，此热也，小儿脏腑十分中九分热也，或因伤热乳食，吐乳不消，泻深黄色，玉露散主之。六月十五日以后吐泻，身温似热，脏腑六分热四分冷也，吐呕，乳食不消，泻黄白色，吐呕，乳食不消，泻黄白色，似渴，或食乳或不食乳，食前少服益黄散，食后多服玉露散。七月七日以后吐泻，身温凉，三分热七分冷也，不能食乳，多似睡，闷乱哽气，长出气，睡露睛，唇白，多哕，欲大便，不渴，食前多服益黄散，食后少服玉露散。八月十五日以后吐泻，身冷无阳也，不能食乳，干哕，泻青褐水，当补脾，益黄散主之，不可下也。"指出了不同时令小儿泄泻的发病特点，伤于湿热、乳食或气虚、阳虚的不同证候，以及清热化湿、健脾理气不同方药的应用，为本病的辨证论治建立了规范。

小儿泄泻的病机特点，诸家有精辟论述。《幼幼集成·泄泻证治》说："夫泄泻之本，无不由于脾胃。盖胃为水谷之海，而脾主运化，使脾健胃和，则水谷腐化而为气血以行荣卫。若饮食失节，寒温不调，以致脾胃受伤，则水反为湿，谷反为滞，精华之气不能输化，乃致合污下降，而泄泻作矣。"明确泄泻的病位主要在脾胃，病机在于脾失运化、胃失腐化，若有饮食失节、寒温不调的病因，则水湿、水谷不化，精华、糟粕并走于下，形成泄泻。《幼科全书·泄泻》又说："凡泄泻皆属湿。其证有五，治法以分利升提为主，不可一例混施。"所有泄泻的病理因素总不离乎"湿"，有外湿所侵，更有脾湿不化，因而大便稀薄、下泄为泻，虽然有多种不同证候，治疗总要采用分利、升提之法，再结合不同证候的特点，分别施治。

《古今医统·幼幼汇集·泻泄门》说："泻泄乃脾胃专病，凡饮食、寒、热三者不调，此为内因，必致泻泄。又《经》所论：春伤风，夏飧泄，夏伤暑，秋伤湿，皆为外因，亦致泄泻。"将泄泻病因分为内因、外因。《证治准绳·幼科·泻》说："论泻之源，有冷泻、热泻、伤食泻、水泻、积泻、惊泻、风泻、脏寒泻、疳积酿泻种种不同……"对小儿泄泻的病因病理作了深入的论述，明确了不同证候的临床表现，并论及了预后。《幼幼集成·泄泻证治》则归纳为五种证候，并提出了各证治疗原则："泄泻有五：寒、热、虚、实、食积也……凡泄泻肠鸣腹不痛者，是湿，宜燥渗之；饮食入胃完谷不化者，是气虚，宜温补之；腹痛肠鸣泻水，痛一阵泻一阵者，是火，宜清利之；时泻时止，或多或少，是痰积，宜豁之；腹痛甚而泻，泻后痛减者，为食积，宜消之，体实者下之；如脾泄已久，大肠不禁者，宜涩之，元气下陷者，升提之。"

泄泻如果不能及时有效治疗，可以变生他证。如《小儿药证直诀·夏秋吐泻》说："诸吐利久不瘥者，脾虚生风而成慢惊。"认为吐利病久不瘥者可令脾虚生风而成慢惊风。《小儿药证直诀·脉证治法·诸疳》说："又有吐泻久病，或医妄下之，其虚益甚，津液燥损，亦能成疳。"指出本病若迁延不愈或误下伤正，会使小儿正气日耗，转为疳证。

2. 证治有道

小儿泄泻是儿科临床常见病，也是中医优势病种之一，历代医家给我们留下丰富的诊疗经验，临床应用行之有效，现代又有大量研究成果使我们对于小儿不同类型泄泻的认识更加深入、治法更趋多样。

泄泻常证的辨证要领，在于现病史、全身证候，尤其是大便的不同表现。暴泻中湿热泻最多见，有感受湿热或伤于腐败饮食史，显示湿热蒸盛的证候；风寒泻有受寒饮冷史，腹痛肠鸣，伴风寒束表证候；伤食泻有乳食不节史，腹胀脘痞，嗳气酸馊，恶食呕恶。久泻则有泄泻迁延不愈，或素体脾气虚、阳不足，或肾阳亏虚体质，必有脾肾两脏气、阴、阳损伤的全身症状。

变证辨证则重在辨阴、气、阳之伤：泄泻量多则伤阴，口渴、舌干、唇燥、欲饮，重者皮肤干燥、啼哭无泪、小便减少甚至无尿；阴伤随之气耗，精神萎靡、肢体无力、面白无华、形体消瘦；重症伤阳，先损脾阳，不思进食、大便不化、四肢欠温，再伤肾阳，杳不思纳、四肢清冷、脉象沉微。

泄泻之本在于脾胃，凡泄泻皆属湿，故本病以运脾化湿为基本治则。运脾法调和脾胃，扶助运化，恢复脾主运化的生理功能，具有补不壅滞、消不伤正的特点。化湿法则包括芳香化湿、淡渗利湿、苦温燥湿、清利湿热、健脾化湿等，使湿邪或化消于无形、或从水道而去，更赖脾气健则湿浊自化。

湿热泻治当清肠化湿止泻，并需从湿热偏重分证论治。热重于湿者以葛根黄芩黄连汤为主方，药用黄连、黄芩、地锦草清肠，葛根、佩兰、大豆黄卷清热，辣蓼、苍术、车前子（包煎）化湿。湿重于热者以六一散为主方，药用滑石粉（包煎）、甘草、车前子（包煎）利湿，寒水石、石膏（先煎）、铁苋菜清热，藿香、半夏、陈皮化湿。伴见呕吐加姜竹茹、紫苏叶降逆止呕；腹痛加木香、佛手理气止痛；纳差加焦山楂、炒六神曲运脾消食；口干唇燥加麦冬、生地黄、石斛生津养阴。水泻量多者需辅以口服补液，必要时予静脉补液。

风寒泻治以祛风散寒燥湿止泻，以藿香正气散为主方，但也要区分风、寒、湿偏重之不同而用药。风证显者用藿香、白芷、防风炭祛风；寒象重者用生姜、紫苏叶、草果温运；湿浊重者用半夏、苍术、陈皮燥湿。腹部切痛者加紫苏梗、乌药理气散寒；腹胀脘痞加厚朴、大腹皮散满行气；不思进食加炒六神曲、炒谷芽消食助运。

伤食泻用消食化滞治法。伤乳泻用消乳丸为主方，重用麦芽，积重者用生麦芽、脾弱者用炒麦芽；婴幼儿脾胃薄弱，助消乳常用炒谷芽、砂仁（后下）、炒六神曲消运，茯苓、太子参、白术健脾，乳积化热酌加连翘清热宁神。伤食泻用保和丸为主方，消食化滞诸药常用，伤于肉食重用焦山楂消肉滞、伤于米面食重用炒六神曲消食滞、积滞重加鸡内金磨坚消积、兼脾虚加谷芽健脾化食；恶心呕吐加姜半夏、陈皮和胃降逆；大便稀溏加炒白扁豆、炒山药健脾化湿；腹胀腹痛加木香、槟榔理气消积；腹热苔黄加连翘、胡黄连清消积热。脘痞腹胀、泻下不爽者，可暂取莱菔子、熟大黄通因通用，得大便爽利后则止。

久泻多见脾虚泻，治疗一向以健脾益气、燥湿止泻为法。笔者以为，本证多发生于暴泻经治疗泄泻减而未止，或素体脾虚者，只要其热象已解，即使虚象未著，实则脾气、脾阳均已经受损，且其湿浊未清，湿为阴邪，非温不化，所以，在健脾益气的同时，便可以早用温运脾阳之品，取参苓白术散与理中汤合方加减。药用党参、炒白术、茯苓、甘草补脾益气；炒山药、白扁豆、薏苡仁健脾化湿；砂仁（后下）、炮姜、益智仁暖脾助运。胃纳呆滞加炒六神曲、焦山楂消食运脾；腹胀不舒加木香、乌药理气消胀；舌苔白腻加藿香、苍术芳香化湿；大便清稀不止加肉豆蔻、石榴皮固涩止泻。少数脾阳已伤、湿热未清者，大便夹黏液、有臭气，或大便化验尚有脓细胞，可在健脾益气温阳同时，加用适量黄连、马齿苋清肠化湿，即温清并用以施治。

《活幼口议·议吐泻详证六法所治》指出："脏腑虚寒，泄泻不止。"久泻不止者，则不仅脾阳虚衰，肾阳必随之损伤，因而演变为脾肾阳虚泻。治当温补脾肾，以附子理中汤为主方加减。药用制附子（先煎）、肉桂（后下）温肾壮阳；益智仁、干姜温阳运脾；人参、白术补脾益气；吴茱萸、肉豆蔻温阳止泻；炒谷芽、炒麦芽运脾消食。久泻脱肛者加炙黄芪、升麻升阳举陷；大便滑泄不止者可加赤石脂、炙诃子涩肠止泻。

泄泻重症可致变证，虽然现代因患儿多早期治疗，变证已趋少见，但仍不容忽视，决不可待阴竭、气脱、阳亡方才仓促抢救，一旦见到变证端倪，必须及时转以扶正防变为主治疗。见阴伤证候者宜早用麦冬、石斛、生地黄、鲜芦根益阴生津；乌梅、白芍、五味子、甘草酸甘化阴；重者用西洋参煎汤与生脉饮口服液同时频服。见气耗证候者可早用生晒参、炙黄芪、炙甘草补气复脉；山药、茯苓、白术健脾益气；重者红参、西洋参合用大补元气。见阳虚证候者当早用炮姜、砂仁（后下）、益智仁温补脾阳；制附子（先煎）、补骨脂、肉桂（后下）温肾助阳；有阳气衰脱征象者早用参附汤或参附龙牡救逆汤。同时，均应采用静脉补液，纠正水和电解质紊乱、补充能量等多种措施协力治疗。

小儿泄泻根据其年龄及依从性特点，有多种疗法的使用，如配方颗粒、中药成药、外治疗法、推拿疗法等都为临床所常用。本病的预防、护理、康复也很重要，尤其是在平时饮食有节、病时饮食控制、病后饮食调养等方面均特别值得注意。

笔者团队多年来对于本病做过多项临床总结研究，证实了以运脾法为主的多种疗法对于小儿泄泻的有效性。

1981～1982年笔者作为江育仁教授的研究生，以运脾法为主治疗68例住院患儿。分为四种主要证型辨证施治：①偏湿泻，治以运脾燥湿，Ⅰ号止泻散（苍术炭、山楂炭）为主方。②伤食泻，治以运脾消食，Ⅰ号止泻散加鸡金粉、陈皮粉、麦芽粉等。③湿热泻，治以运脾化湿清肠，Ⅰ号止泻散加Ⅲ号止泻合剂（葛根、黄芩、黄连、白芍、铁苋菜、生地榆、甘草等）。④脾（肾）虚泻，治以温运脾阳，Ⅱ号止泻散（Ⅰ号止泻散加炮姜炭）或附子理中汤加减。少数配用过辟瘟丹、玉枢丹等中成药，失水者予口服补液盐（ORS）或静脉补液，7例加用过抗生素。治疗观察结果，痊愈60例、好转6例，痊愈好转率97.06%；另有1例自动出院；1例因Ⅲ度营养不良并泄泻，阴阳两竭，虽配合多种措施治疗抢救无效而死亡。说明运脾疗法对绝大多数泄泻患儿是适用的。

2011～2013年在专家门诊治疗52例脾虚泻，应用笔者验方温运颗粒（配方颗粒：苍术、茯苓、炮姜、煨益智仁、麦芽、砂仁），1个疗程为5日，每个患儿观察1～2个疗程。治疗结果：痊愈20例（38.46%）、显效28例（53.85%）、有效3例（5.77%）、无效1例（1.92%），总有效率98.07%。治疗前后比较：主症大便次数、质地、性状积分减少有显著差异（$P < 0.05$）；次症饮食、腹痛腹胀、面色、精神、大便气味积分减少有显著差异（$P < 0.05$）；次症大便颜色、舌苔、指纹积分减少无显著差异（$P > 0.05$）。表明温运颗粒治疗小儿泄泻脾虚证临床有效，不但能有效恢复大便正常，而且对脾虚证全身表现有明显改善，显示了温脾燥湿助运法治疗脾虚泻的优势。

1999～2002年我们治疗婴幼儿轮状病毒肠炎湿热证120例，随机设推拿治疗组80例、泻速停冲剂口服对照组40例。推拿疗法：清补脾经200次（补法150次，清法50次）；清补大肠经200次（补法、清法各半）；顺时针摩腹50次；捏脊3次；上推七节骨10次；揉龟尾30次。每日治疗1次，3日为1疗程。结果：治疗组治愈64例、显效14例、有效2例，治愈率80.0%；对照组治愈22例、显效9例、有效9

例，治愈率55.0%。治疗组治愈率高于对照组（$P < 0.05$）。

2009～2010年南京中医药大学附属医院、盐城市中医院、镇江市中医院3单位儿科协作，治疗门诊和住院的泄泻伤食证患儿111例，按3：1随机分组。试验组用推拿疗法治疗：揉板门200次，清大肠100次，运内八卦100次，摩腹500次，揉脐500次，揉龟尾300次，推上七节骨300次，推脾经300次，清小肠100次，拿肚角3～5次。对照组用口服培菲康治疗。祛除脱落病例后，完成试验组76例、对照组30例。经3日治疗结果：试验组痊愈显效率93.42%、对照组50.0%，试验组综合疗效优于对照组（$P < 0.05$）。

2000～2001年观察自制暖脐散肚兜与十香暖脐膏外用对照辅治婴幼儿泄泻，辨证属于风寒泻、寒湿泻、伤食泻、脾虚泻者。暖脐散肚兜用肉桂、草豆蔻、丁香、小茴香，按5：5：3：3比例，研成细粉，过80目筛，与艾绒混匀，装入布肚兜制成。在各证常规治疗基础上试验组加用暖脐散肚兜佩戴、对照组用十香暖脐膏加温软化贴脐。治疗结果：试验组90例，痊愈55例（61.1%）、显效11例（12.2%）、有效12例（13.3%）、无效12例（13.3%）。对照组60例，痊愈30例（50.0%）、显效5例（8.3%）、有效4例（6.70%）、无效21例（35.0%）。两组疗效比较有显著性差异（$P < 0.05$），试验组优于对照组。试验组平均止泻时间27.4小时，短于对照组的30.2小时。

关于以运脾法为主治疗小儿泄泻还做了不少实验研究。运脾主药麸炒苍术水提物、醇提物、二氯甲烷部位均可显著减轻腹泻等级、缓解脾虚泻引起的体质量增长迟缓，降低粪便含水率，增加血清D-木糖及肠内短链脂肪酸含量，减轻肠黏膜损伤。运脾温阳颗粒（苍术、山楂、炮姜、肉豆蔻、茯苓、泽泻等）不仅能减缓小鼠胃肠蠕动，还能减缓由番泻叶引起的小鼠胃肠蠕动亢进，缓解由新斯的明引起的小鼠胃排空亢进，减轻长期腹泻所伴有的腹痛及胃肠毛细血管通透性增加，为运脾温阳法治疗小儿迁延性腹泻提供了实验依据。予温运合剂（苍术、砂仁、炮姜、煨益智仁、茯苓、麦芽）治疗，观察小鼠脾虚泄泻模型的体质量、腹泻指数、肠道病理学检查变化情况，并测定肠内容物中短链脂肪酸的含量。结果显示温运合剂有明显止泻作用，可显著改善脾虚泄泻所致的体质量减少，减轻肠黏膜损伤，还可以显著提高脾虚泄泻小鼠的肠道短链脂肪酸含量。临床检验研究结果显示，脾虚泻存在肠道菌群失调、肠道功能紊乱、肠道黏膜免疫失衡等情况，与正常儿相比，温运颗粒能显著提高脾虚泻患儿肠道内丁酸、异丁酸、异戊酸水平，据此推测温运颗粒发挥温阳运脾止泻功效的作用机制可能与调节肠道菌群平衡和肠道免疫，改善肠道内环境有关。

第十二章

厌食

【概述】

厌食，多因小儿乳食不节、喂养不当，致脾胃功能失调所致，临床主要表现为较长时期厌恶进食、食量减少等症。中医古代文献中无小儿厌食的病名，但《诸病源候论·小儿杂病诸候·时气病后不嗜食面青候》"不嗜食"、《小儿药证直诀·脉证治法》"不思食"、《内外伤辨惑论·辨外伤不恶食》"恶食"等文献所载的病证与本病相似。厌食是小儿时期常见的脾胃疾病之一，各年龄儿童均可发病，以 1～6 岁多见。城市儿童发病率较高。本病可发生于任何季节，但夏季暑湿当令之时，可使症状加重。

厌食患儿除食欲不振外，一般无其他明显不适，预后良好。中医药治疗厌食有良好的疗效。但若是长期不愈者，可使气血生化乏源，抗病能力低下，而易患他病，如贫血、反复呼吸道感染，甚至影响生长发育，转为疳证。

【病因病机】

小儿厌食的发病内因多由于先天不足，或他病伤脾，外因责之于喂养不当、情志失调，或暑湿困脾等致病。诸因致脾胃不和，运纳失健，发为厌食。

1. 喂养不当

小儿脾常不足，乳食不知自节。若家长或保育人员缺乏育婴保健知识，婴儿期未按时添加辅食，致断乳后不能适应普通饮食；或过分强调营养而乱投肥甘厚味，如过食糖类、煎炸、黏腻、炒香食物，或滥服滋补药品，损伤脾气；或小儿生活无规律，进食不按时，贪吃零食、冷饮，饮食偏嗜，饥饱无度，均可导致脾胃损伤，产生厌食。

2. 他病伤脾

小儿脾胃薄弱，若罹患温热病、泄泻、肝肾疾病等，或伤及脾气，或耗损胃阴；

或误用攻伐，峻加消导；或过用苦寒损脾伤阳，过用温燥耗伤胃阴；或病后未能及时调理；或夏伤暑湿，脾为湿困，均可致脾运胃纳失健，发为厌食。

3. 情志失调

小儿神气怯弱，易受惊恐。若受惊吓、打骂，或环境突变，或家长对其要求过高，管教过严，或所欲不遂等，均可使其情志抑郁，肝失条达，气机不畅，横逆犯脾，形成厌食。

4. 先天不足

胎禀不足，脾胃薄弱之儿，往往生后即表现不欲吮乳；若后天又失于调养，则脾胃怯弱，长期乳食难以增进。

胃主受纳腐熟饮食，脾主运化水谷精微。《灵枢·脉度》说："脾气通于口，脾和则口能知五谷矣。"知饥欲食，食而能化，在于脾运胃纳的功能。若是饮食喂养不当，或湿浊困遏脾气，脾阳失于舒展；或素体不足，脾气虚弱，运化无力；或肝气横逆犯胃，则运化失职，胃纳减少，以至不思饮食。厌食的病变部位主要在脾胃。病机关键为脾胃失健，纳化失职。

【 临床诊断 】

1. 诊断要点

（1）有喂养不当、病后失调、先天不足或情志失调史。

（2）长期食欲不振，厌恶进食，食量明显少于同龄正常儿童为主症。常伴面色少华，形体偏瘦，但精神尚好，活动如常。

（3）病程超过 2 周。

（4）辅助检查：①血微量元素检查：血锌降低或正常。②唾液淀粉酶检查：正常或降低。③胃电图检查：餐前胃电参数 f、F 低于健康儿童；餐后胃电参数 f、F、Vpp、Ra 低于健康儿童；同一导联餐后胃电参数 f、F、Vpp、Ra 比餐前降低；胃电节律紊乱率高于健康儿童。④D- 木糖醇检查：D- 木糖排泄率降低。⑤血清瘦素检查：显著低于正常儿童。

（5）除外其他外感、内伤慢性疾病。

2. 鉴别诊断

许多疾病病程中可以出现厌食症状，要与本病鉴别。

（1）与外感疾病的厌食症状鉴别：多种外感疾病如感冒、咳嗽、肺炎喘嗽、麻疹、手足口病等均可有食欲不振、食量减少的症状，但同时会有各病的相应症状，且在疾病康复后厌食症状可随之好转。如果原发病痊愈2周后厌食症状仍然延续不愈则可按厌食病处理。

（2）与内伤疾病的厌食症状鉴别：多种内伤疾病如久泻、疳证、胃痛、反复呼吸道感染、儿童忧郁症等均可有食欲不振、食量减少的症状，但各病有其各自明确的主症，厌食只是其兼有症状，应从其主症诊断。

【 **辨证论治** 】

1. 辨证要点

本病围绕脾胃辨证，多数患儿以受纳运化功能失健为主，偏于实证，虚象并不显著；部分原本体质较弱或病程较长者可见到气、阴不足证候。

（1）辨别实证与虚证：凡病程短，仅表现纳呆食少，食而乏味，形体尚可，舌质正常，舌苔薄腻者为实证，属脾失健运；若病程长，除食欲不振、食量减少外，尚伴面色少华、形体偏瘦、大便不调者为虚证。

（2）辨别气虚与阴虚：伴见肢倦、乏力、懒言、大便溏薄、舌淡苔薄白者为脾胃气虚；食少饮多，口舌干燥，舌红少苔或花剥者为脾胃阴虚。

2. 治疗原则

厌食以运脾开胃为基本治则，根据不同证型分别采用燥湿助运、消食助运、温运脾阳等治法。需要注意的是，消导不宜过峻，燥湿不宜过热，补益不宜呆滞，养阴不宜滋腻，以防损脾碍胃，影响纳化。在药物治疗的同时应注意饮食调养，纠正不良的饮食习惯，方能取效。本病除内服汤药外，还常使用中药成药、推拿、针灸等方法治疗。

3. 证治分类

（1）脾失健运

证候　食欲不振，厌恶进食，食而乏味，食量减少，或伴胸脘痞闷、嗳气泛恶，大便不调，偶尔多食后则脘腹饱胀，形体尚可，精神正常，舌淡红，苔薄白或薄腻，脉平。

辨证 本证为厌食初期表现，除厌恶进食症状外，其他症状不著，精神、形体如常，舌淡红、苔薄白或薄腻、脉平为其特征。若兼见性情烦急、胸脘痞闷、嗳气泛恶，为肝脾不和。失于调治，病情迁延，损伤脾气，则易转为脾胃气虚证。

治法 调和脾胃，运脾开胃。

方药 不换金正气散加减。常用苍术、佩兰燥湿运脾；陈皮、半夏、枳壳、藿香理气醒脾和中；炒六神曲、炒麦芽、焦山楂消食开胃。

脘腹胀满加木香、鸡内金理气化食；暑湿困阻加荷叶、白扁豆花消暑化湿；大便偏干加枳实、莱菔子导滞通便；大便偏稀加炒山药、薏苡仁健脾祛湿。性急脘痞，嗳气泛恶者，加柴胡、玫瑰花、香附、茯苓疏肝理脾。

（2）脾胃气虚

证候 不思进食，食而不化，大便偏稀、夹不消化食物，面色少华，形体偏瘦，肢倦乏力，舌质淡，苔薄白，脉缓弱。

辨证 本证多见于脾胃素虚，或脾运失健迁延失治者。以不思乳食、面色少华、肢倦乏力、形体偏瘦、脉缓弱为辨证依据。若迁延不愈，气血耗损，形体消瘦，则应按疳证辨治。

治法 健脾益气，佐以助运。

方药 异功散加味。常用党参、炒白术、茯苓、甘草健脾益气；陈皮、佩兰、砂仁（后下）醒脾助运；炒六神曲、鸡内金消食助运。

苔腻便稀者，去白术，加苍术、薏苡仁燥湿运脾；便溏、面白肢冷者，加炮姜、肉豆蔻温运脾阳；饮食不化加焦山楂、炒谷芽、炒麦芽消食助运；汗多易感加炙黄芪、防风、煅牡蛎（先煎）益气固表。

（3）脾胃阴虚

证候 不思进食，食少饮多，皮肤失润，大便偏干，小便短黄，甚或烦躁少寐，手足心热，舌红少津，苔少或花剥，脉细数。

辨证 本证见于温热病后或素体阴虚，或嗜食辛辣伤阴者。以食少饮多，大便偏干，舌红少苔为特征。阴虚不能制阳，内扰心神者，则致烦躁。

治法　滋脾养胃，佐以助运。

方药　养胃增液汤加减。常用北沙参、麦冬、玉竹、石斛养胃育阴；乌梅、白芍、炙甘草酸甘化阴；焦山楂、炒麦芽开胃助运。

口渴烦躁者，加天花粉、芦根、胡黄连清热生津除烦；大便干结加火麻仁、郁李仁、瓜蒌子润肠通便；夜寐不宁，手足心热加牡丹皮、莲子心、酸枣仁清热宁心安神；食少不化加炒谷芽、炒六神曲生发胃气；腹胀不适加香橼、佛手理气和胃；兼脾气虚弱加山药、太子参补益气阴。

【其他疗法】

1. 中药成药

（1）保和口服液：每支 10mL。每服 ＜ 3 岁 10mL、3 ～ 8 岁 15mL、＞ 8 岁 20mL，1 日 2 次。用于脾失健运证。

（2）山麦健脾口服液：每支 10mL。＜ 3 岁 5mL，1 日 2 次；3 ～ 6 岁 5mL，1 日 3 次；＞ 6 岁 10mL，1 日 2 次。用于脾失健运证。

（3）健胃消食口服液：每支 10mL。＞ 3 岁 10mL，1 日 3 次；＜ 3 岁 5mL，1 日 2 ～ 3 次。用于脾胃气虚证。

（4）醒脾养儿颗粒：每袋 2g。＜ 1 岁 2g，1 日 2 次；1 ～ 2 岁 4g，1 日 2 次；3 ～ 6 岁 4g，1 日 3 次；7 ～ 14 岁 6 ～ 8g，1 日 2 次。用于脾胃气虚证。

（5）逍遥颗粒：每袋 15g。1 ～ 3 岁 3g、4 ～ 6 岁 5g、7 ～ 9 岁 10g、10 ～ 14 岁 15g，1 日 2 次。用于肝脾不和证。

2. 针灸疗法

（1）体针：①脾失健运证：取脾俞、足三里、阴陵泉、三阴交，用平补平泻法。②脾胃气虚证：取脾俞、胃俞、足三里、三阴交，用补法。③脾胃阴虚证：取足三里、三阴交、阴陵泉、中脘、内关，用补法。④肝脾不和证：取肝俞，用泻法；脾俞、胃俞、足三里，用补法。以上各证均用中等刺激，不留针，1 日 1 次，10 次为 1 疗程。

（2）点刺：用三棱针点刺四缝穴，挤出黄水或血珠。用于各证。

（3）耳穴贴压：取脾、胃、肾、神门、皮质下。用胶布粘王不留行籽贴按于穴位上，隔日 1 次，双耳轮换，10 次为 1 疗程。每日按压 3 ～ 5 次，每次 3 ～ 5 分钟，以稍感疼痛为度。用于各证。

3. 推拿疗法

（1）脾失健运证：补脾土，运内八卦，清胃经，掐揉掌横纹，摩腹，揉足三里。

（2）脾胃气虚证：补脾土，运内八卦，揉足三里，摩腹，捏脊。

（3）脾胃阴虚证：揉板门，补胃经，运八卦，分手阴阳，揉二马，揉中脘。

（4）肝脾不和证：清肝经，运内八卦，补脾土，揉中脘，揉脾俞，摩腹。

【防护康复】

1. 预防

（1）掌握对儿童正确的喂养方法，婴儿期按时添加辅食；饮食起居按时、有度；夏季不过食冷饮，冬季不过食辛热；按不同年龄给予营养丰富、易于消化的食物。

（2）对新生儿加强护理，注意保暖，预防感染，及早哺喂，力争母乳喂养。

（3）患肺炎、泄泻等病造成食欲不振者，病情好转后饮食逐渐增加，胃纳不佳者及时予以调脾开胃治疗。

（4）注意小儿情志的变化，防止忧思惊恐损伤脾胃，变换生活环境要逐步适应，若系青春期少年片面理解减肥而不适当节食者，应宣传有关知识。

2. 护理

（1）纠正不良饮食习惯，做到"乳贵有时，食贵有节"，不偏食、挑食，不强迫进食，饮食定时适量，荤素搭配，少食肥甘厚味、生冷坚硬等不易消化食物，鼓励多食蔬菜及粗粮。

（2）让患儿保持良好的情绪，既不要百依百顺，也不要打骂，不要对其学习及生活等提出不切实际的过高要求，更不要强迫进食，使之形成思想负担。

（3）不能让小儿滥服补品、补药。

3. 康复

（1）继续注意调节饮食，必要时采用推拿、药物治疗等措施，改善患儿的饮食状况。

（2）密切观察患儿临床表现，如发现继发它病，及时诊断、治疗。

【审思心悟】

1. 循经论理

关于小儿厌食，自古以来有不少相关论述，可给我们提供对于本病比较全面的认识。在病因方面，《素问·痹论》曰："饮食自倍，肠胃乃伤。"《幼科发挥·调理脾胃》说："儿有少食而易饱者，此胃不受、脾之不能消也。"提出饮食超过脾胃的纳运能力，则会损伤其功能，乃致"少食而易饱"。《万氏家藏育婴秘诀·五脏证治总论》说："胃主纳谷，脾主消谷。饥则伤胃，饱则伤脾。小儿之病，多过于饱也。"也是说小儿脾胃病多由饮食过量产生。所以，古代历来强调小儿乳贵有时、食贵有节，若父母过爱，乳食无度，便容易损伤脾胃运纳功能而产生疾病。当然，还有素体脾虚、疾病伤脾、痰湿蕴积中焦等也是不思食的常见原因，如《赤水玄珠全集·伤饮伤食》说："不能食者，由脾胃馁弱，或病后而脾胃之气未复，或痰客中焦，以故不思食。非心下痞满而恶食也。"

厌食的病位在脾胃，《诸病源候论·脾胃病诸候·脾胃气虚弱不能饮食候》说："脾者，脏也；胃者，腑也。脾胃二气相为表里。胃为水谷之海，主受盛饮食者也；脾气磨而消之，则能食。今脾胃二气俱虚弱，故不能饮食也。"又说："……胃受谷而脾磨之，二气平调，则谷化而能食。若虚实不等，水谷不消，故令腹内虚胀，或泄，不能饮食，所以谓之脾胃气不和不能饮食也。"小儿厌食发病的关键，在于脾胃纳运功能失职。脾胃互为表里，同为后天之本，同居中焦，是气机升降的枢纽。脾主运化，胃主受纳，脾气升则健，胃气降则和，一升一降共同完成受纳、运化功能。小儿脾胃娇嫩，易为所伤，如饮食喂养不当，或湿浊困遏脾气，脾阳失于舒展；或素体不足，脾气虚弱，运化无力，则脾气失健，运化无力，胃纳减少，皆至不思饮食。《小儿药证直诀·虚羸》说："脾胃不和，不能食乳。"精辟指出水谷受纳和腐熟，赖脾胃功能的正常、协调，如果脾胃不和，便会造成不思乳食的病证。

关于厌食的辨证施治，古人多从虚实分论。《张氏医通·恶食》说："恶食有虚实之分。实则心下闷痛，恶心口苦，二陈加黄连、枳实；虚则倦怠，色萎黄，心下软，异功散加砂仁、木香；有痰恶心，六君子加香砂。"分别提出了气滞郁热、气虚失运、痰湿阻滞的治疗方药。《太平惠民和剂局方·吴直阁增诸家名方》载不换金正气散，提出常服能"调和脾胃，美饮食。"是燥湿运脾的治疗方。脾喜燥而恶湿，燥湿运脾为脾运失健证治疗要法，苍术为主药。关于苍术、白术的主治异同，《玉揪药解·苍术》曾说："白术守而不走，苍术走而不守，故白术善补，苍术善行。其消食纳谷，止呕住泄，亦同白术，而泻水开郁，则苍术独长。"《本草崇原·苍术》亦指出："凡欲补脾，则用白术；凡欲运脾，则用苍术；欲补运兼施，则相兼而用。"此外，《奇效良方·脾胃门》载运脾散，由人参、白术、藿香、肉豆蔻、丁香、缩砂仁、神曲、甘草组成，用橘皮汤调服，兼具益气、燥湿、温脾、理气、消食之功。《小儿药证直诀·脉证治法·胃气不和》说："面㿠白无精光，口中气冷，不思食，吐水，当补脾，益黄散主之。"提出脾阳不振者可用温脾理气之益黄散治疗。《类证治裁·脾胃论治》说："治胃阴虚不饥不纳，用清补，如麦冬、沙参、玉竹、杏仁、白芍、石斛、茯神、粳米、麻仁、扁豆子。"认为胃阴不足之厌食，宜清补而不宜腻补，并列举了具体用药。这些方药均可供我们在临床治疗小儿厌食不同证候时选择应用。

2. 证治有道

关于小儿厌食的病因病机分证，我们在 20 世纪 80 年代就曾对 300 例患儿的临床资料做过分析。病因可明确者 225 例，其中饮食不节、喂养不当占 50.7%，先天不足、后天失调占 16.4%，多病久病、伤害脾胃占 27.6%，暑湿熏蒸、脾阳失展占 4.4%，环境变化、思念伤脾占 0.9%，表明饮食不节、喂养不当是最重要的病因。病机证候统计分析结果表明：脾运失健证占 60%，脾胃气虚证占 35%，脾胃阴虚证占 5%，可见本病以脾运失健证多见，即使是脾胃气虚证、脾胃阴虚证，虚象亦并不显著，且同时有脾运失健的表现。

鉴于不少患儿临床症状不多，给辨证带来困难，由此提出，可将舌象作为重要辨证依据。脾运失健者舌质多正常，苔腻，湿浊重者苔厚腻，食滞重者苔垢腻；偏气虚者舌质淡，苔薄白；偏阴虚者舌红而少津，少苔或见花剥苔。

按照本病以脾运失健证多见，即使是虚证其气虚、阴虚证象亦不显著的特点，提出本病治疗以运脾开胃为基本法则。要在"健脾不在补贵在运"的思想指导下，以轻清之剂解脾胃之困，拨清灵脏气以恢复转运之机，俟使脾胃调和，脾运复健，则胃纳自开。

脾运失健证是临床最常见的证候，治以调和脾胃，运脾开胃，方用《太平惠民和剂局方》不换金正气散加减。药用苍术、佩兰、藿香燥湿运脾；陈皮、半夏、枳实理气和胃；炒六神曲、焦山楂、炒谷芽消食开胃。暑湿困阻加大豆黄卷、荷叶、扁豆花消暑化湿；脘腹胀满加木香、莱菔子理气宽中；口气臭秽重用佩兰，加槟榔消积除腐；舌苔黄腻加青蒿、黄芩清化湿热；乳汁不化加炒麦芽、砂仁（后下）消乳化积；大便偏稀加炒山药、炒薏苡仁健脾祛湿。

脾胃气虚证，治以健脾益气，佐以助运，方用异功散加味。药用白术、党参、茯苓、甘草健脾益气；陈皮、佩兰、砂仁（后下）醒脾助运；炒六神曲、炒谷芽、鸡内金消食助运。舌苔腻、大便稀加苍术、扁豆花、薏苡仁燥湿运脾；便溏薄、面白肢凉加炮姜、益智仁、肉豆蔻温运脾阳；食后脘胀加莱菔子、木香、枳实理气助运；汗多易感加炙黄芪、防风、煅牡蛎（先煎）益气固表。《本草汇言·白术》云："脾虚不健，术能补之，胃虚不纳，术能助之。"故本证以白术为主药。

脾胃阴虚证，治以滋脾养胃，佐以助运，方用养胃增液汤加减。药用北沙参、麦冬、玉竹养胃育阴；乌梅、白芍、炙甘草酸甘化阴；香橼、炒谷芽、炒麦芽开胃助运。大便干结加火麻仁、郁李仁、瓜蒌子润肠通便；夜寐不宁、手足心热加牡丹皮、莲子心、酸枣仁清热宁心安神；兼脾气虚弱，加太子参、茯苓、山药补益气阴。

本病还有少数属肝脾不和证，其证候：厌恶进食，嗳气频繁，胸胁痞满，性情急躁，面色少华，神疲肢倦，大便不调，舌质淡，苔薄白，脉弦细。多见于有思念伤脾、情志失调史者。治法疏肝健脾，理气助运，方用逍遥散加减。药用柴胡、紫苏梗、乌药疏肝理气；党参、白术、茯苓健脾益气；当归、白芍养阴柔肝；焦山楂、炒六神曲、炒麦芽开胃助运。情志抑郁加郁金、玫瑰花疏肝解郁；烦躁不宁加连翘、钩藤清肝解热；夜寐不安加莲子心、栀子清心除烦；口苦泛酸，加黄连、吴茱萸清肝泻火，平抑肝木。

1986～1989 年，我们曾做以运脾法为主治疗小儿厌食症的临床研究。共入选504 例，随机数字表法按 1∶1∶0.8 分为 3 组，A 组、B 组各 180 例，C 组 144 例。对 A 组、B 组患儿再按辨证分型为脾运失健证组、脾气不足证组，C 组设计为对照组。A 组取调脾助运法用儿宝颗粒（苍术、陈皮、鸡内金、焦山楂）治疗；B 组取健脾助运法用健儿糖浆（党参、茯苓、陈皮、六神曲）治疗；C 组不分证型用浓复合维生素 B 液治疗。各组均不用其他治疗。观察疗程 1 个月。临床研究结果剔除 16 例，完成 488 例，包括 A 组 178 例、B 组 174 例、C 组 136 例。疗效统计：A 组 +B 组总有效率 88.6%，显著高于 C 组的 44.1%（$P < 0.001$）；A 组、B 组分别与 C 组比较疗效亦显著优于 C 组（均 $P < 0.001$）。另就各组治疗前后体重增长情况进行统计分析：各组增长均值、净增值（净增值为增长均值减去该年龄组儿童平均每月生理增长数 0.17kg）分别为 A 组 0.45、0.28kg，B 组 0.33、0.16kg，C 组 0.11、-0.06kg，A 组、B 组与 C 组比较，亦均有显著性差异（均 $P < 0.001$）。

在实验研究方面，我们曾测定南京地区厌食患儿尿 D- 木糖排泄率、ANAE 和唾液 SIgA，在治疗前均明显较正常儿童低，经儿宝颗粒治疗后三种指标与治疗前相比均有明显改善。检测患儿头发微量元素，儿宝颗粒治疗后铁、锌、钴、钒、锶、钛、镁、钙显著升高；健儿糖浆治疗后铁、锌、铜、锰、钼、钴、钒、锶、硅、钛、铝、钛、镁、磷、钙显著升高；经浓复 B 液治疗后，仅有钼显著降低，余无显著变化。另作动物实验，儿宝冲剂对于实验家兔在体回肠的运动幅度上升或降低具有双相调节作用；能提高家兔十二指肠在离体状态下对缬氨酸、蛋氨酸、组氨酸、色氨酸、甘氨酸、赖氨酸和葡萄糖的吸收率。国内外曾有多宗报道提出：小儿厌食"常见和主要原因与缺锌密切相关"。我们的研究表明：厌食症患儿不仅缺锌，其头发大多数微量及宏量元素含量均较正常儿童明显低下。中药治疗小儿厌食症的作用机理，除通过增进食欲及服用药物，增加了锌等微量元素摄入外，调脾助运中药增进了机体对微量元素及其他营养物质的吸收和利用起了更重要的作用。

我们团队还研究建立了特制饲料喂养（饮食不节）大鼠动物模型。用放射免疫法测定了该模型下丘脑、垂体、胃黏膜和血浆中 CCK-8、β - 内啡肽两种与摄食行为有关的肽类激素的含量；用细胞外记录法记录了模型动物摄食中枢和饱中枢神经元的自发放电频率及对迷走神经传入性刺激的反应。结果发现运脾法增进摄食的机制：一是调节中枢和外周脑肠肽的合成与分泌，通过增加脑内和外周促食欲肽类（β - 内啡肽）的浓度，降低减食欲肽类（CCK-8）的浓度，使模型动物摄食量增加。二是调节下丘脑摄食中枢和饱中枢神经元放电频率，通过刺激摄食中枢、抑制饱中枢，使摄食中枢电活动增强而促进动物摄食。多项厌食模型药理研究结果表明，运脾法治疗小儿厌食症的疗效机理与以下几方面有关：①促进胃肠动力；②增进小肠的吸收功能；③恢复胃肠吸收细胞超微结构；④调节胃肠激素的紊乱状态；⑤调节下丘脑摄食中枢和饱中枢神经元放电，使摄食中枢电活动增强而促进摄食。

第十三章

嗜异

【概述】

嗜异又称异食癖，多由喂养不当、乳食不洁致疳积、虫证，或不良习惯所致。临床主要表现为小儿嗜好进食非食物性异物，进行难以控制的咀嚼与吞食，可伴有形体消瘦、肚腹胀大、时时腹痛、大便不调或有虫体排出等症。本病发病年龄以幼儿为多，学龄儿童也可发生，1岁以内的婴儿因尚未主动觅食，故不易发现。若4岁以后仍不能纠正，将会对小儿的身心健康产生不良影响。

我国早在唐代《备急千金要方·少小婴孺方》中已有"小儿食土"的记载；《小儿药证直诀·脉证治法·诸疳》说："脾疳，体黄腹大，食泥土。"将"食泥土"列为脾疳的常见症状。中医古籍中关于"嗜异"的记载散见于疳积、虫症等疾病中，也有一些专题论述，现代将其作为一种病症开展研究。

【病因病机】

小儿嗜异的发病与饮食喂养不当或不洁、气阴亏虚或内热有关，病变部位主要在脾胃，病机关键在于脾胃功能失调。脾虚、食积、虫扰、胃热等各种病因又常相互关联，或相合为患，造成气机紊乱，脾运失调、胃纳异常，以致嗜食异物。

1. 脾虚积滞

小儿脾常不足，若喂养不当、饮食不节，易于损伤脾胃，受纳运化失常，脾气不和则食不知味，以致以异为常。脾胃受损，脾虚食积，气血生化乏源，久而成脾疳；食滞不化，蕴生内热，热灼胃腑，善饥而不择食致误食异物；若所食异物不化，积于胃肠，可成痞块。

2. 虫积内扰

饮食不洁，误食感染性蛔虫卵，由胃入肠，移行肝肺，再吞入胃肠，发育成虫。或是赤足走路、光腚坐地，或经口吞入，钩蚴进入体内，循行至肠腔，发育为钩虫成虫。虫踞肠腑，吸食水谷精微气血，扰乱气机，或蕴生湿热，刺激食欲异常而嗜进异物。

3. 胃热薰灼

因外感温热、湿热，或过食辛辣、肥腻，胃腑伏热；或者热灼胃阴，阴伤而内生虚热。小儿智识未开，火热内扰，心烦而胡乱择食，以致嗜异为常，形成异食癖。也有脾虚阴火内生，运化失常，纳食乖僻，嗜食异物。

嗜异的病因至今尚无定论。目前认为可由多种不同原因引起，如心理失常的强迫行为，智力不足，缺铁性贫血，微量元素锌缺乏、导致菌状乳头萎缩、味觉异常等，肠道寄主虫也可能是引起本病的原因之一。实验室检查镜检粪便找到蛔虫卵，及血中微量元素（锌、铁）含量低于正常水平，可以作为诊断参考条件。而心理失常的强迫行为，往往与家庭环境不正常有关。

【临床诊断】

1. 诊断要点

（1）多见于缺乳早断、人工喂养的小儿，有饮食不节、不洁或外感热病后发病史。

（2）临床主症：嗜好进食非食物性异物，如泥土、生米、炉渣、木炭、墙壁灰、纸张、火柴、棉花、指甲、头发等，进行难以控制的咀嚼与吞食。

（3）伴有生长发育迟缓落后，形体较瘦弱，头发稀疏，面色不华，或有偏食厌食、食欲不振、性情烦急、腹痛、痞块等症。

（4）辅助检查：①粪便常规常见有异常食物残渣。镜检可找到蛔虫卵，或大便涂片、钩蚴培养查到钩虫卵。②血常规：蛔虫病、钩虫病可见嗜酸性粒细胞增多；钩虫病可见营养性缺铁性贫血。③血微量元素（锌、铁）含量低于正常水平。④疑异物（如头发）在胃肠扭结成团，可以用X线钡餐或胃镜检查明确诊断。

2. 鉴别诊断

本病需鉴别引起嗜异的不同病因：形体消瘦者常为脾疳嗜食异物；有饮食不洁史，时而腹痛，粪便查到虫卵者属虫症嗜异；血锌明显降低者为锌缺乏症。

【辨证论治】

1. 辨证要点

本病辨证，重在辨虚实、寒热。鉴别之要可从所嗜食之物的属性及兼证辨别。年幼病轻者，初起表现为吮指，咬衣领，嚼棉被或棉花，吃头发、指甲等；年稍长病重者常喜食生米、煤渣、木炭、土块、墙泥、砂子、纸张、火柴、油漆、肥皂等异物，或舔吮、或咀嚼、或吞咽，常不听家长劝阻而执意嗜食。受责备处罚后常躲着家长暗暗吞食，有难以控制之状。嗜食的种类，有的仅一种，有的可数种，部分所食之物或有毒性，可能导致严重病变。

（1）辨别虚证与实证：病程久，嗜食泥土等异物，面色萎黄无华，形体消瘦，大便溏薄，夹有不消化食物残渣者多为虚证；病程短，嗜食异物，腹胀腹痛，形体发育尚正常者多为实证。

（2）辨别寒证与热证：嗜食异物，面色无华，大便溏薄者多为寒证；嗜食异物，口臭口疮，烦躁，便秘者多为热证。

2. 治疗原则

调理脾胃为嗜异基本治则，根据不同证型分别采用健脾益气、消积清热、驱杀肠虫、清胃解毒等治法，若累及它脏者又当配合养心安神、平肝降火等法，同时要配合心理治疗、饮食调养等。

3. 证治分类

（1）脾虚积滞

证候 嗜食泥土、生米等异物，面色萎黄无华，形体消瘦，厌食偏食，食而不化，大便溏薄、夹有不消化食物残渣，精神疲惫，表情淡漠，多哭少笑，唇舌色淡，苔白滑或腻，脉细弱。

辨证 本证常有喂养不当、饮食不节史，发生于疳证患儿。以嗜食异物同时，见面色萎黄无华、形体消瘦、大便溏薄、唇舌色淡为特征。积滞不化者，可闻口气酸臭、脘腹胀满；长期食入异物不消，可以结成有形之痞块。

治法 益气健脾，和中消积。

方药 香砂六君子汤加减。常用党参健脾益气；白术、茯苓健脾利湿；陈皮、半夏、砂仁（后下）、木香行气化痰；鸡内金、炒六神曲消食健脾。

舌苔白腻者，加佩兰、苍术燥湿除陈；大便稀溏明显者，加肉豆蔻、诃子温中涩肠止泻；乏力、唇舌色淡明显者，加黄芪、当归益气养血。脘腹胀满、口气酸臭者，加莱菔子、槟榔消食化积；口气热臭、舌苔薄黄者，加连翘、胡黄连清解积热。

（2）虫积内扰

证候 爱吃泥土、头发、火柴等异物，食欲失常，或有偏食，嗜咬爪甲，面色苍黄无华，形体矮小瘦弱，神情烦躁易怒，肚腹胀大，时时腹痛，大便不调，或有虫体排出，舌淡红，苔薄或腻，脉弦细。

辨证 本证常发生于患儿肠虫病之后。以嗜食异物同时，见肚腹胀大、时时腹痛、大便或有虫体排出、形体消瘦为特征。蛔虫踞肠者有饮食不洁史，可有大便排出蛔虫，时有腹痛，或有龋齿、易惊；钩虫踞肠者有过皮肤接触泥地后瘙痒、疱疹史，常见面色萎黄、唇指色淡等血虚证象。

治法 驱虫化积，调理脾胃。

方药 肥儿丸加减。常用使君子、苦楝皮杀虫消积；槟榔、木香理气化滞；炒六神曲、炒麦芽消食化积；黄连清胃泻心。

本证也可以先用使君子或苦楝皮单方驱虫，然后再作辨证施治。形体消瘦者加党参、白术、茯苓健脾益气；肚腹胀痛者加莪术、枳实消积除胀；大便干秘者加榧子、芦荟（研末另服）杀虫通下；烦躁易怒者加钩藤（后下）、胡黄连平肝清热。

若是钩虫病嗜异，可先用贯众、榧子、槟榔驱杀钩虫，再用炙黄芪、党参、茯苓、白术补脾益气；当归、川芎、熟地黄、白芍补血和血。心悸气短者加煅龙骨（先煎）、麦冬养心安神；消谷善饥者加升麻、胡黄连清胃降火；大便出血者加地榆、槐花炭清肠止血。

（3）胃热薰灼

证候 嗜食生米、茶叶、木炭等异物及冰冻食品，面色青黄暗黑，口干多饮，消谷善饥，大便干结，烦躁叫扰，舌质红，苔黄糙，脉细数。

辨证 本证常由外感、食滞等热积中焦而致。以嗜食异物、口干多饮、消谷善饥、烦躁不安为特征。其胃热有实火薰灼、阴虚内热之分。实火者口气热臭、烦躁叫扰、大便干结、舌红苔黄；虚火者口干多饮、睡眠不安、手心亢热、舌干脉细。

治法　清胃解毒，护阴清热。

方药　清脾养胃汤加减。常用石膏（先煎）、黄芩清胃泻火；胡黄连、牡丹皮内清虚热；白术、茯苓健脾益胃；生地黄、北沙参养阴生津。

口气热臭者加黄连、槟榔清热化积；口干多饮者加麦冬、地骨皮生津清热；烦躁不安者加淡竹叶、莲子心清心安神；大便干秘者加榧子、瓜蒌子润肠通便；兼有虫积者加榧子、苦楝皮杀虫清热。

还有一种脾虚阴火内旺的患儿，症见嗜食异物、口干口渴、小便短涩、睡眠欠佳、手心潮热、眼睛干涩、口疮屡作等，可使用《脾胃论》补脾胃泻阴火升阳汤（柴胡、炙甘草、黄芪、苍术、羌活、升麻、人参、黄芩、黄连、石膏）加减补脾升阳泻火治疗。

【其他疗法】

1. 中药成药

（1）肥儿丸：每丸重 3g。每服 1～2 丸，1 日 1～2 次。3 岁以内小儿酌减。用于虫积内扰证腹痛、形瘦、食少、腹胀者。

（2）乌梅丸：水丸每袋（瓶）装 3g；大蜜丸每丸重 3g。每服＜3 岁 1.5g、3～6 岁 3g、＞6 岁 4.5g，1 日 2～3 次。用于虫积内扰证时作腹痛、躁烦、呕恶者。

2. 西医疗法

（1）锌缺乏症补锌：葡萄糖酸锌口服液：每服 1～7 岁 10mL，1 日 1 次；7～12 岁 20mL，1 日 1 次；＞12 岁 20mL，1 日 2 次。

（2）肠道蛔虫、钩虫驱虫：甲苯达唑（安乐士）：每服 0.1g，1 日 2 次，3 日为 1 个疗程。必要时可于 3 周后重复第 2 疗程。小于 2 岁儿童慎用。

（3）钩虫病贫血补血：口服二价铁盐，如硫酸亚铁、富马酸亚铁、葡萄糖酸亚铁、右旋糖酐铁等。口服剂量以元素铁计算，每次 1.5～2mg/kg，1 日 2～3 次。最好于两餐之间服药。应用至血红蛋白和红细胞达到正常水平后至少 6～8 周。

【防护康复】

1. 预防

（1）注意清洁卫生，不进不洁食品、不光腚坐地嬉戏。

（2）重视教育，若有咬衣领、啃指甲、吮手帕等现象时要及时纠正，必要时就诊治疗。

（3）合理喂养，提倡母乳喂养。多吃海产品和肉类食物、坚果类等食物。荤素搭配，食物品种多样化。

2. 护理

（1）注意观察病情变化，陪伴患儿左右，及时纠正异常进食行为。

（2）耐心劝戒，告知患儿进食异物的危害，不妄加责罚。

（3）对患儿嗜食之异物，尽量放置妥当，让患儿不能接触，并避免偷食。

（4）饮食品种丰富多样、易消化。脾胃气虚者适当多吃鱼、瘦肉、鸡蛋、奶类、核桃、花生等。阴虚火旺者适当多吃山药、苦瓜、柚子、青菜等食物。适当补充富含锌类食物，如动物内脏、鸡蛋黄、海鲜、坚果等。

3. 康复

（1）治疗消除病因后，康复期继续辨证给予食物、药物调理。

（2）继续教育，避免患儿嗜食异物的症状反复，一旦发现及时制止。

【审思心得】

1. 循经论理

在古代医籍的儿科论述中，有不少关于嗜异的记载，多认为与脾胃病变及虫症有关。《幼科释谜·疳积》云："爱吃泥土酸咸，日久通身黄，时时吐逆下利，腹内疼痛，是脾疳。……爱吃生米面炭砖瓦，是脾胃疳。"描述了嗜异的症状，指出病位在脾胃，是脾疳的主症之一。《寿世保元·诸虫》说："或好食生米，或好食壁泥，或食茶炭咸辣等物者，是虫积。"认为嗜异由虫积导致。《温病条辨·解儿难·疳疾论》说："小儿疳疾，有爱食生米、黄土、石灰、纸、布之类者，皆因小儿无知，初饮食时，不拘何物即食之，脾不能运，久而生虫，愈爱食之矣。全在提携之者，有以谨之于先。若既病治法，亦惟有暂运脾阳，有虫者兼与杀虫，断勿令再食，以新推陈，换其脏腑之性，复其本来之真方妙。"不仅详细说明了嗜食各种异物的常见病因、病机，且提出了药物治法及饮食调摄措施。《幼幼集成·癖积证治》则介绍了榧子杀虫治疗嗜异的具体方法："小儿好食茶叶成癖，用鲜榧子1斤，空心晌午黄昏，每服14粒，吃完即愈。"

也有认为小儿嗜异是因胃火（毒热实火、阴亏虚火）或寒湿所致者，并提出了相应的治法方药。如《丹溪治法心要·小儿科》说："吃泥，胃毒热也。用软石膏、黄芩、甘草、白术煎服。"提出了清泄胃火的治方。《景岳全书·饮食门》中指出："凡喜食茶叶，喜食生米者，多因胃有伏火，所以能消此物。余尝以清火滋阴之药治愈此者数人。盖察其脉证有火象，故随用随效也。"提出了胃有伏火即阴虚内热的清火滋阴治法。还说"又有喜食炭者，必其胃寒而湿，故喜此燥涩之物，亦当详察脉证。宜以健脾温胃为主。"认为本病也有属于胃腑寒湿证者，当用健脾温胃治法。《寿世保元·吃泥土》则说："一治小儿爱吃泥土，乃脾虚胃热所致，面色青黄，或者虫动，此药皆治，若不急疗，癖症生焉。"治方清脾养胃汤：软石膏、黄芩、陈皮、白术（去芦）、甘草、胡黄连、使君子、茯苓（去皮）。

2. 证治有道

小儿嗜异主症简单，证候却较为复杂，辨证方法，可看全身症状、所嗜何物结合辅助检查确定。一般脾气虚见证者多嗜食生米、泥土等异物，肠道虫病见证者多嗜食泥土、火柴等异物，胃热熏灼见证者多嗜食冰块、冷冻类食品，脾胃阴虚见证者多嗜食泥土、茶叶等异物；蛔虫病曾便下蛔虫及大便可查见蛔虫卵，钩虫病血检贫血、大便可查及钩虫卵，锌缺乏症血锌低下常伴见厌食。

小儿嗜异多从脾胃论治。脾气虚证治以健脾益气为主，四君子汤（党参、白术、茯苓、炙甘草）为基本方；脾血虚证治以健脾养血为主，四物汤（当归、川芎、白芍、熟地黄）为基本方；脾阴虚者以补脾益阴为主，益胃汤（沙参、麦冬、冰糖、生地黄、玉竹）为基本方；胃实热以清胃降火为主，泻黄散（藿香叶、栀子、石膏、甘草、防风）为基本方；胃虚热以滋阴降火为主，清胃散（升麻、黄连、当归、生地黄、牡丹皮）为基本方。蛔虫病驱虫杀虫用使君子散（使君子、甘草、芜荑、苦楝子）加减；脾虚虫积健脾杀虫用肥儿丸（肉豆蔻、木香、六神曲、炒麦芽、胡黄连、槟榔、使君子）加减；钩虫病驱杀钩虫用榧子杀虫丸（榧子、槟榔、红藤、百部、苦楝皮、雄黄、大蒜）加减；锌缺乏症推荐应用笔者验方儿宝颗粒（苍术、焦山楂、陈皮、鸡内金）加牡蛎治疗。

以上各类治法方药常相合而用。如《名医类案·卷第十二》举薛立斋案："薛立斋治一儿，嗜食泥土，困睡，泄泻，遍身如疥，此脾经内外疳也。用六君子汤及四味肥儿丸而愈。"就是治疗嗜异用健脾益气杀虫消疳法取效的案例。故在临床上对于嗜异的治疗，健脾益气杀虫、补气养血杀虫、滋阴清热降火、泻胃清心除烦等方药皆常配伍使用。

有的患儿因嗜食异物形成腹内痞块，如见有因进食生黄豆在肠内形成结块梗阻、因进食生柿在胃内产生胃结石、因嗜食头发在胃中积成发团引致胃梗塞者，若药物治疗不能消散，则只能采用手术治疗。

本病的心理调摄、饮食调理也很重要。要对患儿耐心说明嗜食异物可造成的危害，促使其主动戒除异食癖。食疗方法的配合，必须注重饮食卫生、食品多样化；脾气亏虚者可适当多进山药、白扁豆、泥鳅、鹌鹑等，阴虚火盛者可适当多进石斛、莲藕、豆腐、菊花茶等，心烦不安者可适当多进百合、莲子、龙眼肉、酸枣仁等。

第十四章

积 滞

【概述】

积滞是小儿由于内伤乳食，停聚中焦，积而不化，气滞不行所致。临床主要表现为脘腹胀满疼痛，嗳气酸腐，不思乳食，食而不化，大便溏薄或秘结酸臭等症。本病一年四季皆可发生，夏秋季节，暑湿当令，易于困遏脾气，小儿易为食伤，发病率较高。各年龄组小儿皆可发病，但以婴幼儿较多见。禀赋不足，脾胃素虚，人工喂养及病后失调者更易罹患。

关于"积"的记载，最早见于《灵枢·百病始生》："积之始生，得寒乃生，厥乃成积也。"这里所言"积"包括了儿科"积滞"之积。儿科积滞病名，始见于《婴童百问·积滞第四十九问》，其曰："小儿有积滞，面目黄肿，肚热胀痛，复睡多困，哭啼不食，或大便闭涩，小便如油，或便利无禁，粪白酸臭，此皆积滞也。"

小儿积滞经及时治疗，预后一般较好。少数迁延失治，病程日久，脾胃功能严重受损，气血生化不足，导致营养和生长发育障碍，形体日渐羸瘦，可转化为疳证，故前人有"积为疳之母，有积不治，乃成疳候"之说。中医药治疗本病具有特色和优势。

【病因病机】

小儿积滞的发病内因责之于脾气虚损、脾阳不足，运化不及，不内外因主要为乳食不节、喂养不当。

1. 乳食内积

小儿脾常不足，乳食不知自节，若喂养不当，饥饱不均；或乳食不节，哺乳过量或偏食嗜食，暴饮暴食；或过食膏粱厚味、贪食生冷坚硬难化之物；或添加辅食过多过快，皆可损伤脾胃，受纳运化失职，升降失调，积而不消，乃成积滞。

2. 食积化热

小儿脾本不足，胃小且脆，容物不多。加之平素娇养，饮食不知自节，恣食、偏食，尤过食煎炸炙烤等性热食品，可致食滞中焦，阻滞气机，气机郁滞，食积化热，积热中阻，而成积滞内热证候。

3. 脾虚夹积

小儿禀赋不足，脾胃素虚；或病后失调，脾气亏虚；或过用苦寒攻伐之品，脾阳受损；或积滞日久，脾胃虚损，致腐熟运化不及。若饮食物稍有增加，即可停滞不化，形成积滞。

积滞的病位主要在脾胃，病机关键为食滞脾胃。脾主运化，运化水谷精微和运化水湿；脾为后天之本，四季脾旺不受邪。胃主受纳，腐熟水谷，为水谷之腑，胃以通为用，以降为顺。乳食壅积，损伤脾胃，或脾胃素弱，复伤乳食，均可导致乳食停积中焦形成积滞。积滞一证在病理上因滞化热、因滞致虚和因虚致滞常同时存在，相互影响。若积久不消，迁延失治，进一步损伤脾胃，则可致气血生化乏源，营养及生长发育障碍，形体日渐消瘦而转为疳证。

【临床诊断】

1. 诊断要点

（1）有伤乳伤食史。

（2）脘腹胀满，嗳腐吞酸，不思乳食，食而不化，大便溏泄或便秘为主症。可伴有烦躁不安、夜间哭闹或呕吐等症。

（3）辅助检查：大便检查可见不消化食物残渣、脂肪滴。

2. 鉴别诊断

厌食：以长期食欲不振、厌恶进食为主，一般情况尚好，无脘腹胀满、大便酸臭、嗳吐酸腐等症状，可与积滞鉴别。

【辨证论治】

1. 辨证要点

本病辨证，重在辨虚、实、寒、热、轻、重。积滞日久，多为虚实夹杂证。

（1）辨识虚实：一般初病多实，积久则虚实夹杂，或实多虚少、或实少虚多。而由脾胃虚弱引起者，初起即见虚实夹杂证候。腹胀痛，拒按，食入即吐，吐物酸腐，大便秘结或臭秽，便后胀减者为实证。见食则饱胀，腹满喜按，大便溏薄或夹有不消化食物，面黄肢倦者多为虚中夹实。

（2）辨认寒热：凡素体阳盛或阴虚，喜食肥甘辛辣之品，致不思乳食，脘腹胀痛，得凉稍缓，遇热加重，口气臭秽，烦躁易怒，面赤唇红，手足心热，大便秘结臭秽者为热积；若素体阳虚，贪食生冷，或过用寒凉攻伐药物，致脘腹胀满，喜温喜按，神疲肢倦，面白唇淡，四肢欠温，大便溏薄者为寒积。

（3）辨别轻重：轻症仅表现不思乳食，口气酸腐，脘腹作胀不适，大便酸臭；重症见烦躁拒食，夜眠不安，脘腹胀满，疼痛拒按，呕吐酸腐，大便酸臭、稀溏不化或秘结难下，或面黄消瘦，神倦乏力。若失治误治，迁延日久，常易转化为疳证。

2. 治疗原则

《幼幼集成·食积证治》说："夫饮食之积必用消导，消者散其积也，导者行其气也。……若积因脾虚，不能健运药力者，或消补并行，或补多消少、或先补后消，洁古所谓养正而积自除。"所以，治疗本病，消食化积，理气行滞为基本治则，实证以去积为要，乳积者消乳化积、食积者消食化积，偏热者辅以清解积热、偏寒者佐以温阳助运。虚实夹杂证当消补兼施，或重补轻消、或重消轻补，皆当据证而斟酌采用。导滞之品多易攻伐伤正，应中病即止，以平为期。同时，本病需辅以节制饮食，方能收效。

3. 证治分类

（1）乳食内积

证候 伤乳者呕吐乳片，口中有乳酸味，不欲吮乳，脘腹胀满疼痛，大便酸臭夹杂奶瓣；伤食者呕吐酸馊食物残渣，不思乳食，腹部胀痛拒按，或腹痛欲便，泻后痛减，烦躁多啼，大便酸臭夹不消化食物，小便短黄或如米泔，或伴低热，舌质红，苔厚腻，脉弦滑，指纹紫滞。

辨证 有乳、食不节史。以不欲乳食，脘腹胀满疼痛，嗳气酸腐，大便酸臭等乳食停积中焦证候为特点。乳积者见于婴幼儿，嗳气乳臭，呕吐酸乳，便下乳块，腹胀而软；食积者见于普通饮食者，嗳气馊腐，呕吐食物，便下夹未消化食物残渣，腹部胀硬。本证如调治不当，积久化热，可转为食积化热证；若积久不化，损伤脾胃，可转为脾虚夹积证。

治法 消乳化食，和胃导滞。

方药 乳积者用消乳丸加减。常用炒麦芽、炒谷芽、炒六神曲消食开胃；香附、砂仁（后下）理气和中；陈皮、茯苓健脾化湿。

食积者用保和丸加减。常用焦山楂消各种饮食积滞，尤其是肉食积滞；炒六神曲、鸡内金消陈腐食积；莱菔子下气消食；陈皮、半夏行气化滞、和胃止呕；茯苓、苍术化湿健脾；连翘清热散结。

腹胀甚者，加枳实、厚朴行气除胀；腹痛甚，口臭者，加木香、槟榔理气化腐；恶心呕吐者，加竹茹、姜半夏和胃降逆止呕；便秘者，加大黄（后下）、芒硝（冲入）通导积滞；肚腹手足心热者，加胡黄连、黄芩清胃肠积热；大便稀溏者，加炒白扁豆、炒薏苡仁健脾渗湿止泻；烦躁啼哭，夜卧不宁者，加栀子、莲子心清心除烦安神；脘腹冷痛者，加高良姜、乌药温中散寒，行气止痛。

（2）食积化热

证候 脘腹胀痛，胸胁苦闷，面黄恶食，扪腹部及手足心有灼热感，或午后发热，面部时而潮红，心烦易怒，自汗盗汗，夜不安寐，好翻身蹬被，喜俯卧，口气臭秽，口苦口干，大便臭秽，或干结或溏稠不爽，舌质红，苔黄腻，脉滑数，指纹紫滞。

辨证 本证见于伤食不化、嗳腐吞酸等早期症状消失后，以脘腹胀痛、腹部及手足心有灼热感、大便臭秽、舌质红、苔黄腻等湿热内蕴脾胃为特征。或可见胸胁苦闷、口苦心烦、夜寐不安之湿热蕴结肝脾证候。

治法 清热导滞，消食化积。

方药 枳实导滞丸加减。常用大黄（后下）导滞泻热；枳实行气消积；黄连、黄芩清解郁热；佩兰、苍术运脾化湿；茯苓、白术健脾燥湿；焦六神曲、焦山楂消食化积。

腹部胀痛甚者，加木香、槟榔行气止痛；腹部胀满甚者，加厚朴、青皮下气导滞；泻下臭秽者，加鸡内金、珍珠草消积清热；大便秘结者，加冬瓜子、玄明粉（冲入）润肠通便；烦躁、夜啼难眠者，加蝉蜕、钩藤（后下）凉肝安神；口渴、潮热、盗汗者，加石斛、麦冬、糯稻根养阴生津清热。

（3）脾虚夹积

证候 面色萎黄，形体瘦弱，神疲肢倦，不思乳食，食则饱胀，夜寐不安，腹满喜按喜伏卧，大便稀溏酸腥，夹有乳片或不消化食物残渣，唇舌色淡，苔薄白或腻，脉细而滑，指纹淡滞。

辨证 本证常因患儿素体脾虚，或积滞日久不愈，或过用寒凉攻伐损伤脾胃而成。证候表现以脾气亏虚之面色萎黄、形体瘦弱、神疲肢倦，与积滞不化之不思乳食、食则饱胀、大便不化为特征。本证若不能及时调治，病情发展，可转化为疳证。

治法 健脾助运，消积化滞。

方药 健脾丸加减。常用党参、白术、茯苓益气健脾；苍术、佩兰燥湿运脾；陈皮、枳实理气化积；焦山楂、炒麦芽、炒六神曲消食和胃。

呕吐者，加丁香、姜半夏降逆止呕；腹痛腹冷者，加木香、干姜温中行气；纳呆腹胀者加鸡内金、槟榔消积导滞；大便稀糊或溏者，加炒薏苡仁、炒山药运脾化湿；舌苔白腻者，加广藿香、厚朴燥湿和中。

【其他疗法】

1. 中药成药

（1）保和口服液：每瓶 10mL。每服＜3 岁 10mL、3～8 岁 15mL、＞8 岁 20mL，1 日 2 次。用于乳食内积证。

（2）四磨汤口服液：每支 10mL。每服新生儿 3～5mL，1 日 3 次，疗程 2 日；幼儿 10mL，1 日 3 次，疗程 3～5 日。用于乳食内积证。

（3）清热化滞颗粒：每袋 2.5g。每服 1～3 岁 2.5g、4～7 岁 5g、＞8 岁 7.5g，1 日 3 次。用于食积化热证。

（4）小儿香橘丸：每丸重 3g。每服 1 丸，1 日 3 次。周岁以内小儿酌减。用于脾虚夹积证。

（5）香砂六君子丸（散）：每 50 粒 3g。每服＜3 岁 2g、3～6 岁 4g、＞6 岁 6g，1 日 2 次。用于脾虚夹积证。

2. 贴敷疗法

（1）炒六神曲、炒麦芽、焦山楂各 30g，槟榔、生大黄各 10g，芒硝 20g，共研细末。以麻油调上药适量，敷于中脘、神阙，先热敷 5 分钟，后继续保持 24 小时，隔日 1 次，3 次为 1 个疗程。用于乳食内积证重症、食积化热证。

（2）玄明粉 3g，胡椒粉 0.5g，研细末。放于神阙，外盖油布，胶布固定，每日换药 1 次，病愈大半则停用。用于食积化热证。

3. 针灸疗法

（1）体针：取足三里、中脘、梁门。乳食内积加内庭、天枢；食积化热加曲池、大椎；烦躁加神门；脾虚夹积加四缝、脾俞、胃俞、气海。每次取 3～5 穴，中等刺激，不留针，实证以泻法为主，辅以补法，虚证以补法为主，辅以泻法。

（2）针刺四缝穴：取小号三棱针或 26 号 1.5cm 毫针，在四缝穴快速点刺，挤压出黄黏液或血少许，两手交替，1 日 1 次，5 次为 1 个疗程。

（3）耳穴：取胃、大肠、神门、交感、脾。每次选 3～4 穴，用王不留行籽贴压，左右交替，每日按压 3～4 次。

4. 推拿疗法

（1）乳食内积证：推板门、清大肠、揉板门、揉按中脘、揉脐、按揉足三里各 50 次，下推七节 50 次，配合捏脊。

（2）食积化热证：上法加清胃经、清天河水各 50 次，烦躁不安加揉曲池 50 次。

（3）脾虚夹积证：补脾经、运水入土、下推七节、揉板门、揉中脘、揉外劳宫、揉足三里各 50 次，配合捏脊。

【防护康复】

1. 预防

（1）提倡母乳喂养，乳食定时定量，不过饱过饥，选择易于消化和富有营养的食物。

（2）随年龄及生长发育的需要，逐步添加各种辅助食品，要注意遵循由一种到多种、由少到多、由稀到稠的添加辅食原则。

2. 护理

（1）饮食、起居有时，以清淡、营养丰富、易消化食物为主，不吃零食，纠正偏食，少进甘肥及黏腻食物，勿乱服滋补之品。

（2）及时查明原因，暂时控制饮食，给予药物调理。积滞好转后，饮食要逐步恢复。

3. 康复

（1）调节饮食，避免伤食。

（2）监测患儿症状，继续采用必要的药物治疗、推拿等措施调理，促使患儿完全康复。

（3）对素体脾胃虚弱的患儿继续采取食治、药疗措施，以恢复其运化功能。

【**审思心得**】

1. 循经论理

古代医籍对小儿积滞的论述丰富。关于其病因病机，《诸病源候论·小儿杂病诸候·宿食不消候》曰："小儿宿食不消者，脾胃冷故也。小儿乳哺饮食，取冷过度，冷气积于脾胃，脾胃则冷……则宿食不消。诊其三部，脉沉者乳不消也。"说明乳食寒冷过度，可引起积滞。《活幼心书·明本论·伤积》说："凡婴孩所患积症，皆因乳哺不节，过餐生冷坚硬之物，脾胃不能克伐，积停中脘。"提出喂养不当引起积滞。《证治准绳·幼科·宿食》说："小儿宿食不消者，胃纳水谷而脾化之，儿幼不知撙节，胃之所纳，脾气不足以胜之，故不消也。"明确宿食不消实由饮食不节、脾气不足两方面因素形成。《婴童百问·积滞第四十九问》曰："吐乳、泻乳，其气酸臭，此由啼叫未已，便用乳儿，停滞不化而得之，是为乳积。肚硬带热，渴泻或呕，此由饮食无度，多餐过饱，饱后即睡得之，是为食积。腹痛啼叫，利如蟹渤，此由触忤其气，荣卫不和，淹延日久得之，是为气积。"分别论述了乳积、食积、气积的病因、证候表现。

小儿积滞的诊法，以望神色，切腹部最为重要，是辨别病因、证候的主要依据。小儿脘腹不适常不会准确描述，但可从望小儿精神状态、面色、肢体动作、切按腹部来辨别。《诸病源候论·小儿杂病诸候·伤饱候》说："小儿食不可过饱，饱则伤脾，脾伤不能磨消食，令小儿四肢沉重，身体苦热，面黄腹大是也。"描述了"面黄腹大"的脾虚夹积典型症状。《幼科释谜·食积·食积原由症治》说："小儿食积者，因脾胃虚冷，乳食不化，久而成积。其症至夜发热，天明复凉，腹痛膨胀，呕吐吞酸，足冷肚热，喜睡神昏，大便酸臭是也。"指出了本病"脾胃虚冷，乳食不化，久而成积"的主要病机，以及"腹痛膨胀，呕吐吞酸，足冷肚热，喜睡神昏，大便酸臭"的饮食内积与食积化热的证候表现。

对于积滞的辨证治疗，《万氏家藏育婴秘诀·伤食证治》说："所谓伤之轻者，损谷自愈也……调之不减，则用保和丸以导之。导之者，谓腐化乳食，导之使去，勿留胃中也。"认为积滞轻症控制饮食即可，不能缓解的再用保和丸消导。《小儿药证直诀·脉法证治·食不消》说："脾胃冷，故不能消化，当补脾，益黄散主之。"提出治疗脾胃虚寒积滞证可用益黄散。《幼幼集成·食积证治》论积滞虚实夹杂证，所谓"积因脾虚"，认为此证治疗要"消补并行""不可妄攻"，可用六君子汤加莪术、木香为末，姜汁打神曲糊丸，米汤送服。

2. 证治有道

小儿积滞的产生有脾弱运化不力、乳食积滞中焦两方面因素。证候辨别，积滞总有脘腹胀满、嗳气泛恶等症，是为乳食停积中焦主证；若是食积化热，可见腹部灼热、口气臭秽、舌红苔黄、脉滑数；脾气虚弱者，则可见形体瘦弱、面色萎黄、神疲肢倦等症。

乳食内积总属有形实邪，必须去之方快，所以消食导滞为本病治疗的基本法则。消食者，为消化积于脾胃之乳食，以消食化积、理气开胃药为方，以助乳食内消；导滞者，为导下壅结不化之乳食，以通导积滞、行气下积药为方，以助乳食下除。若是积滞化热者又当配以清解郁热治法；脾胃虚弱者当缓以消导，加用健脾之品。需要注意的是，小儿脏腑娇嫩，形气未充，虽有正气亏虚之本，但不宜峻补；虽有食积、气滞、寒凝、湿热之实，但不耐攻伐。临证时当详辨虚实，谨慎选方用药，祛邪当中病即止，扶正当缓以图功，不可图一时之快，以免犯虚虚实实之戒。

乳食内积证临床最为多见，治以消乳化食，乳积宜消乳丸、食积宜保和丸加减。消乳积当重用炒麦芽，助以炒谷芽、炒六神曲消乳化积，砂仁（后下）、陈皮理气消胀，婴幼儿多脾胃薄弱，常予茯苓、白术扶助脾气，相燮为功。消食积重用焦山楂、炒六神曲、鸡内金消食化积，莱菔子、木香行气消积，姜半夏、茯苓和胃降逆，大便稀溏加白扁豆、苍术健脾燥湿，大便秘结加枳实、大黄（后下）下积导滞，烦闹啼哭加连翘、莲子心安神除烦，若是脘腹冷痛者加高良姜、香附温中散寒。

食积化热证为乳食内积日久蕴热，嗜食膏粱厚味者更易见此证，治当在消食化积基础上清其郁热。常用药在前消食化积法之外加味，口气臭秽者加槟榔、胡黄连除腐清热；舌苔黄腻者加佩兰、黄芩清热化湿；舌质红干者加石斛、麦冬生津清热；泻下臭秽者加黄连、珍珠草清肠化积；烦闹不宁者加淡竹叶、灯心草清心除烦。

脾虚夹积证当按虚实多少处方用药，虚多实少，治虚为主，兼治其实，健脾化积，健脾丸加减；实多虚少，治实为主，兼治其虚，消积扶脾，大安丸加减。常用党参、茯苓、白术、炙甘草健脾益气；陈皮、木香、莱菔子理气宽中；焦山楂、炒麦芽、炒六神曲消食化积。纳呆口臭者加鸡内金、槟榔消积导滞；舌苔白腻者加广藿香、苍术燥湿和中；大便稀溏无臭者加炮姜、砂仁（后下）温运脾阳。

笔者团队 2000～2002 年采用清热化滞颗粒（酒炒大黄、大青叶、焦麦芽、焦山楂、焦槟榔、北寒水石、草豆蔻等）治疗小儿积滞化热证，以健儿清解液为对照，试验组、对照组分别另加模拟安慰剂，组织南京中医药大学附属医院、天津中医学院第一附属医院、河南中医学院第一附属医院、湖北中医学院附属医院儿科，进行了分层区组随机、多中心平行对照新药临床研究。Ⅱ 期临床研究完成试验组 110 例、对照组 111 例，Ⅲ 期临床研究完成试验组 336 例、对照组 113 例。研究结果：清热化滞颗粒治疗小儿积滞化热证综合疗效、痊愈率和总有效率均明显优于对照组（$P < 0.01$、$P < 0.05$）。主症脘腹胀痛、食欲下降、嗳气呕恶两组均有显著改善（$P < 0.01$），试验组又显著优于对照组（$P < 0.01$）。同时两种药物均未观察到对心、肝、肾功能、血液系统的异常影响。研究后，清热化滞颗粒获国家食品药品监督管理局批准上市。

以高蛋白、高热量特制饲料制作积滞化热模型小鼠。采用放射免疫分析法同步测定模型小鼠自然恢复组、灌喂清热化滞颗粒组和空白对照组小鼠血浆和小肠组织胃动素（MTL）、胃泌素（GAS）、生长抑素（SS）和血管活性肠肽（VIP）的水平。结果：模型建成后，小鼠小肠组织 SS、VIP 的含量增加，MTL、GAS 含量降低（$P < 0.05$）；灌喂清热化滞颗粒后 SS、VIP 降低，MTL、GAS 增加（$P < 0.05$），

且与模型组比较有显著性差异（$P < 0.05$）。小鼠血浆 SS 的含量增加，MTL、GAS 含量降低（$P < 0.05$）；灌喂清热化滞颗粒后 SS、VIP 降低，MTL、GAS 增加（$P < 0.05$），且与模型组比较有显著性差异（$P < 0.05$）。同时，清热化滞颗粒能提高大鼠胃蛋白酶活性并对盐酸阿托品负荷小鼠小肠推进功能具有促进作用，与空白对照组及药物对照组比较，差异有统计学意义（$P < 0.05$）。说明清热化滞颗粒治疗小儿积滞化热证的作用机制可能与其调节胃肠激素、促进胃肠蠕动有关。

本病治疗除内服药物外，中药贴敷、推拿、针灸等方法均可应用。在预防、治疗、康复各阶段都需要注意饮食调节，值得引为注意。

第十五章

腹　胀

【概述】

腹胀是指腹部胀满，按之濡软触之无形为特征的病证。既可单独出现，也可继发于多种疾病过程中。腹胀可见于任何年龄，一年四季均可发生。一般功能性腹胀预后良好，胃肠器质性病变、感染中毒性疾病、急腹症等病中发生的腹胀，全身情况严重，若得不到及时恰当的治疗，则预后较差。本章主要讨论功能性腹胀。

本病在《黄帝内经》就有记载。如《灵枢·本神》曰："脾气……实则腹胀，经溲不利。"《诸病源候论·小儿杂病诸候·腹胀候》则是最早的儿科腹胀专论。古代医籍对于本病有丰富的记载。

现代对小儿腹胀的研究范围广泛，以多种疗法治疗小儿腹胀有许多总结报道，增加了腹胀的治疗手段，提高了疗效，同时从调节胃肠功能等方面研究了多种方药的疗效机理。

【病因病机】

小儿腹胀的发病内因责之于乳食失节、情志失调或正气不足；外因责之于感受六淫，尤以湿邪为著，湿邪又常兼杂寒邪、热邪等致病。当小儿正气不足、调护失宜、气候变化寒温交替时，肝、脾、胃肠气机阻滞，则发为腹胀。

1. 外感伤脾

六淫之邪皆可侵袭脾胃肠腑，影响运化传输，气机郁滞而致腹胀。其中以湿、寒、热邪伤儿尤甚，特别是夏秋之交，湿热交蒸之时更易罹患。脾为阴土，喜燥恶湿，若湿热壅结脾胃，或寒湿困阻中焦，致脾阳失展，健运失职，升降失调，气机壅滞，则发生腹胀。

2. 饮食积滞

小儿脾常不足，乳食不知自节，若喂养不当，乳食无度，过食生冷肥甘及难以消化食物，致食积中焦，壅塞气机，则脘腹胀满。此外，也有因饮食不洁，误食被污染的食物而致蛔虫盘聚于肠道，扰乱气机，气滞不行而腹胀。

3. 肝郁气滞

小儿肝常有余，肝亢多侮土，且小儿神气未充，易受惊吓。若情志违和，暴受惊恐，或被责骂，恼怒伤肝，肝气郁结；或思虑伤脾，清阳不升，浊阴不降，气机壅滞，皆致腹胀。若积聚日久，气血瘀滞，脉络瘀阻，气机不利则腹胀日重。

4. 脾胃亏虚

先天禀赋不足，如早产儿、双胞胎，或先天肠道畸形的小儿；或久病体弱，如久泻等病，后天失养，或药物攻伐脾胃，耗气劫阴，使脾胃失健，纳运无力，气机阻滞而为腹胀。

腹胀的病变部位主要在脾胃大肠及肝。病机关键为气机阻滞。肝主疏泄，情志失调则肝气郁结，气机不利；忧思伤脾，中焦气机困遏；脾主运化，乳食不节致食滞中焦，壅塞气机，肠道传导功能失司，皆可出现腹胀。

小儿体质有别，病因不同，病程长短不一，治疗方法差异，使腹胀病情演变有虚实之分。实证腹胀一般可由外感湿热、伤食、气滞、腑实所致，起病急，病程短。虚证腹胀主要由于脾胃功能虚弱，运化无力所致，多见于素体脾虚，或久病失调，误治失治而产生，起病缓，病程长。二者常相互转化，如实证腹胀治不及时，易转成实中夹虚证；虚证腹胀每因腹中邪气或伤食而转为虚中夹实证。一般腹胀早期正盛邪实，常为结、滞、瘀三者互相兼夹；晚期正虚邪少，多现脾胃气虚之象。

【 临床诊断 】

1. 诊断要点

（1）有乳食不节、感受外邪、情志不畅、虫踞肠腑等病史。

（2）腹部胀满，外形胀大，切之无积聚、痞块，或虽自感胀满而腹部不大，腹诊无异常为主证。可伴有腹痛、肠鸣、矢气、大便不调等胃肠症状。

（3）辅助检查：①腹部彩超：或见胃肠胀气、扩张。②粪便常规：或见不消化物、虫卵。

2. 鉴别诊断

（1）臌胀：以腹部胀大，皮色苍黄，青筋暴露为特点。臌胀病之初起，以气胀为主，称为气臌，须与腹胀相鉴别。腹胀为脘腹胀满，虽可见腹部外形胀大，但按之濡，触之无有形之实积；而气臌者，腹部膨满，叩之如鼓，按之胁下痞胀疼痛，且转侧时腹部有轻微振水声，尚有四肢消瘦、小便短少之症。

（2）水肿：水肿病亦有腹胀之症，但胀必兼有肢体水肿，叩诊腹部有移动性浊音；腹胀以腹部气胀为主，唯胀不肿，腹部亦无移动性浊音。

（3）积聚：积者以腹内结块，并有胀痛或刺痛为临床特征，虽有腹部外形胀大及腹胀之感，但按之腹内坚实有块、且疼痛，据此与腹胀不难鉴别。聚虽腹部无包块可及，但有腹内气聚，攻串胀痛时作时止之特点，与腹胀以胀为主和胀满持续可以鉴别。

【**辨证论治**】

1. 辨证要点

本病辨证，重在辨湿热、食积、虫积、气结、虚实。若腹胀日久，正气亏虚，复感外邪、情志失调，可见虚实夹杂证。

（1）辨病因：因感受湿热之邪者，夏秋季多见，腹胀脘痞，头昏身重，身热不扬；因乳食不节者，腹满胀痛，嗳气酸腐，不欲进食；因情志不调者，腹胀嗳气，胸闷胁痛，不思饮食；因感染蛔虫者，腹胀痛绕脐，或兼异食，大便下虫或吐虫。

（2）辨病位：腹胀，病位以脾胃肠为主。兼有腹满、泻下便溏、身困重，多责之于脾；兼有口臭、不思进食，多责之于胃；兼有便秘难下，多责之于大肠；兼有精神抑郁、胸胁满闷等，多责之于肝，再有脘胀、纳呆、嗳气，为肝木乘犯脾土。

（3）辨虚实：腹胀一般按之不痛为虚，痛者为实；腹胀时减，后复如故为虚，胀满不减为实；伴体弱声低为虚，体壮气粗多实；小便清长，大便稀溏者多虚，小便黄赤，大便秘结者多实。如腹部胀满，口淡纳呆，食后胀甚，大便稀溏，畏寒肢冷，舌淡苔白，脉沉细弱者，属阳虚；腹部胀满，便秘体瘦，面部潮红，口干舌燥，五心烦热，舌红少津，脉细弱者，属阴虚。病程在 1 个月内不断进展，则属缓中之急，多为实证、阳证。若病程迁延数月，则为缓中之缓，多为虚证、阴证。

（4）辨轻重：腹胀轻证，胀而不鼓，或只是自觉腹胀而望之胀满不显，一般注意饮食起居，及时治疗，预后良好。如腹胀持久，气滞以致血瘀，出现剧烈胃痛或腹痛，心烦不宁，坐卧不安，甚至吐血、便血，神志昏迷，则属危重症象。

2. 治疗原则

《医宗金鉴·幼科杂病心法要诀·腹胀门》中将腹胀分虚、实两类辨证施治："腹胀之病，脾胃二经主之，有虚有实，宜分晰焉。虚者因久病内伤其脾，实者因饮食停滞于胃，虚则补脾，实则消导。调治合宜，其胀自渐除矣。"祛除病因，佐以行气导滞为腹胀基本治则，根据不同证型分别合用消食导滞、疏肝解郁、清热化湿、温中散寒、健脾益气等治法。对实中兼虚、虚中夹实的患儿，则应攻补兼施，驱邪宜消导疏利，不可攻伐太过，中病即止，以免耗伤正气，对年幼体弱儿更应如此。对虚胀使用益气补脾时，也应兼顾导滞理气，不可补益过甚，以免滞邪。腹胀治疗，除服药外，尚可用外治、针灸、推拿等法，对危重病儿，则应中西医配合治疗抢救，以提高疗效。

3. 证治分类

实证

（1）湿热困遏

证候 脘痞腹胀，头昏身重，胸闷不饥，身热不扬、汗出不解，口渴不欲饮，大便秽臭或便溏不爽，小便短少，舌质红，苔黄腻，脉濡数或滑数，指纹紫滞。或伴两胁疼痛，引向肩背，呕吐恶心，面目黄染。

辨证 本证夏秋季节多见，因感受湿热之邪致病。以脘痞腹胀、头昏身重、身热不扬、纳呆、舌质红、苔黄腻为特征。本证有湿重于热、热重于湿的区别，湿重于热则胸闷恶心、大便溏薄；热重于湿则身热、烦躁、口渴、大便臭秽。属肝胆湿热者则两胁胀痛、引向肩背，恶心呕吐，面目黄染。

治法 清热利湿，行气导滞。

方药 湿重于热用三仁汤加减。常用杏仁、豆蔻、薏苡仁宣上、畅中、渗下而清利湿热；厚朴、半夏化湿行气，散满消痞；滑石粉（包煎）、通草利湿清热。

热重于湿用甘露消毒丹加减。常用茵陈、滑石粉（包煎）、黄芩清热利湿解暑；石菖蒲、藿香、豆蔻、枳壳辟秽和中利湿；木通清利湿热；薄荷（后下）、射干、连翘、浙贝母解毒利咽，散结消肿。

肝胆湿热用茵陈蒿汤加减。常用茵陈清热利湿；栀子、黄芩清热降火；大黄（后下）、虎杖泻热逐瘀，通利肠腑。

腹胀甚加枳实、青皮、大腹皮破气消胀；小便赤涩不利者，加白茅根、车前子（包煎）利水通淋；伴高热烦渴引饮者，加石膏（先煎）、知母清气分热；胸闷嗳气不畅者，加郁金、香附、甘松行气解郁；兼感暑邪，身热无汗者，加藿香、佩兰、荷叶化湿解暑。

（2）乳食壅积

证候 脘腹胀满，痞硬拒按，嗳腐吞酸，呕恶不食，腹痛肠鸣，或痛则欲泻、泻后痛减，大便酸臭或秘结，夜卧不安，手足心热，舌质淡，苔白厚或白腻，脉沉滑，指纹沉滞。

辨证 本证起病前有伤乳伤食史。以脘腹胀满、痞硬拒按、嗳气酸腐、呕恶不食为特征。本证可单独存在，亦常在其他证候中兼见，常以脘腹胀满为主要表现。

治法 消食导滞，调和脾胃。

方药 伤乳者用消乳丸加减。常用炒麦芽、炒谷芽、炒六神曲消食化积；香附、陈皮理气和中；砂仁（后下）化湿醒脾。

伤食者用保和丸加减。常用焦山楂消各种饮食积滞；炒六神曲消食健脾；莱菔子下气消食；陈皮、半夏行气和胃止呕；茯苓渗湿健脾；连翘清热散结。

腹胀甚者重用莱菔子，加厚朴、大腹皮行气消积；腹痛甚者，加木香、白芍、延胡索行气止痛；食积郁久化热者，加黄连清热；便秘、舌红、苔垢者，加大黄（后下）泄热；兼呕吐者，加紫苏梗、生姜、竹茹顺气止呕。

（3）虫积气滞

证候 腹部胀满，多伴有脐周腹痛、时作时止、痛止如常人，或食少消瘦、神疲乏力，或烦躁不安，面色萎黄或苍白，或嗜食异物，大便下虫，舌质淡，苔薄白，脉滑弦数，指纹紫滞。

辨证 本证因肠虫扰乱气机所致，以腹胀常伴有脐周阵发性疼痛、时作时止，或可扪及腹部可变动性条块状物，可见大便下虫或镜检出虫卵为特征。

治法 驱蛔导滞，调脾理气。

方药　乌梅丸加减。常用乌梅、蜀椒、苦楝皮杀虫驱蛔；黄连、黄柏清热燥湿；桂枝、干姜温中散寒；大腹皮、川楝子行气消胀。

形瘦乏力者，加党参、茯苓、白术、陈皮补气；面色萎黄者当归、川芎、生地黄、白芍补血；烦躁不安者，加钩藤（后下）、郁金平肝；大便干结加大黄（后下）、虎杖通下。驱虫后宜调理脾胃为主，用香砂六君子汤益气健脾。

（4）肝郁气结

证候　精神抑郁，心情不畅，腹胀时轻时重，气聚胀而见形、气散胀而无迹，嗳气泛恶，不思饮食，胸闷胁痛，或腹部攻撑作痛、部位不定、可牵引腰及少腹，舌淡红，苔薄白，脉弦紧，指纹红或青。

辨证　本证多见于年长儿。以精神抑郁、腹胀随情志变化而消长、嗳气泛恶、胸闷胁痛为特征。

治法　疏肝解郁，行气消胀。

方药　逍遥散加减。常用柴胡、郁金疏肝解郁；当归、白芍养血柔肝；白术、茯苓健脾化湿；枳实、木香行气消胀；炙甘草益气补中，缓肝之急；生姜温胃和中；薄荷（后下）疏肝之郁热。

胸胁痞闷甚者，加香附、甘松芳香行气；腹胀疼痛者，加延胡索、川楝子行气止痛；嗳气不止者，加旋覆花（包煎）、紫苏子降逆；恶心呕吐者，加姜半夏、竹茹和胃降逆；口苦咽干者，加牡丹皮、栀子清肝解热；食积停滞者，加焦山楂、炒六神曲消积化滞。

虚证

（1）脾虚气弱

证候　腹部胀满，腹软喜按，不思饮食，食则腹胀加重，或伴形体消瘦，困倦乏力，面色萎黄，大便溏薄，唇舌淡白，舌苔白，脉沉弱，指纹淡。

辨证　本证见于病程较久，或先天禀赋不足、后天失调致脾虚体质者。以反复腹胀发作、腹软喜按，伴脾虚证候为特征。

治法　健脾益气，理气和胃。

方药　香砂六君子汤加减。常用党参益气健脾；炒白术健脾燥湿；茯苓渗湿健脾；陈皮、木香芳香醒脾理气；半夏、砂仁（后下）和胃理气；甘草调和诸药。

大便稀薄者，加炒山药、炒薏苡仁，白术改为苍术运脾渗湿；饮食积滞加鸡内金、炒谷芽、炒麦芽消积开胃；腹胀甚加香橼、大腹皮下气宽中。

（2）脏寒气滞

证候　腹胀脘闷，腹满时减，复而如故，得热则舒，精神困倦，怯寒懒动，面白肢冷，或呕吐下利，小便清长，口不渴，舌质淡，苔薄白，脉沉迟，指纹淡。

辨证　此证多见于脾胃素虚，中阳不足者，因过食生冷、感受风寒或苦寒药物攻伐太过，使脏腑虚寒所致。以腹胀脘闷、得热则舒、怯寒懒动、面白肢冷为特征。

治法　温中散寒，行气消胀。

方药　厚朴温中汤加味。常用厚朴温燥行气；干姜、草豆蔻温中散寒；木香、陈皮理气宽中；党参、茯苓健脾益气。

外感风寒者，加紫苏叶、川芎解表散寒；嗳气呕吐者，加丁香、吴茱萸降逆止呕；食欲不振者，加鸡内金、炒六神曲消食健脾；大便秘结者，加松子仁、火麻仁润肠通便；肢冷畏寒者，加肉桂（后下）、制附子（先煎）温阳祛寒。

【其他疗法】

1. 中药成药

（1）甘露消毒丸：每袋6g。每服3～7岁2～3g、＞7岁3～5g，1日2次。用于湿热困遏证。

（2）保和口服液：每支10mL。每服＜3岁10mL、3～8岁15mL、＞8岁20mL，1日2次。用于乳食壅积证。

（3）逍遥颗粒：每袋15g。每服1～3岁3g、4～6岁6g、7～9岁9g、10～14岁15g，1日2次。用于肝郁气结证。

（4）香砂六君丸：每袋6g。每服3～6岁2g、＞6岁4g，1日3次。用于脾虚气弱证。

（5）附子理中丸：每丸9g。每服3～6岁3g、＞6岁6g，1日2～3次。用于脏寒气滞证。

2. 外治疗法

（1）药袋疗法：芒硝60～120g。将上药装在纱布袋内，布袋两边缝上绷带，上面缝上与布袋同样大小的塑料薄膜，再将布袋的另一面对患儿肚脐，将绷带围腰扎好。6～12小时换药1次。用于乳食壅积证。

（2）热熨疗法：酒糟100g，入锅内炒热，分2次装袋，交替置于腹部热熨，每次2～3小时。1日1次。用于脾虚气弱证。

3. 针灸疗法

（1）体针：上脘、中脘、下脘、足三里、内关，用强刺激。气滞者加章门、肝俞；寒凝者针后加灸天枢、气海；湿热者加胆俞、三焦俞；食积者加大肠俞、灸神阙；阳虚者加灸肾俞、三阴交、涌泉。

（2）耳针：脾、胃、大肠点。每次选1侧的1～2个穴位，埋针1周，到期换另1侧。

（3）艾灸：中脘、神阙、足三里、内关。用于脾虚气弱证、脏寒气滞证。

4. 推拿疗法

（1）常用治法：①揉腹：两手搓热，掌心接触腹部，按顺时针方向轻轻揉按10分钟，1日2～3次。②按揉足三里：用左右手的中指指端按揉足三里穴10分钟，1日2～3次。③运内八卦：以内劳宫为圆心，以圆心至中指根横纹约2/3为半径，所形成的圆圈运300～500次。

（2）分证论治：①湿热困遏证：清胃经，平肝经，清天河水，清小肠，推板门，泻大肠，退六腑。②乳食壅积证：清脾经，推板门，运内八卦，分推腹阴阳，平肝经，清天河水，掐足三里。③脾虚气弱证：补脾经，推板门，运内八卦，揉二人上马，推三关，掐揉足三里，揉一窝风，补肾经，摩腹，揉气海，揉关元。④脏寒气滞证：补脾经，揉一窝风，掐足三里，运内八卦，清天河水，灸神阙，摩腹，揉天枢。

5. 拔罐疗法

上、中腹胀，取中脘穴和神阙；下腹胀取脐和关元穴。留罐10～20分钟，1日1～3次。用于乳食壅积证、脾虚气弱证、脏寒气滞证。

6. 西医疗法

（1）对症治疗：①禁食，胃十二指肠减压，减少吞咽气体的积存，吸出消化道内滞留的气体和液体，减低肠道内压力，使肠肌得以休息，等待恢复功能。②肛管排气，减低结肠内压力，排结肠内气体。③ 10% 盐水 20 ～ 50mL 灌肠，刺激结肠增强蠕动。④静脉补液，纠正电解质紊乱，对缺钾者给以适量的氯化钾。

（2）药物治疗：①吗丁啉：每次 0.3mg/kg，餐前 15 ～ 30 分钟口服，1 日 3 次。增强胃蠕动，促进胃排空，协调胃与十二指肠运动。②新斯的明：每次 0.045 ～ 0.06mg/kg，皮下注射。能抑制胆碱脂酶，增强肠管蠕动，促进排气。

（3）病因治疗：针对引起腹胀的不同病因积极治疗。对各种类型的绞窄性肠梗阻、先天性畸形、肿瘤所致的肠梗阻，以及非手术治疗无效的病人应行手术治疗，具体手术方法应根据梗阻的病因、性质、部位及全身情况而定。

【防护康复】

1. 预防

（1）及时增减衣物，避免居住环境潮湿，防止感受外邪。

（2）注意食品卫生，保持饮食的清洁，饭前便后宜洗手，食具要消毒。

（3）食物宜易消化而营养丰富，勿恣进食肥甘厚味及辛辣生冷之品。喂乳进食宜适量，勿暴饮暴食。

（4）避免精神刺激，保持小儿身心愉快。

2. 护理

（1）对腹胀小儿宜控制饮食，忌食肥甘厚味。如虫积腹胀者，忌用甜食，适当给酸味食物。虚寒腹胀宜甘温食品。

（2）严重腹胀者，可暂禁食，口服补液或静脉补充营养。

（3）明显腹胀者宜卧床观察，随时检查腹部体征，并作必要的辅助检查，以便及早明确诊断，配合病因处理。

（4）注意腹部、双足保暖。

3. 康复

（1）调节饮食，避免外感，减少复发。

（2）观察患儿症状，继续采用必要的药物治疗、推拿等措施调理，促使患儿完全康复。

（3）对反复发生腹胀的患儿要在恢复后及时采取调理措施，扶助正气，增强御病能力。

【审思心得】

1. 循经论理

腹胀的病因多样。《灵枢·师传》说："胃中寒则腹胀。"《诸病源候论·小儿杂病诸候·腹胀候》说："腹胀是冷气客于脏故也。小儿腑脏嫩弱，有风冷邪气客之，搏于脏气，则令腹胀。"都认为风冷寒气会引起腹胀。《诸病源候论·小儿杂病诸候·时气腹满候》又说："腹满者，是热入腹，与脏气相搏，气痞涩在内，故令腹满。"提出外感时气邪热入腹也会令腹满。《景岳全书·小儿则·腹胀腹痛》说："小儿腹胀腹痛，多因食积，或寒凉伤脾而然。"强调小儿腹胀腹痛"多因食积"形成。《兰室秘藏·中满腹胀论》则认为中满腹胀皆由脾胃虚弱所致："皆由脾胃之气虚弱，不能运化精微而致水谷聚而不散，而成胀满。"诸家论述，使我们能全面认识到小儿腹胀的各种病因。

关于本病病机，历代亦有系统论述。《素问·阴阳应象大论》说："寒气生浊，热气生清；清气在下，则生飧泄，浊气在上，则生䐜胀。"认为寒热失调，浊气逆上会造成上腹部胀满不适。《兰室秘藏·中满腹胀论》则指出寒胀多于热胀："大抵寒胀多而热胀少，治之者宜详辨之。"《小儿药证直诀·虚实腹胀》说："腹胀由脾胃虚，气攻作也。"强调脾胃虚弱，气机逆乱，郁滞于内，是小儿腹胀虚证的主要病机。小儿腹胀病位在脾胃，病性有虚实之分，如《医宗金鉴·幼科杂病心法要诀·腹胀门》所说："腹胀之病，脾胃二经主之，有虚有实，宜分晰焉。"

针对不同病因病机腹胀的治疗，古代医籍有不少论述。《医宗金鉴·幼科杂病心法要诀·腹胀门》将腹胀分虚、实两类辨证，以补脾、消导为主法施治："虚者因久病内伤其脾、实者因饮食停滞于胃，虚则补脾、实则消导。调治合宜，其胀自渐除矣。"《幼科释谜·腹痛腹胀》中把腹胀分为虚实寒热四类："腹痛腹胀，病属中宫，脏气相击。邪正交攻，挟寒挟热，症见不同，曰食曰积，壅滞于胸，有虚有实，其故难穷。"《幼幼集成·胀满证治》采用甘温补脾佐行气法治疗脾虚内寒证："若脾虚内寒，而气不能运精微以成胀满者，只宜以甘温补脾为主，少佐辛热，以行壅滞之气，庶使脾土健旺，胀满运行，斯可愈矣。"《万氏秘传片玉心书·胀满门》详细论述了虚胀、积胀、热胀、寒胀的分证治法："虚胀者，或因吐泄，或误服下药，致成胀满着，此宜补中调气，利小便……积胀者，腹中原有食积结粪，小便黄，腹时作痛，微喘脉实，时时饮水，又不能食者，可下……如脾胃素弱，不能消导运化，伤食作胀者，先补脾，后以脾积丸下之……热胀者，浑身壮热，面赤烦躁，大便秘，此因胎禀素厚，误服药而致者，急以三黄丸下之……寒胀者，因寒积郁结而胀，手足厥冷，面青气急。先以塌气丸治之，后以胃苓丸调之。"为小儿腹胀的不同证候分别列举了补中调气、消食导滞、清热化湿、疏肝解郁、温中散寒等治法。

治疗腹胀需注意到小儿的生理特点，脏腑娇嫩柔弱，不可过用攻伐、寒凉等药，需时时固护脾胃之气；亦不可补益太过，以免滞邪。《格致余论》《景岳全书》等均批评了急于获效而"速攻"的危害。《小儿药证直诀·虚实腹胀》说："治腹胀者，譬如行兵战寇于林，寇未出林，以兵攻之，必可获。寇若出林，不可急攻，攻必有失，当以意渐收之，即顺也。"明确治疗腹胀"当以意渐收之"即据证缓调的治疗策略。

2. 证治有道

小儿腹胀形成，围绕脾、胃、大肠、肝诸脏腑间的牵连与演变，有虚、实、寒、热之分，但总离不开中焦气机不利的关键病机。脾宜升则健、胃宜降则和，若是升降失司，则中焦枢机不利，气机壅阻，形成腹胀。因此，对于本病的辨证，要在辨别病因的基础上，分析其对于脾胃气机升降的影响；对于本病的治疗，则要在病因治疗的前提下，不忘理气行气的重要性。同时，认识本病，要注意儿童患本病与成人的异同，气机不利是共同的病机，而在发病原因方面，则必须从脾常不足的生理特点出发，认识到小儿脾虚体质多见、运化能力薄弱，并注意到儿童易罹外感、易为食伤、易患虫症等病因特点，由此来辨证论治。同时要按照小儿患腹胀的特点，做到慎用攻伐、驱邪中病即止，毋使伤正；勿过于补益，以免碍滞气机。

湿热困遏者，多发于湿热季节，以脘痞腹胀、舌苔黄腻为特征。治以清利湿热，行气宽中。可用甘露消毒丹为基本方加减。常用滑石粉（包煎）、黄芩、通草清热利湿；佩兰、石菖蒲辟秽和中；苍术、薏苡仁燥湿宽中；枳实、大腹皮行气消胀。舌苔厚腻者，加厚朴、藿香、大豆黄卷燥湿散满；身热烦渴者，加寒水石、淡豆豉、栀子清热除烦；脘腹痞满者，加豆蔻（后下）、半夏、陈皮化湿行气；纳谷呆钝者，加莱菔子、炒六神曲、荷叶消食顺气；小便短赤者，加茵陈、泽泻、车前子（包煎）

利湿清热。

乳食壅积者，有伤乳、伤食史，以脘腹胀满、嗳气酸腐为特征。治以消食导滞，理气和胃。伤乳、伤食分别用消乳丸、保和丸加减。伤乳者重用炒麦芽消乳化积，合炒谷芽、茯苓健脾助运，砂仁（后下）、陈皮理气和中。伤食者重用焦山楂、炒六神曲消食化积，合莱菔子、枳实行气消积，半夏、陈皮和胃止呕。凡腹胀甚者，均可加厚朴、大腹皮行气消胀；腹痛甚者，加木香、香附理气止痛；积滞化热者，加黄连、连翘清其积热；口臭、便秘者，加槟榔、大黄（后下）消积导滞。

虫积气滞者，有饮食不洁史，以腹胀伴脐周阵发性疼痛、大便下虫或镜检出虫卵为特征。治以驱蛔杀虫，调理脾胃。宜先用使君子或苦楝皮单方杀虫驱蛔，然后辨证治疗腹胀。腹部胀满者，用大腹皮、川楝子、槟榔行气消胀；腹痛肢厥者，加蜀椒、干姜温中散寒；腹痛身热者，加乌梅、黄连安蛔清热；烦躁不安者，加钩藤（后下）、白芍平肝潜阳；大便干结者，加大黄（后下）、虎杖通下消积；形瘦乏力者，加党参、茯苓、白术、陈皮补脾益气。

肝郁气结者，有七情所伤史，以随情志变化腹胀时重时轻、嗳气泛恶为特征。治以疏肝解郁，行气消胀。用逍遥散为基本方加减。常用柴胡、郁金疏肝解郁；茯苓、白术健脾安胃；香附、木香行气消胀；半夏、陈皮和胃降逆；焦山楂、炒麦芽消积化食。脘胁疼痛者，加川芎、白芍疏肝柔肝；嗳气呕恶者，加旋覆花（包煎）、姜竹茹抑肝和胃；口苦咽干者，加牡丹皮、栀子清肝解热。

脾虚气弱者，脾气虚弱为本、气滞腹胀为标，治当标本兼顾，健脾益气同时理气和胃。用香砂六君子汤为基本方加减。常用党参、茯苓、白术、甘草健脾益气；陈皮、木香、砂仁（后下）理气和胃；炒六神曲、炒谷芽、炒麦芽消积化食。脘腹胀满者，加香橼、佛手、枳实行气宽中；大便稀薄者，加炒山药、苍术、炒薏苡仁运脾渗湿。

脏寒气滞者，因脾肾阳虚，寒凝气滞而腹胀，病情较重，治当温脏散寒，行气消胀。用厚朴温中汤为基本方加减。常用厚朴、干姜温脾行气；吴茱萸、草豆蔻温中散寒；陈皮、香附理气宽中；党参、茯苓健脾益气。嗳气呕恶者，加丁香、半夏温胃降逆；食欲不振者，加鸡内金、炒六神曲消食健脾；大便秘结者，加松子仁、肉苁蓉润肠通便；肢冷畏寒者，加肉桂（后下）、制附子（先煎）温阳祛寒。

第十六章

腹　痛

【概述】

腹痛是小儿时期常见的一种病证，以胃脘以下、脐周及耻骨以上部位疼痛为主要临床特征。根据疼痛的部位不同又分为大腹痛、脐腹痛、少腹痛和小腹痛。疼痛部位在胃脘以下、脐部以上者为大腹痛；脐周部位疼痛者为脐腹痛；小腹两侧或一侧疼痛者为少腹痛；下腹部正中部位疼痛者为小腹痛。腹痛又为一临床常见症状，可在多种内科、外科疾病中出现。其发病无季节性，任何年龄都可发生。

腹痛之名，始见于《素问·举痛论》。《诸病源候论·小儿杂病诸候·腹痛候》首次将小儿腹痛作为病证论述并提出腹痛病因，认为"小儿腹痛，多由冷热不调，冷热之气与脏腑相击，故痛也。"后世医家承先贤所论，归纳各家之说，多将腹痛分为寒、热、虚、实四大类。

婴幼儿腹痛常表现为啼哭不安，大龄儿童有时也不能准确表达腹痛的部位及性质。儿科医生必须详细全面检查，综合病史及全身表现，并做必要的辅助检查，明确腹痛为器质性疾病的腹痛症状，抑或是功能性腹痛。本节所讨论的内容主要是指排除小儿急腹症及腹部器官、全身性器质性疾病以外的各类腹痛，主要是功能性腹痛。

现代关于小儿腹痛的临床研究很多，对于占儿童腹痛多数的功能性腹痛，采用中医药辨证分型论治，配合多种疗法，有较好的疗效。

【病因病机】

小儿脾胃薄弱，肺脏娇嫩，经脉未盛，外易为风寒暑湿之邪所侵袭，内易为乳食所伤，或有情志不畅、跌仆损伤，均可损伤脾胃肠腑。六腑以通为顺，经脉以流为畅，如气血不畅，凝滞不通，则形成腹痛。

腹痛的病因多样，病位总不离脾胃肠腑，共同的病机为气机不畅，气血运行受阻，不通而痛，病性则有寒、热、虚、实之分。

1. 感受外邪

小儿脏腑柔弱，寒温不知自调，每因调护不当，则易感受外邪。外感风、寒、暑、湿之邪均可犯于脾胃引起腹痛，以感受寒邪为最常见，由于调护不当，衣被单薄，风寒之邪侵入脐腹，寒主收引，寒凝气滞，经络痹阻，气血不畅则腹痛。亦可因感受暑湿之邪致病，常见于夏令之时，外感暑湿，暑伤脾气、湿困脾阳，中焦气滞，运化失职，引起腹痛。

2. 乳食积滞

小儿脾常不足，运化力弱，乳食又不知自节，若喂养不当、暴饮暴食或过食难以消化食物，导致乳食积于中焦，脾胃运化失常，气机壅塞不通，出现腹胀腹痛。或过食生冷寒凉饮食，中阳受戕，寒凝气滞，致气机不行，经络不畅，传导之令不行，不通则痛，引发脘腹胀痛。

3. 热结胃肠

小儿平素嗜食辛辣香燥、膏粱厚味，致胃肠积热；或感受外邪，入里化热，灼伤胃肠津液，致燥热内结。皆可以导致热结胃肠，阻滞气机，传导之令不行，腹部灼热疼痛。

4. 脾胃虚寒

小儿稚阳未充，若先天禀赋不足，素体阳虚，或过用寒凉攻伐之品损伤中阳，或病后体质虚弱中阳不振，脾胃虚寒，经脉失于温养，气机不利，血脉凝滞，出现腹部绵绵作痛。

5. 气滞血瘀

小儿肝常有余，若情志怫郁，肝失条达，肝气横逆，犯于脾胃，中焦气机壅塞；或因跌打损伤，或术后腹内经脉损伤，瘀血内留；或久病不愈，气滞而致血瘀。均可致肝胃不和，气机不利，脉络阻滞，血运受阻而腹痛。

此外，进食不洁之物，将虫卵吞入肠道孳生成虫，虫踞肠腑，扰乱气机，可因蛔虫病、涤虫病、姜片虫病等虫病而腹痛，另作别论。

【临床诊断】

1. 诊断要点

（1）有感受外邪、乳食不当、情志不畅、外伤或手术等病史或诱因。

（2）以胃脘以下、脐周及耻骨以上部位疼痛为主要特征。腹痛可为隐痛、钝痛、胀痛、刺痛、掣痛；疼痛时作时止、时轻时重，发作后自行缓解，常反复发作。部分患者可伴恶心、呕吐、嗳气、腹胀、大便不调等症状。

（3）通过临床检查及血、尿、粪便检查、腹部 X 线检查、超声检查、胃肠镜检查等除外腹部器官的器质性病变、全身性疾病及腹部以外器官疾病引起的腹痛。

2. 鉴别诊断

导致腹痛的疾病很多，主要分为 3 大类：第 1 类为全身性疾病及腹部以外器官疾病产生的腹痛，第 2 类为腹部器官的器质性疾病，第 3 类为功能性腹痛，主要为再发性腹痛。第 3 类腹痛约占腹痛患儿总数的 50% ～ 70%，为本篇主要讨论的范畴。

（1）全身性疾病及腹部以外器官疾病产生的腹痛：①呼吸系统疾病引起的腹痛常有发热，咳嗽，或扁桃体红肿、肺部听诊有啰音等。②心血管系统疾病引起的腹痛常伴有心悸、心脏听诊异常、心电图异常等。③神经系统疾病引起的腹痛常反复发作，可伴有脑电图异常。④血液系统疾病引起的腹痛常有贫血，血象及骨髓象异常。⑤代谢性疾病引起的腹痛如糖尿病有血糖、尿糖增高，铅中毒有指甲、牙齿染黑色，卟啉病有尿呈红色、曝光后色更深等可协助诊断。

（2）腹部器官的器质性病变：①胃肠道感染：如急性阑尾炎、腹泻病、肠结核、急性坏死性肠炎、肠寄生虫病，除有腹痛外，还多有饮食不调史及感染病史，大便、血常规等检查有助诊断。②胃肠道梗阻：肠套叠、嵌顿性腹股沟斜疝有腹痛、腹胀和梗阻现象，全腹压痛，腹肌紧张，肠鸣音消失，X 线可助诊断。③肝胆疾病如胆道蛔虫、肝炎、胆囊炎、胆石症，常有右上腹阵痛和压痛，B 超及肝功能异常等可助诊断。④泌尿系疾病如结石、感染、尿道畸形、急性肾炎，常有腰痛、下腹痛、尿道刺激症状，尿检异常，X 线可助诊断。⑤下腹痛对少女要注意有无痛经、卵巢囊肿蒂扭转。⑥内脏肝脾破裂所致腹痛多有外伤史，常伴有休克等。配合实验室及医学影像诊断技术检查可以作出诊断。

（3）再发性腹痛：①腹痛突然发作，持续时间不长，能自行缓解。②腹痛以脐周为主，疼痛可轻可重，但腹部无明显体征。③无其他伴随症状，如发热、泄泻、咳嗽、气喘、尿急、尿频、尿痛、尿血、紫癜等。④反复发作，每次症状相似。⑤辅助检查无明显异常。

【辨证论治】

1. 辨证要点

儿科腹痛以实证居多，首要辨别实证、虚证，再当辨寒证、热证，患者往往都有气滞、少数还有血瘀。实证有中寒、食积、热结、气郁、血瘀，虚证有气虚、阳虚，当加辨识。

腹痛辨证，当从病史、腹痛表现、全身证候三方面辨别。急性腹痛多属实证，起病前有外感、伤食史，发病急，病程短，变化快，腹痛重，痛有定处，拒按，痛剧而有形，饱而痛甚，兼有胀满，脉大有力。慢性腹痛多属虚证或虚中夹实，其腹痛相对较轻但时作时止、缠绵难愈，痛无定处喜温喜按，痛缓而无形，饥饿或过饱则痛作，兼有闷胀，舌质淡，脉弱无力。腹痛寒、热之辨：如热邪内结，疼痛阵作，得凉痛减，兼有口渴引饮，口气臭秽，大便秘结，小便黄赤，舌红苔黄少津，指纹紫，脉洪大而数者属热；暴作腹部切痛而无间歇，或缓作发之于阳虚体质者，得暖痛减，口和不渴，小便清利，下利清稀，舌淡苔白滑润，指纹红，脉紧或迟者属寒。当然，腹痛的实、虚，寒、热证候常可相互转化与兼夹，实证未得到及时恰当治疗，可以转为虚证或虚实互见；虚证亦可因调护不慎复感外邪或夹积而虚中夹实。特别需要注意的是有些腹痛患儿经治疗不能缓解，反而加重，并出现前述各种全身性或腹部器官质性疾病症象者，必须及时查明，以结合原发疾病与腹痛症状综合辨证而后论治。

2. 治疗原则

本病治疗以调理气机、疏通经脉为基本法则，根据腹痛的不同病因、证候，分别配合使用温中散寒、祛湿化浊、消食导滞、通腑泄热、温中补虚、活血化瘀等法。治疗围绕脾胃肠腑为主，肝脾不和者加用调和肝脾治法。急性腹痛在排除器质性疾病的基础上，以速用泻法祛除邪气为主，并应密切观察病情变化而随证变化用药；

慢性久痛者以补益扶助正气为主，尤需注意温通阳气以散阴霾，若虚中夹实者又当攻补兼施。同时需要注意，祛邪勿过用攻伐、扶正勿过于滋腻，总以条畅气机为要，实证邪去后当调理脾胃恢复升清降浊功能、虚证扶助正气需假以时日缓建其功。本病治疗以药物内治法为主，还可配合穴位贴敷、针灸、推拿等多种治法，可提高疗效。

3. 证治分类

（1）腹部中寒

证候　起病急骤，腹部阵阵切痛，疼痛难忍，痛处喜暖，得温则舒，遇寒痛甚，甚则额出冷汗，肠鸣辘辘，面色苍白，手足不温，或有大便溏稀，唇色紫暗，舌质淡，苔薄白，脉沉弦紧，指纹红。

辨证　本证有伤于风寒或饮食生冷现病史。以腹部阵阵切痛难忍、得温则缓、遇冷痛甚、面白唇紫、肢冷不温等为特点。

治法　温中散寒，理气止痛。

方药　良附丸加味。常用香附、丁香、木香芳香散寒，调理气机；高良姜、吴茱萸温中散寒；川芎、当归温通血脉。

抽掣腹痛者，加小茴香、延胡索温脏散寒；腹部胀满者，加砂仁（后下）、紫苏叶宽中理气；恶心呕吐者，加姜半夏、藿香温中止吐；大便溏稀者，加炮姜、煨益智仁温脾止泻；肢凉不温者，加桂枝、细辛温经通络。

（2）乳食积滞

证候　急性起病，腹部胀满疼痛，切之实满，按之痛甚，拒进饮食，嗳气酸腐，恶心呕吐，呕吐后腹痛减轻，矢气频作，粪便秽臭，或腹痛欲泻、泻后痛减，时时啼哭，夜卧不安，舌苔垢腻，脉沉滑，指纹紫滞。

辨证　有伤乳伤食的现病史。以脘腹胀满、疼痛拒按、嗳气酸腐、不思乳食、呕吐或泄泻后痛减、舌苔垢腻为特征。

治法　消食导滞，行气止痛。

方药　香砂平胃散加减。常用苍术、陈皮、厚朴、砂仁（后下）、香附、枳壳行气化滞；焦山楂、炒六神曲、炒麦芽消食化积；白芍、甘草缓急止痛。

腹胀明显者，加大腹皮、莱菔子行气消胀；啼哭不安者，加连翘、灯心草清心安神；舌苔黄腻、口臭便秘者，加槟榔、大黄（后下）导滞泄热；呕吐重者，加姜竹茹、半夏和胃降逆；兼感寒邪者，加藿香、紫苏叶温中散寒。

（3）胃肠热积

证候　急性起病，腹痛胀满，疼痛拒按，腹部灼热，口气热臭，面赤唇红，烦躁不安，手足心热，渴喜冷饮，小便黄赤，大便秘结，唇舌鲜红，舌苔黄燥，脉滑数或沉实，指纹紫滞。

辨证　本证多见于素体热盛，或恣食辛辣肥甘患儿，或有冒受暑热现病史。以腹痛胀满、疼痛拒按、口臭便秘，舌红苔黄燥为特点。

治法　通腑泄热，行气止痛。

方药　大承气汤加减。常用大黄（后下）、芒硝（冲入）泻热通便，荡涤肠胃；厚朴、枳实行气散结；黄连清泄胃热；木香、陈皮行气消痞。

口渴甚者，加天花粉、石斛生津清热；口干、舌红少津者，去芒硝，加生地黄、麦冬、玄参养阴清热。

因肝胆失于疏泄，肝热犯胃而实热腹痛腹胀、嗳气泛酸明显者，用大柴胡汤加减，常用药：柴胡、枳实、黄芩、半夏、郁金、大黄（后下）、川楝子等。如因暑湿蕴阻，夏季卒然腹痛，肠鸣泄泻、恶心呕吐、恶寒发热者，用甘露消毒丹加减，常用药：藿香、石菖蒲、黄芩、茵陈、紫苏叶、法半夏、厚朴、竹茹、滑石粉（包煎）、连翘等。

（4）气滞血瘀

证候　腹痛经久不愈，痛有定处，多呈刺痛，痛而拒按，或腹有结块、推之不移，肚腹硬胀，青筋显露，面无光泽，口唇色晦，舌质紫暗或有瘀点，脉涩，指纹紫滞。

辨证　本证常有久病或有腹部外伤、手术史。以痛有定处、痛如针刺拒按、或有结块、舌质紫暗或有瘀点为特征。

治法　活血化瘀，行气止痛。

方药　少腹逐瘀汤加减。常用肉桂（后下）、干姜、小茴香温通经脉；蒲黄（包煎）、五灵脂、赤芍、当归、川芎活血散瘀；延胡索、没药理气活血，软坚止痛。

腹胀痛明显者，加川楝子、乌药行气消胀；腹有包块者，加三棱、莪术、鳖甲

（先煎）破血消癥；大便秘结者，加桃仁、虎杖活血通便；喜暖畏寒者，加桂枝、黄芪益气通阳。

（5）脏腑虚冷

证候　起病缓慢，病程较久，腹痛绵绵，时轻时重，时作时止，腹部不温，喜暖喜按，得食稍缓，面白少华，精神倦怠，四肢不温，乳食减少，或有食后腹胀，大便稀溏，唇指淡白，舌质淡，舌苔白，脉沉缓，指纹淡红。

辨证　本证多见于素体阳虚，或病后脾肾阳气受损之患儿。临证以起病缓慢、腹痛绵绵、时作时止、喜暖喜按、大便稀溏为特点。

治法　温阳理气，缓急止痛。

方药　小建中汤合理中丸加减。常用桂枝、干姜、吴茱萸温振脾阳；白芍、甘草缓急止痛；党参、白术、大枣健脾益气。

食少纳呆者，加炒谷芽、炒六神曲健脾化食；食后脘胀者，加香附、莱菔子行气消胀；呕吐清涎者，加丁香、益智仁温脾摄涎；大便稀溏者，加炒山药、炒薏苡仁温脾化湿；手足逆冷者，加制附子（先煎）、肉桂（后下）温肾回阳。

【其他疗法】

1. 中药成药

（1）纯阳正气丸：每丸3g。每服＜3岁1g、3～6岁1.5g，1日1～3次。用于腹部中寒证。

（2）大山楂丸：每丸9g。每服3～9g，1日2～3次。用于乳食积滞证。

（3）木香槟榔丸：每袋6g。每服3～6岁3g、＞6岁6g，1日2～3次。用于乳食积滞证。

（4）枳实导滞丸：每瓶36g。每服1～3岁3g、4～12岁6g，1日2次。用于胃肠积热证。

（5）元胡止痛颗粒：每袋5g。每服1～3岁1.25g、4～6岁2.5g、＞7岁5g，1日2～3次。用于气滞血瘀证。

（6）附子理中丸：每丸9g。每服3～6岁3g、＞6岁6g，1日2～3次。用于脏腑虚冷证。

2. 外治疗法

（1）小儿腹泻贴：每贴重1.2g，每盒装4贴。每次1贴，贴于脐部，48小时换药一次。用于腹部中寒证、脾胃虚寒证。

（2）以大黄、厚朴、枳实、陈皮各等份，粉碎研磨后加料酒调匀成膏状。选取神阙、天枢、中脘等穴，取药敷于相应穴位上。每次敷2～5小时，1日1次。用于胃肠热结证。

3. 针灸疗法

（1）针法：主穴：足三里、合谷、中脘。食积加内庭，呕吐加内关，寒重加灸神阙。一般用3～5cm长毫针，快速进针，行平补平泻，捻转或提插。大龄儿童可留针15分钟。

（2）灸法：选取胃脘部、神阙、天枢、足三里、气海、脾俞、胃俞等穴位，随证加减。应用艾灸、雷火灸等疗法。每次10～15min，1日1次。用于腹部中寒证、脏腑虚冷证。

4. 推拿疗法

（1）腹部中寒证：揉一窝风，揉外劳宫，补脾经，推三关，摩腹，拿肚角。

（2）乳食积滞证：补脾经，顺运八卦，推四横纹，揉板门，清大肠，揉中脘，揉天枢，分腹阴阳，拿肚角。

（3）胃肠热积证：顺运八卦，清胃，退六腑，推四横纹。

（4）气滞血瘀证：补脾经，顺运八卦，推三关，分腹阴阳，摩腹，揉天枢，揉血海。

（5）脏腑虚冷证：揉外劳宫，清补脾，顺运八卦。

【**防护康复**】

1. 预防

（1）注意气候变化，及时增减衣物，避免感受外邪，防止腹部受凉。

（2）避免暴饮暴食，勿多食生冷或肥甘厚味、进食不洁变质食物。

2. 护理

（1）剧烈腹痛者、持续不止者应卧床休息，加强观察，按时查体温、脉搏、血压和排泄物，随时检查腹部体征，并做必要的辅助检查，明确诊断，及时处理。

（2）安抚患儿，消除其恐惧心理，减少情绪波动。

（3）根据病因，给予相应的饮食调护。如食积腹痛者宜控制饮食；虚寒腹痛者忌生冷之品；胃肠积热者忌肥甘厚味和辛辣食品。

（4）寒性腹痛者应温或热服药液，热性腹痛者应凉服药液，伴呕吐者药液要少量多次分服。

3. 康复

（1）乳贵有时，食贵有节，腹痛缓解后仍需注意不可暴饮暴食、过食生冷瓜果。

（2）每餐后稍事休息，勿作剧烈运动。

（3）脾虚阳气不足者，以食补、药补健脾温阳，改善体质。

【**审思心得**】

1. 循经论理

腹痛病名在古代医籍中首见于《素问·举痛论》："或腹痛引阴股者……或腹痛而后泻者……凡此诸痛，各不同形。"《诸病源候论·小儿杂病诸候·腹痛候》中将小儿腹痛作为独立病证论述，并分述了热痛、冷痛的临床表现："小儿腹痛……其热而痛者，则面赤，或壮热，四肢烦，手足心热是也。冷而痛者，面色或青或白，甚者乃至面黑，唇口爪皆青是也。"

小儿腹痛的临床诊断，《古今医统·腹痛》指出婴儿无故啼哭不已多因腹痛："小儿腹痛之病，诚为急切。凡初生二、三个月及一周之内，多有腹痛之患。无故啼哭不已或夜间啼哭之甚，多是腹痛之故。"《小儿药证直诀·脉证治法》将腹痛分为积痛、虫痛、胃冷虚。《医宗金鉴·幼科杂病心法要诀·腹痛门》列出了小儿腹痛常见的四种病因："小儿腹痛有四因，食寒虫动痛相侵，停食感寒相兼痛，临证医治要详分。"《万氏秘传片玉心书·卷五·心腹痛门》提出小儿腹痛之积痛、虫痛、寒痛的诊断要领："凡遇小儿腹痛，必须察认原由，面黄积痛食中求，脸白蛔虫作楚，指冷面青寒痛。"

关于小儿腹痛的辨证，《幼幼集成·腹痛证治》提出虚实分证及辨证要点："……然有虚实之分，不可不辨。辨之之法，但察其可按者为虚，拒按者为实；久病者多虚，暴病者多实；得食稍减者为虚，胀满畏食者为实；痛徐而缓，莫得其处者为虚，痛剧而坚，一定不移者为实。虚实既确，则治有准则。"《证治准绳·幼科·腹痛》中归纳前人经验，详细列出了寒痛、积痛、虫痛、锁肚痛、盘肠内钓痛、癥瘕痛等，对小儿腹痛病因、症状、分类的论述不断完善。

关于腹痛的治疗，《医学发明·泄可去闭》"通则不痛"的观点为历代推崇："通则不痛，痛则不通，痛随利减，当通其经络，则疼痛去矣。"《张氏医通·腹痛腹胀》中指出小儿腹痛要辨证论治，并提出了益黄散、调中丸、消积丸等相应方药："小儿腹痛体瘦，面色㿠白，目无睛光，手足指寒，口中气冷，不思饮食，或呕利撮口，此脾土虚而寒水所侮也，用益黄散或理中丸去参加茯苓。若口中气温，手足心热，面色黄白，目无睛光，或多睡恶食，或大便酸臭，此积痛也，用消积丸。"《医宗金鉴·幼科杂病心法要诀·腹痛门》分四证荐方：食痛用香砂平胃散、小承气汤，寒痛用理中汤，虫痛用钱氏安虫散，内食外寒腹痛用藿香和中汤。历代医家推荐的大量方药为我们临床辨证治疗小儿腹痛提供了多种选择。

2. 证治有道

腹痛是临床儿科患者就诊的常见主诉，医生需首先辨识其属于器质性疾病的腹痛症状还是功能性腹痛病证。对于急性腹痛首先要排除外科急腹症，如腹腔脏器的发炎、穿孔、破裂、梗阻、套叠、扭转、出血等；区分腹痛是腹内疾病，还是腹外疾病，最常见的腹外疾病有上呼吸道感染、扁桃体炎、肺炎、心肌炎、过敏性紫癜、荨麻疹、腹型癫痫等；腹腔内脏器特异性及非特异性炎症，如热淋、石淋、胃炎、肠炎、肠痈、溃疡病、肠结核、胆囊炎、寄生虫性腹痛等；区分腹痛是内科性的，还是外科性的。以上均为器质性疾病腹痛。功能性腹痛主要见于再发性腹痛。功能性慢性腹痛可因体质因素和环境因素及心理因素如应激状态、紧张、恐怖状态等，自主神经功能失调，脏器感觉高敏和胃肠动力功能失调引起发作。首先要明确引起腹痛的疾病，若不是外科急腹症的各种腹痛，原则上均可以应用中医辨治方法，但不可见痛止痛，若是各种器质性疾病引起的腹痛应当在分辨病因的基础上辨病辨证相结合治疗，若是功能性腹痛则可单纯按腹痛病辨证治疗。

小儿腹痛病，多因感受风寒外邪或者暑热，客于肠胃，以致气机凝滞而形成；也常有小儿饮食不节，积滞不化，导致中焦壅塞，气机阻滞而为腹痛的；以往因小儿虫踞肠腑，虫动不安而腹痛者常见，但近年来随着卫生条件改善，此类腹痛已经大为减少。辨证要领：寒痛则痛势绵绵，面色发青，小便清长，指梢发冷，大便溏泄，寒甚者亦有四肢厥逆等症。积痛者多见面黄神倦，食入即痛，痛处在脘腹，并常有肚腹膨满，嗳腐吐酸，不思饮食，以及大便秘结或溏黏垢秽，舌苔厚腻，脉象弦滑等症。腹痛喜按者属虚，拒按者属实；久病者必虚，暴病者属实；得食稍减者为虚，胀满畏食者属实；喜热者多虚，喜冷者多实；饥而闷者多虚，饱而剧者多实；病势轻缓、痛处不定者多虚，痛势急剧、坚定不移者多实。

小儿腹痛的治疗，总以"六腑以通为顺"为指导，理气化积、通经导滞为基本治疗原则，具体可分为以下五证、每证中又可以分为两个次证辨证施治。

腹部中寒证，有伤寒、饮冷现病史。以腹痛骤作、喜暖畏寒、面白肢凉为特征。治以温中散寒，理气止痛。胃受风寒者用桂枝加芍药汤加减，常用桂枝、生姜散寒通阳；重用白芍配甘草缓急止痛；砂仁（后下）、紫苏叶宽中理气；吴茱萸、延胡索温脾止痛；党参、大枣健脾安中。饮食生冷者用养脏散加减，常用丁香、肉桂（后下）温中散寒；香附、木香散寒理气；藿香、姜半夏温中和胃；川芎、当归温通血脉；紫苏梗、炒六神曲宽中开胃。

乳食积滞证，分别有伤乳、伤食现病史。以脘腹胀满疼痛、嗳气酸腐、呕吐或泄泻后痛减为特征。治以消乳化食，行气止痛。伤乳腹痛者用消乳丸加减，常重用炒麦芽消化乳积；炒谷芽、炒六神曲消积化滞；砂仁（后下）、香附理气止痛；茯苓、白术健脾益气。伤食腹痛者用保和丸加减，常用鸡内金、焦山楂、炒六神曲消食化积；莱菔子、枳实行气止痛；党参、茯苓健脾益气；半夏、陈皮和胃降逆。积滞化热，苔黄腹热者，加连翘、黄连清解内热；口臭便秘者，加槟榔、大黄（后下）导滞泄热；呕恶频繁者，加姜竹茹、丁香和胃降逆；腹部胀满，舌苔厚腻者，加苍术、厚朴燥湿除胀；啼哭不安者，加蝉蜕、灯心草清心安神；大便稀溏者，加炒白扁豆、炒山药健脾燥湿。

胃肠热积证，因素体热盛，恣食辛辣肥甘所致者，以腹痛胀满、疼痛拒按、口臭便秘、舌红苔黄燥为特征，治以通腑消积清热，用调胃承气汤加减。常用大黄（后下）、芒硝（冲入）通下积热；枳实、槟榔行气散结；木香、莱菔子行气消积；黄连、生地黄清泄胃热。胃肠热积，因暑湿蕴阻者，发生于夏季，以腹中绞痛，伴恶心呕吐、肠鸣泄泻，或有发热恶寒为特征。治以祛暑化湿理气，用甘露消毒丹加减。常用滑石粉（包煎）、茵陈、黄芩清利湿热；藿香、豆蔻祛暑行气；石菖蒲、通草化湿利湿；佩兰、法半夏化湿和中；紫苏叶、大腹皮行气止痛；炒六神曲、鸡内金消食化滞。

气滞血瘀证，有情志怫郁、疾病、外伤等所致气机不利、血脉不畅的病史。以腹痛拒按、脘胁胀痛、或有腹部结块、舌质紫暗或有瘀点为特征。治以行气活血止痛。肝郁气滞者用柴胡疏肝散加减，常用柴胡、玫瑰花疏肝解郁；香附、枳壳理气止痛；川芎、郁金行气活血；九香虫、延胡索疏肝通络。气滞血瘀者用膈下逐瘀汤加减，常用川芎、枳壳行气通络；红花、桃仁活血通经；五灵脂、延胡索行瘀止痛；牡丹皮、当归行血通络。受寒痛剧者，加桂枝、干姜温经通脉；受热痛剧者，加赤芍、丹参凉血化瘀；腹胀腹痛者，加川楝子、乌药行气消胀；腹有结块者，加莪术、三棱化瘀散结；脾虚气滞者，加党参、郁金益气活血。

脏腑虚冷证，见于久病阳虚患儿。以起病缓慢、时作时止、腹痛绵绵、喜暖喜按为特征。治以温阳散寒，理气止痛。脾阳不振者用理中丸加减，常用党参、茯苓健脾益气；干姜、益智仁温振脾阳；砂仁（后下）、香附温脾理气；桂枝、吴茱萸温阳祛寒；炒山药、炒六神曲健脾化食。若是下利清谷、手足逆冷者，用附子理中丸加减，常用党参、炒白术健脾化湿；炮姜、煨益智仁温振脾阳；制附子（先煎）、肉桂（后下）温肾回阳；补骨脂、肉豆蔻温阳固肠。

第十七章

胃脘痛

【概述】

胃脘痛是以胃脘部疼痛为主症的一种脾胃病证，亦称"胃痛"，临床表现主要为胃脘部疼痛，可伴有腹胀、恶心呕吐、厌食、泛酸等症状。本病可发生于任何季节和地区。各年龄儿童均可患本病，但以学龄儿童多见。本病预后大多良好，仅少数患儿因失治误治，病程迁延，若是损伤胃络而致呕血、便血甚至胃穿孔等急症者，则病情严重。

胃脘痛的记载始见于《黄帝内经》。《灵枢·邪气脏腑病形》云："胃病者，腹膜胀，胃脘当心而痛。"小儿胃脘痛较早记载于儿科专著《保婴撮要·腹痛》："中脘痛者，属脾。"历代医家有的将胃脘痛作为腹痛的一种特殊类型，也有不少关于胃脘痛的专论。

小儿对疼痛部位往往表述不清，婴幼儿更不能主诉，给儿科胃脘痛诊断带来一定困难。若见到患儿痛苦容貌、啼哭不安、手捂上腹者，多为胃脘痛。本病包括西医学的急慢性胃炎、消化性溃疡、胃痉挛、功能性消化不良等疾病，待排除胰腺炎、胆囊炎、胆石症、消化道出血等外科疾患后，均可参照本节辨证论治。小儿胃脘痛的中医药治疗有良好的疗效，多数预后好于成人患者。

【病因病机】

小儿胃脘痛病因多由感受外邪、内伤饮食、情志不畅、脾胃虚弱以及药物损害等，病变脏腑主要在胃、涉及肝脾，病机关键是胃气郁滞，不通而痛。

1. 外邪犯胃

外感寒、湿、热诸邪，内客于胃，皆可致胃脘气机阻滞，不通则痛。小儿冷暖不知自调，外感诸邪以寒邪犯胃为多，寒属阴邪，其性凝滞收引，若护理不当，寒邪直中，内客于胃，致使寒凝气滞，胃气失和则疼痛，其痛得暖则减、遇寒加重。

或有夏秋季节冒暑受湿，暑湿秽浊之气内犯脾胃，致湿热阻滞中焦，气机不利，运化失司，则胃脘作痛、口臭、便溏或秘。

2. 食物伤胃

小儿脾胃功能未健，又常乳食不知自节，饥饱失调，饮食不慎，极易损伤脾胃，致使胃气失和，气机不畅，不通则痛。小儿常有饮食偏嗜，若是恣食辛辣炙煿或肥甘厚味食品蕴湿生热，或者嗜进生冷寒凉饮食损伤中阳，或者过进补品补药滋腻阻滞中焦气机，或者用药不当过用苦寒药物损伤脾阳、过用温热药物燥伤胃阴，均可以导致脾胃不和，运化失职，气机不利，升降失司，发为胃脘痛。

3. 肝胃不和

小儿肝常有余、脾常不足，而脾胃的受纳运化，中焦气机的升降，皆有赖于肝气之疏泄。若小儿忧思恼怒情志不遂，或暴受惊恐肝气逆乱，肝木失于条达疏泄，则乘脾犯胃，以致胃气失和，胃纳脾运受制，气机阻滞而胃脘胀痛。气郁日久还可导致血行不畅，胃络瘀塞，导致胃脘刺痛不已。凡因肝气犯胃而胃脘痛者，其发作往往依情绪波动而发作或加重。

4. 脾胃虚弱

小儿脾常不足，若先天禀赋怯弱、后天调护失宜，则形成脾胃虚弱体质。脾气主升、胃气主降，中焦受纳腐熟转输之功，皆赖于气机枢纽畅利。脾阳亏虚者，中土虚寒，温煦推动无力，水谷停滞难行、湿浊难化留阻，气机壅遏不畅，发生胃脘痛。胃阴亏虚者，胃失濡养，降浊无力，气机不利，则致口干纳呆、胃脘隐隐作痛。

【临床诊断】

1. 诊断要点

（1）发病常由乳食不节、饮食不洁、情志不遂、劳累、受寒等诱因引起，多有反复发作病史。

（2）以胃脘部疼痛为主症，可表现为胀痛、刺痛、灼痛、隐痛、剧痛、闷痛等不同性质。常伴有食欲不振、胃脘痞闷胀满、恶心呕吐、吞酸嘈杂等胃气失和的症状。

（3）辅助检查：上消化道钡餐 X 线检查、纤维胃镜及组织病理活检等，可见胃、十二指肠黏膜炎症、溃疡等病变。胃黏膜组织切片染色与培养、尿素酶试验、13C 尿素呼气试验、血清抗幽门螺杆菌（Hp）抗体检测可进行幽门螺杆菌检测。大便或呕吐物潜血试验阳性者，提示并发消化道出血。B 超、肝功能、胆道 X 线造影有助于鉴别诊断。

2. 鉴别诊断

腹痛：胃处腹中，与肠相连，腹痛与胃脘痛均为腹部的疼痛，需相鉴别。胃脘痛疼痛主要在上腹胃脘部，位置相对较高；腹痛在胃脘以下，耻骨毛际以上的部位，位置相对较低。胃脘痛常伴脘闷、嗳气、泛酸等胃失和降、胃气上逆之症；而腹痛常伴有腹胀、矢气、大便性状改变等症状。

【辨证论治】

1. 辨证要点

本病以八纲辨证为纲。实证者应区别寒凝、食积、气滞、热郁、瘀血；虚证者当辨气虚、阳虚与阴虚。病程中或邪实为主，或正虚为主，又有邪实正虚相兼，其中分别有实多虚少、虚多实少者，病机演变多端，需随证辨识。

（1）辨别虚实：实证多因外感寒邪或饮食伤胃所致，见于新病体壮者，表现为胀痛、刺痛，痛势急剧而拒按，痛有定处，食后痛甚，伴有大便秘结、脉实等症。虚证多见于久病体虚者，其胃脘痛势绵绵、徐缓，时作时止，痛而不胀或胀而时减，饥饿或过劳时易诱发或加重，揉按或得食则疼痛减轻，伴有食少乏力、脉虚等症。以上证候可以兼夹，或实证多虚证少、或虚证多实证少，临证皆常有所见。

（2）辨识寒热：寒证多见胃脘冷痛，因饮冷受寒而发作或加重，得温则痛减、遇寒则痛增，其暴作者多为寒实证疼痛剧烈而拒按；其缓发者多为虚寒证胃脘隐痛伴面色苍白泛吐清涎。热证多见胃脘灼热疼痛，进食辛辣燥热食物易于诱发或加重，喜凉恶热，伴有口干口渴、泛吐酸水、大便干结等症。饮食所伤易于蕴生湿热、感受寒邪也易于化热，若反复过用消食导滞妄攻误下之剂损伤脾阳则内生虚寒，诸因相合者可见寒热错杂证。

（3）辨认气血：初痛在气，久痛在血。胃脘痛且胀，以胀为主，痛无定处，时痛时止，伴胸脘痞满，喜叹息，得嗳气或矢气则痛减者，常与情志不舒有关，多属气分。若病程久延，其痛如刺如锥，持续不解，痛有定处，痛而拒按，伴食后痛增，舌质紫暗，舌下脉络紫暗迂曲者，多属血分。

（4）辨清轻重：小儿平素体质好，疼痛轻，病程短，精神可，一般饮食调理、局部热熨按摩，或稍加治疗即愈，是为轻证。小儿平素体质差，胃脘痛反复发作，突发剧烈疼痛，伴有呕吐、泄泻等症，甚至呕血、便血等出血症者，为重证，需及时抢救。

2. 治疗原则

小儿胃脘痛的治疗，以理气和胃为基本原则，旨在疏通气机，恢复胃腑和顺通降之性，通则不痛，以达到止痛的目的。胃脘痛属实者，治以祛邪为主，根据寒凝、食停、气滞、郁热、湿热、血瘀之不同，分别施用温中散寒、消食导滞、疏肝理气、泄热和胃、清热化湿、活血化瘀诸法；属虚者，治以扶正为主，根据虚寒、阴虚之异，分别采用温中益气、养阴益胃之法。虚实并见者，则扶正祛邪之法兼而用之。本病除内服汤药外，还常使用中药成药、针灸、推拿、贴敷等方法治疗。若是出现呕血、便血等危急症，需中西医结合救治，必要时手术治疗。

3. 证治分类

（1）寒凝气滞

证候 胃脘痛暴作，拘急疼痛，畏寒喜暖，得温痛减，遇寒痛甚，口不渴，喜热饮，舌质淡，苔薄白，脉弦紧或弦迟，指纹色红。

辨证 多有感寒或食冷史。以卒然胃脘部拘急疼痛、得温痛减、遇寒痛甚为特征。

治法 温中散寒，理气止痛。

方药 良附丸加味。常用高良姜、吴茱萸、干姜温胃散寒；香附、陈皮行气止痛；丁香、桂枝理气温通。

脘腹胀满者，加木香、枳壳理气行滞；嗳气呕吐者，加紫苏叶、半夏温胃降逆；不思进食者，加炒六神曲、鸡内金开胃进食。

本证轻者，可以用生姜红糖汤内服、局部温熨散寒止痛。郁久化热，寒热错杂者，可用半夏泻心汤加减，常用半夏、陈皮散结消痞，干姜、砂仁（后下）温中散邪，黄芩、黄连苦寒泻热，党参、大枣、甘草甘温益气，共成辛开苦降、寒热并调之功。

（2）脾胃积热

证候　胃脘灼热疼痛，痛势急迫，嘈杂泛酸，口干口苦，渴喜冷饮，面红唇赤，手足心热，或有恶心呕吐，小便色黄，大便不畅，舌质红，苔黄腻，脉象滑数，指纹紫滞。

辨证　本证多见于阳盛体实患儿，有过食辛燥、食积郁热，或感受热邪病史。以胃脘灼热疼痛拒按、口干口渴、舌质红、苔黄腻等里热证候为特征。

治法　清胃泻热，理气和中。

方药　清中汤加减。常用黄连、栀子、蒲公英清胃泻热；茯苓、半夏、豆蔻健脾除湿；陈皮、甘草理气和胃。

胃脘疼痛重者，加白芍、延胡索缓急止痛；舌红饮冷者，加黄芩、升麻清胃解毒；热盛便秘者，加大黄（后下）、芒硝（冲入）通腑泻热；气滞腹胀者，加厚朴、枳实行气消胀；恶心呕吐者，加竹茹、橘皮降逆止呕；口干口渴者，加麦冬、牡丹皮养阴清热；嘈杂泛酸者，加海螵蛸、煅瓦楞子（先煎）制酸止痛；纳呆食少者，加炒六神曲、炒谷芽消食助运；呕血黑便者，加茜草炭、蒲黄炭（包煎）、紫草凉血止血。

（3）饮食积滞

证候　暴饮暴食后，胃脘疼痛，胀满拒按，得食更甚，嗳腐吞酸，或呕吐不消化食物、其味腐臭、吐后痛减，不思饮食，大便不爽、或夹有不消化食物、得矢气及便后稍舒，舌苔厚腻，脉滑有力，指纹紫滞。

辨证　本证有饮食不节，伤乳伤食病史。以胃脘部胀痛拒按、不思饮食、吐后或泻后痛减为主要特征。本证可以单独存在，亦常于他证中兼见。

治法　消食导滞，行气止痛。

方药　保和丸加减。常用焦山楂、炒六神曲、炒麦芽、莱菔子消食导滞；半夏、陈皮、茯苓理气和胃；连翘散结清热。

若脘腹胀痛甚者，加木香、枳实行气消滞；嗳气腐臭者，加槟榔、鸡内金消积化腐；恶心呕吐者，加紫苏梗、生姜降逆止呕；食积化热者，加黄芩、黄连清热泻火；大便秘结，可加大黄（后下）、芒硝（冲入）通腑泻热，荡涤积滞。

（4）肝胃不和

证候　胃脘胀痛，痛连两胁，胸闷嗳气，烦躁易怒，多啼，每因情志刺激加重，得嗳气、矢气则舒，舌苔薄白，脉弦，指纹青紫。

辨证　本证常因情志不遂而致，多发生在较大儿童。以胃脘胀满、痛连两胁、嗳气、烦躁，发作与情志不调相关为特征。如肝郁化热，可有面赤、口苦、咽干、舌红苔黄等症。

治法　疏肝理气，和胃止痛。

方药　柴胡疏肝散加减。常用柴胡、白芍、川芎、香附疏肝解郁；陈皮、枳壳、甘草理气和中；党参、茯苓健脾安胃。

胃胀痛者，加青皮、郁金、木香理气消胀；胃痛甚者，加川楝子、延胡索理气止痛；嗳气频作者，加法半夏、旋覆花（包煎）和胃降气；面赤口苦，吐酸吞酸，嗳气酸臭，加黄芩、黄连、吴茱萸、海螵蛸清肝和胃；形瘦纳差，加白术、麦芽健脾开胃。

（5）脾胃虚寒

证候　胃痛隐隐，绵绵不休，喜暖喜按，受凉饮冷则加重，空腹痛甚，泛吐清水，纳少，神疲，手足不温，大便溏薄，舌质淡，边有齿痕，舌苔薄白，脉沉缓，指纹淡红。

辨证　本证多见于形瘦体弱，脾胃素虚患儿，或过用苦寒攻伐之剂者。以胃脘部绵绵作痛，喜温喜按，反复发作，伴脾胃虚寒之象为特征。

治法　温中健脾，和胃止痛。

方药　黄芪建中汤加减。常用黄芪、桂枝、饴糖甘温补中、辛甘化阳；白芍、甘草缓急和营止痛；生姜、大枣温胃和中补虚。

形瘦疲乏者，加党参、茯苓、白术补中益气；泛吐清水者，生姜改用干姜，加法半夏、陈皮温胃化饮；胃脘冷痛，肢凉者，生姜改用高良姜，加当归、细辛温阳祛寒；形寒肢冷，腰膝酸软者，加制附子（先煎）、肉桂（后下）、补骨脂温阳祛寒。

（6）胃阴不足

证候　胃脘隐隐灼痛，空腹时加重，烦渴思饮，口燥咽干，或有嘈杂反酸，食少，大便干，舌质红干，苔少或花剥，脉细数，指纹淡紫。

辨证　本证多见于病程较长，或长期使用温燥药物的患儿。以胃脘隐隐灼痛、口燥咽干、舌红苔少为特征。

治法　益胃养阴，缓急止痛。

方药　益胃汤合芍药甘草汤加减。常用北沙参、麦冬、生地黄、玉竹养阴益胃；白芍、甘草缓急止痛。

胃脘痛较甚者，加香橼、佛手理气和胃止痛；嘈杂反酸者，加黄连、吴茱萸、煅瓦楞子（先煎）抑肝和胃制酸；口干舌燥者，加石斛、天花粉养胃生津；不思进食者，加炒谷芽、炒麦芽消食和胃。

【其他疗法】

1. 中药成药

（1）良附丸：每袋6g。每服1～3岁2g、4～6岁4g、＞7岁6g，1日2次。用于寒凝气滞证。

（2）三九胃泰颗粒：每袋2.5g。每服1～6岁1.25g、＞7岁2.5g，1日2次。用于脾胃积热证。

（3）保和口服液：每支10mL。每服＜3岁10mL、3～8岁15mL、＞8岁20mL，1日2次。用于饮食积滞证。

（4）柴胡舒肝丸：每袋7g。每服1～3岁1～2g、4～6岁3～4g、＞7岁5～7g，1日2次。用于肝胃不和证。

（5）小建中合剂：每支10mL。每服1～3岁5mL、4～6岁10mL、7～9岁15mL、10～14岁20mL，1日3次。用于脾胃虚寒证。

2. 贴敷疗法

丁桂儿脐贴，每次1贴，贴于中脘穴，24小时换药1次。用于寒凝气滞证、脾胃虚寒证。

3. 针灸疗法

（1）针刺：足三里、梁丘、公孙、内关、中脘。胃寒者加梁门；胃热者加内庭；肝郁者加期门、太冲；脾胃虚寒者加气海、脾俞；胃阴不足者加三阴交、太溪。实证用泻法，虚证用补法。

（2）灸法：中脘、气海、神阙、足三里、脾俞、胃俞。艾条灸或隔姜灸，中脘、气海、足三里也可施行温针灸。用于寒凝气滞证、脾胃虚寒证。

4. 推拿疗法

（1）脾胃积热证：顺运八卦，清胃，退六腑，推四横纹。

（2）饮食积滞证：清脾胃，顺运八卦，推四横纹，清板门，清大肠。

（3）脾胃虚寒证：揉外劳宫，补脾，顺运八卦。

5. 拔罐疗法

取大椎、上脘、天柱、中脘、胃俞穴。用于寒凝气滞证。

【防护康复】

1. 预防

（1）生活有规律，定时进食，忌过食生冷瓜果、饮料、不洁食品，防止暴饮暴食。

（2）注意气候变化，及时增减衣服，注意腹部保暖。

（3）避免过度疲劳。餐后稍事休息，勿作剧烈运动。

2. 护理

（1）胃痛剧烈或持续不减者，应密切观察病情变化，配合必要的辅助检查，以便尽早确诊，采取有效措施。

（2）辨证施护：寒凝气滞证应避风寒，进甘温食物；脾胃积热证忌食辛辣肥甘厚味，夏季避暑降温；饮食积滞证应暂禁食，或少量给流质半流质饮食；肝胃不和证要疏解患儿情志，保持心情舒畅；脾胃虚寒证宜进甘温热食，忌冷饮；胃阴不足证忌温燥食品，宜适量多进有汁甘凉水果如荸荠、梨、甘蔗汁等。

3. 康复

（1）患儿渡过发病期后，仍应按其体质特点，给予相应的饮食调理、生活护理。

（2）有器质性疾病的患儿要做相应的辅助检查复查，如症状消失而病变未痊者需继续治疗，以期完全康复。

【审思心悟】

1. 循经论理

《黄帝内经》中有多处关于胃脘痛的相关记载，为我们认识本病的病机、证候提供了指导。《灵枢·经脉》说："脾，足太阴之脉……入腹属脾络胃……是动则病舌本强，食则呕，胃脘痛，腹胀善噫，得后与气则快然如衰。"将胃脘痛列为脾病主证之一，并提出了"得后与气则快然如衰"即通则不痛的治疗指导思想。《素问·六元正纪大论》说："木郁之发，民病胃脘当心而痛。"提出肝气郁结是胃脘痛的病因之一。《素问·举痛论》云："寒气客于肠胃之间，膜原之下，血不得散，小络急引，故痛。"明确寒气客于肠胃是引起疼痛的重要原因。《素问·痹论》曰："饮食自倍，肠胃乃伤。"儿童脾胃薄弱，最易为饮食所伤，本条经文则直接启发了后世对于饮食自倍造成小儿肠胃疾病的重视。《素问·禁刺论》云："脾为之使，胃为之市。"阐述了脾胃在生理上分工不同而又相互协调，胃主受纳、脾主运化，胃气以降为和、脾气以升为顺，二者阴阳互根、升降相因，共同完成水谷的消化、吸收、输布功能。所以，任何影响脾胃功能失调、气机升降失常的因素，皆可致胃脘痛。

金元医家首先将胃脘痛作为病证名提出，并作出专论。张元素在《医学启源·主治心法》首立"胃脘痛"病名；李杲在《兰室秘藏》专立"胃脘痛"一门，认为其病因多系饮食劳倦而致脾胃之虚，又为寒邪所伤导致，论其治法，分列出益气、温中、理气、和胃、除湿、清热、消食、涌吐多种方药。《景岳全书·心腹痛》："胃脘痛证，多有因食、因寒、因气不顺者……因虫、因火、因痰、因血者……惟食滞、寒滞、气滞者最多，因虫、因火、因痰、因血者，皆能作痛。"具体论述了胃脘痛的多种病因病机，提出了辨别虚证、实证的基本方法："痛有虚实……辨之之法，但当察其可按者为虚，拒按者为实；久痛者多虚，暴痛者多实；得食稍可者为虚，胀满畏食者为实；痛徐而缓莫得其处者多虚，痛剧而坚一定不移者为实；痛在肠脏中有物有滞者多实，痛在腔胁经络，不干中脏而牵连腰背无胀无滞者多虚。"且认为食停、寒留是胃脘痛的最常见证候，而气机不利则在病因病机中最为重要："胃脘痛证，多有因食、因寒、因气不顺者。然因食因寒，亦无不皆关于气，盖食停则气滞，寒留则气凝。"《症因脉治·胃脘痛论》对风寒、暑热所致的胃脘痛症状进行了详细的描述："偶值时令暴寒，心下闷痛，恶寒厥冷，二便清利，口吐冷沫，此寒邪入胃，凝结痰饮食积，卒然暴痛之症也。若时令暴热，心下忽绞痛，手足虽冷，头额多汗，身虽恶寒，口燥舌干，大便虽泻，溺色黄赤，此湿热所伤之症也。"《症因脉治·胃脘痛论》曰："七情六欲之火时动于中，膏粱炙爆之热日积于内，热久成燥，积热之痛作矣。胃阳不足，冷冻饮料内伤，阴寒凝结，阴积冷之痛，作矣。怒则气上，思则气结，忧思日积，气不宣行，则气滞而成痛。"强调了饮食膏粱厚味积热、生冷饮料寒凝、七情所伤气滞，都是引起胃脘痛发作的重要原因。《证治汇补·心痛》说："服寒药过多，致脾胃虚弱，胃脘作痛。"表明过服寒凉药物导致脾胃虚弱，也是胃脘痛的病因之一。

古代医籍论儿科胃脘痛，多夹杂于"心腹痛"之中。《诸病源候论·小儿杂病诸候·心腹痛候》说："小儿心腹痛者，肠胃宿食挟冷，又暴为寒气所加，前后冷气重沓，与脏气相搏，随气上下冲击心腹之间，故令心腹痛也。"《小儿药证直诀·脉证治法》中的"胃冷虚""积痛""虚痛"等均有与此相关的论述。《万氏秘传片玉心书·心腹痛门》曰："心腹痛有六：有寒，有热，有食，有积，有虫，有霍乱。"指出了引起小儿心腹痛六个方面的主要病因，并描述了不同证候的辨别及治则治法："凡小儿外感风寒，内伤冷物，胃气当心而痛，啼哭闷绝，手足冷，或吐或不吐，以热手按摩则止者，用草豆蔻丸主之。凡小儿受寒，连腹疼痛，叫哭不宁，手足冷，汗出，或泄或不泄。得热稍定，以理中汤主之。凡小儿腹痛，无时举发者，此积痛也，不可数下，下则气伤而难愈，以集圣丸调之。"

2. 证治有道

小儿胃脘痛既往多混于腹痛中认识，近几十年来随着以胃脘痛为主诉患儿就诊率的不断增加，业界学习前人论述、结合现代辅助检查诊断，日益积累了专病专治的经验，丰富了对于本病的认识。笔者在长期临床实践的基础上，从 20 世纪末主编《中医药学高级丛书·中医儿科学》起，逐步完善了对于小儿胃脘痛的中医药辨证论治体系，并就其中某些类型胃病的辨证治疗提出了自己的学术观点。

现代治疗小儿胃脘痛，应当明确其疾病诊断。各种胃炎、消化性溃疡、胃痉挛、胃动力障碍、胃潴留、急性胃扩张、返流性食管炎、胃黏膜脱垂、十二指肠炎、胃神经官能症、胃切除术后并发症等胃病均可能发生胃脘痛，胰腺炎、胆囊炎、胆石症、胆道蛔虫症、肝炎等也可以剑突下疼痛为常见表现，这些疾病都可以结合临床表现与辅助检查得到明确诊断。原则上各种胃病均可以按"胃脘痛"辨证施治，而肝、胆、胰病变甚至腹部以外器官如心脏、肺脏疾病引起的"胃痛"症状则皆需依其疾病诊断治疗。

小儿胃脘痛病因有外感邪气、伤于乳食、情志失调、正气亏虚等，要从望神色、望形态、望舌象，闻口气、闻嗳气、闻便气，问既往史、现病史、刻下症，切脉象、切脘腹、切四肢，四诊合参来诊查，分析其病机、证候。辨证要点在分辨实、虚、寒、热：急性者以邪实居多，慢性以正虚或虚实夹杂为主。实为寒凝、湿热、食积、气滞、血瘀等；虚为脾胃虚弱，包括气虚、阴虚、阳虚等。理气和胃止痛是本病治疗的基本法则。止痛宜通而不宜制，亦非唯通下为是，如《医学真传·心腹痛》云："夫通则不痛，理也。但通之之法，各有不同。调气以和血，调血以和气，通也。上逆者使之下行，中结者使之旁达，亦通也。虚者助之使通，寒者温之使通，无非通之之法也。若必以下泄为通，则妄矣。"

寒凝气滞证在小儿急性胃脘痛最为常见，于感受风寒或饮食生冷后卒然发作，以胃脘疼痛拘急、畏寒喜暖，脉弦紧或弦迟为特征，治以温中散寒，理气止痛。若同时见寒热身痛等表寒证者，用香苏散合桂枝汤加减，常用药紫苏叶、桂枝、白芍、炙甘草、香附、陈皮、生姜、大枣等。但见胃痛拘急者，用良附丸加味，常用药高良姜、香附、吴茱萸、干姜、陈皮、紫苏梗、砂仁（后下）等。寒凝郁久化热，寒热错杂者，用半夏泻心汤加减，常用药半夏、陈皮、干姜、黄芩、黄连、党参、大枣、甘草等。若是脘腹胀满者，加木香、枳壳理气行滞；嗳气呕恶者，加丁香、刀豆温胃降逆；不思进食者，加鸡内金、炒六神曲开胃进食。

脾胃积热证多有过食辛温燥热食品或感受热邪病史，以胃脘灼热疼痛、口干口渴、舌红苔黄腻为特征，治以清胃泻热，理气和中。痛势急迫，渴喜冷饮，面红唇赤，舌红苔黄者，用泻黄散加减，常用药石膏（先煎）、栀子、黄芩、黄连、蒲公英、木香、大腹皮、枳实、生地黄、牡丹皮等。脘腹胀痛，纳呆口臭，恶心呕吐，舌红苔黄腻者，用清中汤加减，常用药黄连、苍术、藿香、黄芩、泽泻、木香、竹茹、半夏、槟榔、六神曲等。肠燥便秘者，加大黄（后下）、玄明粉（冲入）导热下泄；口渴饮冷者，加麦冬、天花粉清热生津；龈肿齿衄者，加升麻、牛膝清胃凉血；

呕血黑便者，加茜草炭、蒲黄炭（包煎）、地榆凉血止血。

饮食积滞证有饮食失节现病史，以脘腹胀满疼痛、嗳气酸腐、矢气频作、呕吐或便泄后痛减为特征，治以消食导滞，行气止痛。方用保和丸加减，常用药鸡内金、焦山楂、炒六神曲、莱菔子、半夏、陈皮、茯苓、连翘等。脘腹胀满者，加紫苏梗、枳实行气消滞；口气臭秽者，加槟榔、胡黄连消积清热；饮乳过多者，加炒麦芽、砂仁（后下）消乳化积；呕恶频繁者，加姜竹茹、丁香和胃降逆；腹部胀满，舌苔厚腻者，加苍术、厚朴燥湿除胀；大便秘结者，加大黄（后下）、芒硝（冲入）通腑下积。本证还必须控制饮食配合治疗。

肝胃不和证有情志不调史，以胃脘疼满、痛连两胁、嗳气、烦躁为特征，治以疏肝理气，和胃止痛。方用柴胡疏肝散加减，常用药柴胡、白芍、川芎、香附、玫瑰花、党参、茯苓、麦芽、甘草等。两胁作痛者，加郁金、延胡索行气解郁；脘腹胀痛者，加枳壳、陈皮理气宽中；嗳气频作者，加旋覆花（包煎）、丁香和胃降气；烦躁易怒者，加夏枯草、栀子清肝泻火；吐酸吞酸者，加黄连、吴茱萸清肝和胃；形瘦纳差，加白术、谷芽健脾开胃。日久气滞血瘀者，胃痛如针刺，舌质紫黯有瘀斑，或有黑便，失笑散合丹参饮加减，常用药蒲黄（包煎）、五灵脂、延胡索、郁金、生地黄、牡丹皮、丹参、三七粉（冲服）等。

脾胃虚寒证见于脾阳虚体质的小儿，其中因滥用抗生素或苦寒中药者日益多见，以胃脘痛隐隐发作、绵绵不休、喜温喜按、手足不温、大便溏薄为特征，治以温中祛寒，缓急止痛。方用黄芪建中汤加减，常用药炙黄芪、桂枝、白芍、砂仁（后下）、干姜、吴茱萸、炙甘草、大枣等。形瘦疲乏者，加党参、茯苓、白术补中益气；泛吐清水者，加益智仁、炒山药、乌药等温脾固摄；恶心呕吐者，加半夏、陈皮、丁香温胃降逆；大便稀溏者，干姜改为炮姜，加苍术、肉豆蔻温脾止泻；形寒肢冷，腰膝酸软者，加制附子（先煎）、肉桂（后下）、补骨脂温补肾阳。

胃阴不足证见于胃阴虚体质的小儿，多由热病损伤胃阴或长期使用温燥药物、食物所致者，以胃脘隐隐灼痛、口燥咽干、舌质红干为特征，治以养胃益阴，缓急止痛。方用益胃汤加减，常用药北沙参、麦冬、生地黄、玉竹、白芍、甘草等。胃脘痛较甚者，加香橼、佛手理气和胃止痛；口干燥热者，加天花粉、石斛、山药润燥清热；烦渴引饮者，加石膏（先煎）、知母、芦根清胃泄热；嘈杂反酸者，加黄连、吴茱萸、海螵蛸抑肝和胃；不思进食者，加炒谷芽、炒麦芽消食和胃。

对于小儿 Hp 相关性胃炎，笔者通过临床观察总结提出，本病的中医药治疗可从寒热辨证出发，分为三个主要证型辨证论治处方用药。脾胃虚寒证以脾阳不振、气机不利为主要病机，治以温脾建中，理气止痛，方用黄芪建中汤加减，常用药炙黄芪、桂枝、白芍、炙甘草、制香附、丁香、吴茱萸、郁金、焦山楂、炒六神曲。胃热气滞证以邪毒伤胃、中焦气滞为主要病机，治以清胃解毒，理气止痛，方用泻心汤、左金丸加减，常用药黄连、吴茱萸、黄芩、丁香、香附、青黛（包）、紫花地丁、槟榔、竹茹、延胡索、焦山楂、炒麦芽。脾虚胃热证以脾阳不振、邪毒伤胃、中焦气滞为主要病机，治以温脾建中，清胃理气，方用黄芪建中汤合左金丸加减，常用药黄芪、桂枝、白芍、甘草、吴茱萸、黄连、黄芩、丁香（后下）、青黛（包）、竹茹、焦山楂、炒六神曲。常见四兼证肝胃不和证、气滞血瘀证、饮食积滞证、湿热中阻证，再作相应的方药加减。另外，笔者提出：体外抑菌实验表明，对 Hp 有作用的中药很多，其中不仅有苦寒药如黄连、黄芩、青黛、紫花地丁、大黄之类，也有温补药如桂枝、黄芪、高良姜、丁香、吴茱萸、甘草等。临床应用，当以中医学辨证为主，辨清寒热虚实，作为选方用药的主要依据，在此基础上，可根据不同证情选用药物，适当考虑药理学研究成果组方治疗。切不可仅按实验室体外抑菌试验结果用药，丢弃中医学辨证论治之根本，那样便不能发挥出中医学整体观、辨证论治的特色和优势，造成疗效既比不上西药、也比不上辨证论治用药的可悲结局。

第十八章

便秘

【概述】

便秘，是指大便干硬难下、排便次数减少、间隔时间延长或粪质不干但排便困难的一种病证。本病既可作为一种独立的疾病，也可为一种症状见于其他疾病之中。本病一年四季均可发生，据报道我国儿童便秘患病率达到 18.8%，可见于任何年龄阶段的小儿。其发病多与饮食不节、情志失调、素体实热或正气虚弱等因素有关。

《黄帝内经》将便秘称为"大便不利""后不利""大便难"。汉代张仲景在《伤寒论》中将便秘分为"阳结""阴结"。隋代巢元方在《诸病源候论·小儿杂病诸候·大便不通候》中称之为"大便不通"。"便秘"病名较早见于明代万全《广嗣纪要》"妊娠便秘"中。

西医学将便秘分为器质性便秘和功能性便秘两大类，均属于中医学"便秘"范畴，本节主要论述功能性便秘。90% 以上的小儿便秘属功能性便秘（functional constipation，FC）范畴，功能性便秘是指未发现明显器质病变而以功能性改变为特征的排便障碍。本病经过合理治疗，一般预后良好，但因大便干硬易并发肛裂，少数迁延不愈者可引起痔疮、脱肛等疾病。

【病因病机】

《灵枢·灵兰秘典论》曰："大肠者，传导之官，变化出焉。"可知大肠为食物残渣糟粕传导排出体外的主要器官，也就是便秘的主要病位，大肠传导失司是便秘的病机关键，且与肺、脾（胃）、肝、肾密切相关。病因病机归结起来有以下四个方面。

1. 食浊停积

小儿乳食不知自节，若喂养不当，饥饱失常，则损伤脾胃、妨碍传导，饮食浊气不下，造成便秘。或进食过多，脾运乏力，积滞停于胃肠；或过食肥甘厚腻等难以消化之物滞留胃肠；或进食过少，残渣不多，积留肠腑；或食入富含纤维蔬菜、水果过少，或饮水量少，胃肠失于濡润、刺激。均可导致运化失常，乳食残渣糟粕停积，胃失降浊、肠腑传导失司，产生便秘。

2. 燥热内结

小儿易于感受温热病邪，热病损阴伤津；或肺脏燥热之邪下移大肠，肠道津伤失濡；因疾病过用辛温药物，损伤阴液；或嗜食辛辣燥热食物，伤津耗液；或乳食不化，积久化热灼伤阴津；或胎热素盛，燥热内结肠腑等。各种病因均可导致肠腑阴津耗伤，燥热内结，失于濡润，肠道干涩，大便燥结，发为便秘。

3. 气机郁滞

小儿因环境和生活习惯突然改变心情不相适应，或所欲不遂情志不舒，或学习压力过大思虑不解，皆可造成肝气抑郁，中焦气滞，影响胃肠降浊、泄浊功能，产生便秘。或者久坐少动，或者手术损伤胃肠，或者先天畸形结肠冗长，也均可引起胃肠腑气不利，通降传导失司，糟粕内停，形成便秘。若小儿因排便困难，畏惧疼痛，而克制排便，更使便秘病程延长、病情加重。

4. 气阴亏虚

小儿若禀赋不足，或后天失调，或吐衄便血，或壮热大汗，或因病过用发汗、通利、燥热之剂，耗气损阴伤津，致身体虚弱，气阴虚衰。气虚则脾胃运化力弱大肠传导无力，血虚阴亏、津液不足以滋润均可致食浊下行不利。病久及肾，真阴渐亏，肠道随之干涸；阴损及阳，则温煦无权，不能蒸化津液，温润肠道，均使糟粕难行而致便秘。

由于患儿病因有不同、体质有差异，本病在临床上可见到寒、热、虚、实不同性质的证候。食浊停积者，属"食秘"；燥热内结者，属"热秘"；气机郁滞者，属"气秘"；气血阴津亏虚者，则为"虚秘"；阳虚阴结者，称"冷秘"或"寒秘"。本病病机以虚实为分，则食秘、热秘、气秘属实，虚秘、冷秘属虚。而寒热虚实之间，又常有相互兼夹与演变。

【临床诊断】

1. 诊断要点

（1）患儿多有先天禀赋异常、饮食偏嗜（尤其进食蔬菜、水果量少）、外感热病、情志不畅及胃肠虚损等病史。

（2）便质干硬，程度各异，轻者仅大便头部干结，一般多大便粗硬，甚者大便坚硬，状如硬团或羊矢，易于堵塞抽水马桶。亦有便质虽不甚干硬，但临厕努挣乏力、排便不畅者。排便次数减少，即间隔时间延长，多每周排便≤2次。

（3）可伴有腹胀、腹痛，食欲不振，脘闷嗳气，婴幼儿排便时哭闹，夜寐不安，烦躁易怒等症。或伴有肛裂、便血、痔疮等。部分患儿左下腹部可触及粪块。

2. 鉴别诊断

功能性便秘与器质性便秘鉴别：功能性便秘，又称习惯性便秘、单纯性便秘，指非全身疾病或肠道疾病所引起的原发性持续便秘，排便次数减少、粪便硬结，或伴排便时疼痛、腹痛和腹胀等。器质性便秘，是指由于脏器的器质性病变（如胃肠道疾病、神经系统疾病、内分泌疾病等）所致的便秘，此种便秘症状类似功能性便秘但一般较严重，且伴有相应器质性病变的症状、体征及理化检查异常，可资鉴别。

【辨证论治】

1. 辨证要点

本病辨证，首当辨虚实，继则辨寒热。

（1）辨实秘虚秘：实秘病程相对较短，有小儿素体阳盛、饮食不当、热病后期及情志不舒病史，大便干结较著，多伴腹痛、腹胀、口臭、烦躁等，舌红苔黄，脉滑数。虚秘病程相对较长，有小儿素体气血阴津亏虚，或疾病损伤等伤及气血阴津的病史，大便干结较轻，或者只是欲便不出或便出不畅，多伴气血阴津亏虚见证。

（2）辨寒证热证：热证多面赤身热，口臭，腹胀，口渴，溲赤，舌红苔黄。寒证多面白肢凉，乏力，自汗或盗汗，小便清长，舌淡苔白。

2. 治疗原则

治疗本病以通导大便为基本法则。应根据病证之不同，分别采用消食导滞、清热润肠、理气通便、益气养血、滋阴增液等不同治法。应注意用药不可攻伐太过，避免损伤正气。

3. 证治分类

（1）食浊停积

证候　大便秘结，脘腹胀痛，肚腹灼热，不思乳食，口臭，或有恶心呕吐、嗳气酸腐，夜寐欠佳，小便短黄，舌质红，舌苔垢腻、或黄，脉沉有力，指纹紫滞。

辨证　本证有伤食或伤乳史。临床以大便秘结、脘腹胀痛、不思乳食、舌苔垢腻为特征。

治法　消积导滞，泄浊通便。

方药　枳实导滞丸加味。常用炒六神曲、焦山楂消积化滞；枳实、槟榔行气导滞；莱菔子、大黄（后下）攻积泄浊；黄芩、黄连清热燥湿；白术、茯苓健脾助运。

脘腹胀痛甚者，加厚朴、川芎行气消胀；伤乳者，加麦芽、谷芽消乳化积；夜寐不安者，加栀子、淡豆豉清心除烦；大便干硬甚如羊粪者，加芒硝（冲入）润燥通便。

（2）燥热内结

证候　大便干结，排出困难，甚则便秘不通，或面赤身热，腹胀或痛，口干口臭，口舌生疮，小便短赤，舌质红干，苔黄燥，脉数有力，指纹紫滞。

辨证　本证多见于小儿热病后期，或素喜肥甘炙煿之品者。临床以大便干结、排便困难、口干渴、舌红干、苔黄燥为特征。

治法　清热润肠，下气通便。

方药　麻仁丸加减。常用大黄（后下）、火麻仁泄热润肠通便；杏仁、白蜜润肠降气；白芍、玄参养阴清热；厚朴、枳实下气破气。

口干舌燥者，加生地黄、麦冬、桑椹滋阴润燥；大便干结坚硬者，加芒硝（冲入）、瓜蒌子润燥通便；腹胀口臭者，加槟榔、莱菔子行气消积；肺热肠燥者，加黄芩、杏仁清肺润肠；便干带血者，加槐花、地榆清火凉血。

（3）气机郁滞

证候　大便干结或不干，欲便难解，嗳气呃逆，或有胸胁胀满，腹胀窜痛，舌质红，苔薄白，脉弦，指纹滞。

辨证 本证多见于年长儿，有情志失调、久坐少动或损伤胃肠史。临床以大便干结或不干、欲便难解、嗳气频作为特征。

治法 行气疏肝，导滞通便。

方药 六磨汤加减。常用槟榔、枳壳行气导滞；乌药、木香理气宽中；旋覆花（包煎）、降香（后下）降逆下气；大黄（后下）、莱菔子行滞通便。

嗳气频繁者，加紫苏梗、代赭石（先煎）降气平肝；心情抑郁者，加郁金、白芍解郁行气；胸胁胀满者，加青皮、香附疏肝理气；气郁化火烦闹者，加牡丹皮、决明子清肝泻火；大便干硬者，加瓜蒌子、紫苏子润肠导滞。

（4）气阳亏虚

证候 有便意，临厕努挣却排便困难，努挣时汗出气短，大便先干后软或并不干硬，便后疲乏，伴面白神疲，肢体倦怠，舌质淡胖，苔薄白，脉虚弱，指纹淡。

辨证 本证多见于禀赋不足或病后失调脾气虚弱者。临床以大便不一定干结、但临厕努挣难以排出、伴气虚体弱表现为辨证要点。

治法 益气润肠，顺气通便。

方药 黄芪汤加味。常用黄芪、白术、党参峻补肺脾之气；火麻仁、桃仁、白蜜润肠通便；陈皮理气以助大肠传导。

汗多气短者，加茯苓、碧桃干、浮小麦益气止汗；久咳干咳气短者，加麦冬、紫菀、天冬润肺止咳；气虚下陷脱肛者，加人参、升麻、柴胡益气升阳。

若患儿气虚日久，病深及肾，气阳俱亏，肾阳不足而排便无力、大便清冷、肢冷畏寒者，称为冷秘，用济川煎加减，常用药肉苁蓉、牛膝、当归、熟地黄、锁阳、火麻仁、枳壳等温肾益精，润肠通便。

（5）阴液亏虚

证候 大便干燥，艰涩难下，面色、唇甲淡白无华，头晕目眩，心悸健忘，舌质淡嫩，苔薄白，脉细弱，指纹淡。

辨证 本证多见于素体阴血亏虚或病后津液枯燥的患儿。临床以大便干燥、艰涩难下、面色唇甲淡白无华为特征。

治法 养血滋阴，润燥通便。

方药 润肠丸加减。常用当归、生地黄养血滋阴；火麻仁、郁李仁、桃仁润肠通便；枳壳破气下行。

大便干硬者，加玄参、桑椹滋阴润燥；心悸失眠者，加酸枣仁、柏子仁养心生津；血虚有热，唇淡口干心烦者，加知母、牡丹皮清热凉血；兼气虚乏力者，加黄芪、太子参、白术补气生血。

【其他疗法】

1. 中药成药

（1）枳实导滞丸：每瓶36g。每服1～3岁3g、4～12岁6g，1日2次。用于食浊停积证。

（2）麻仁丸：每袋6g。每服1～3岁2g、4～9岁4g、10～14岁6g，1日1～2次。用于燥热内结证。

（3）木香槟榔丸：每袋6g。每服<6岁1～2g、7～10岁2～3g、11～14岁3～6g，1日2～3次。用于气机郁滞证。

（4）补中益气口服液：每支10mL。每服<6岁5mL、>6岁10mL，1日2～3次。用于气阳亏虚证。

（5）桑椹膏：每瓶50g。每服1～3岁5g、4～12岁10g，1日2次。用于阴液亏虚证。

2. 外治疗法

大黄粉10g，以酒适量调成糊状，涂于脐部，纱布覆盖固定，再以热水袋外敷10分钟。1日1次，疗程1～3日。用于燥热内结证。

3. 针灸疗法

（1）体针：主穴：大肠俞、天枢、支沟、上巨虚等，实秘用泻法，虚秘用补法。燥热内结证加合谷、曲池；气机郁滞证加中脘、行间；气虚证加脾俞、胃俞；阴虚证加足三里、三阴交。

（2）耳穴压丸：取大肠、便秘点、直肠下段。用王不留行籽置于胶布中，贴压耳穴，并轻轻按压每日3～5次。每周换贴2～3次。

4. 推拿疗法

（1）实证：清大肠，退六腑，推下七节骨。食浊停积证加清胃经，揉板门；燥热内结证加清天河水，揉膊阳池；气机郁滞证加推肝经，揉膊阳池，推四横纹，推肺经。

（2）虚证：推下七节骨，补脾经，补肾经，推上三关，点揉足三里。气虚证加揉中脘、脾俞、肾俞，摩腹；血虚证加推四横纹；阴虚证加揉膊阳池、揉二人上马。

5. 西医疗法

（1）轻泻药：包括容积性泻剂麦麸、聚乙二醇，渗透性泻剂乳果糖等。乳果糖宜在早餐时一次服用，治疗几天后根据患儿情况酌减剂量。

（2）微生态制剂：活菌制剂能补充肠道双歧杆菌、乳杆菌、酪酸菌等有益菌群，在肠内发酵产生大量的有机酸，降低 pH 值，抑制肠道有害菌群和异常发酵产生的氨和吲哚类物质，调节肠道正常蠕动。

（3）润滑剂：急性便秘或粪块嵌塞时，可将开塞露注入肛门内，刺激直肠引起排便。

【防护康复】

1. 预防

（1）饮食合理，食不厌"粗"，多食含粗纤维素食物，如粗粮果蔬等。避免过食辛辣及肥甘厚味，亦不可过食寒凉生冷，并注意多饮水。

（2）养成定时排便习惯，避免忽视便意或克制排便，避免久坐少动，避免精神紧张，保持心情舒畅，克服恐惧排便心理。

2. 护理

（1）对患儿进行排便习惯和方法的训练，把握定时和专注排便两个关键点，尤其婴幼儿，避免走形式性的排便。

（2）注意饮食清淡，多饮水，多进膳食纤维，如蔬菜、红薯、土豆等食物，香蕉、梨、弥猴桃、桃子、火龙果等水果。

（3）大便干结临时对症处理，可用开塞露、蜜煎导或肥皂条纳入肛门通便。

（4）热病之后，便秘者不急于泻下，糜粥自养，扶助胃气，大便多能自通。

3. 康复

（1）纠正不良的进食习惯，不偏食。牛奶喂养的小儿，可适当加一些蜂蜜、橘汁。适当注意多饮水，多进利于排便的蔬菜、水果。另外，尚可选用富含油脂、性质滑利的食品，如麻油、黑芝麻等。

（2）对因排便困难而畏惧排便，或因玩耍而克制排便的小儿，要耐心劝说他们有便意时即时排便。引导他们形成按时排便的习惯。

【审思心得】

1. 循经论理

《黄帝内经》首先记载"大便不利""后不利"及"大便难"等，并指出与脾、肾关系密切。如《灵枢·杂病》说："腹满，大便不利……取足少阴。"《素问·厥论》曰："太阴之厥，则腹胀后不利。"《素问·至真要大论》云："太阴司天，湿淫所胜，……大便难。"张仲景称便秘为"脾约""闭""阴结""阳结"，病因与寒、热、气滞有关，并提出药物内服及蜜煎导等有效方法。如《金匮要略·五脏风寒积聚病脉证并治》云："趺阳脉浮而涩，浮则胃气强，涩则小便数，浮涩相搏，大便则坚，其脾为约，麻仁丸主之。"《伤寒论·辨阳明病脉证并治》最早提出用蜜制药挺"内谷道中"的外导法及用猪胆汁和醋"以灌谷道内"的灌肠疗法。金元时期，刘完素首倡实秘、虚秘之别，《素问病机气宜保命集·泻痢论》说："凡脏腑之秘，不可一例治疗，有虚秘、有实秘。胃实而秘者，能饮食，小便赤……胃虚而秘者，不能饮食，小便清利。"这种虚实分类法，经后世医家不断充实归纳，成为便秘临床辨证之纲领，有效地指导着临床。清代沈金鳌《杂病源流犀烛·大便秘结源流》中有"故成便秘之证"的"便秘"病名明确记载并沿用至今。

历代儿科文献多从"大便不通"论便秘，对其病因病机、治疗方药等有不少记载，为本病辨证论治体系的建立奠定了基础。隋代巢元方《诸病源候论·小儿杂病诸候·大便不通候》言："小儿大便不通者，腑脏有热，乘于大肠故也。脾胃为水谷之海，水谷之精华，化为血气，其糟粕行于大肠。若三焦五脏不调和，热气归于大肠，热实，故大便燥涩不通也。"论述了小儿便秘的病因为脏腑有热，结于大肠，且"三焦五脏"皆可导致大便不通。清代吴谦在《医宗金鉴·幼科杂病心法要诀·初生门·不大便》中说："大便不通名锁肚，皆缘热毒受胎中。"认为胎毒热甚是新生儿大便不下的原因。明代鲁伯嗣《婴童百问·大便不通》云："小儿大肠热，乃是肺家有热在里，流入大肠以致秘结不通，乃实热也……热甚者，加山栀、黄芩流利之。其表里俱热者，面黄颊赤，唇燥口干，小便赤涩，大便焦黄。"清代夏鼎在《幼科铁镜·大便不通》中认为："肺与大肠有热，热则津液少而便闭，治用四顺清凉饮；血虚燥滞不通者，治用四物汤加柏子仁、松子仁、胡桃仁，等分服之。"两位医家论述了肺热、血虚与便秘的关系，对小儿便秘的病因、内治法均作了精辟的论述。明代万全在《万氏家藏育婴秘诀·治大便》中说："夫饮食之物，有入必有出也。苟大便不通，宜急下之，使旧谷去而新谷得入也。然有实秘者、有虚秘者，临病之时，最宜详审。"对于便秘，提出辨其虚实缓急，不可概以攻下取之，书中所列方药，皆切合实用。

2. 证治有道

便秘首先应区别功能性便秘或器质性便秘，如先天性巨结肠、结肠冗长症、肛门狭窄、肠梗阻、脊柱裂、肿瘤压迫马尾等器质性疾病都能引起便秘。其中先天性巨结肠主要表现为顽固性便秘，新生儿胎粪排出延迟，婴儿便秘进行性加重，高度腹胀等，钡剂灌肠后 X 线检查显示近直肠－乙状结肠处狭窄、上段结肠异常扩大。结肠冗长症表现为进行性恶化的便秘，腹痛、腹胀间歇性发作，排气后缓解，钡剂灌肠 X 线造影是诊断的主要手段。功能性便秘可单纯用中药治疗，器质性便秘则应以病因、证候辨别同时进行而后论治，病情重者必要时需手术治疗。

小儿便秘主要分为实证和虚证两类。实证多为乳食积滞、燥热内结和气机郁滞所致，一般病程较短，病情轻浅，粪质多干燥坚硬，常腹胀拒按，舌红苔黄。食浊停积者伴有脘腹胀满，不思乳食，或有恶心呕吐；燥热内积者可伴面红身热，口干口臭；气机郁滞者常嗳气频作。虚证多因气虚传导无力，或血虚阴亏失于濡润，一般体质弱，病程长，病情顽固，常腹胀喜按。气虚者伴神疲气短乏力；血虚者面白无华，唇甲色淡；阴虚者多见形瘦盗汗，五心烦热。再辨热证与寒证。热证者多有面赤身热、口干、尿黄、得温反甚、舌红苔黄等热象；寒证者则常见面色青白、四肢不温、喜热恶寒、小便清长、舌淡苔白之寒象。

胃主降浊，大肠者传导之官，便秘病位主要在胃与大肠，是腑气不通形成，故通腑泄浊是本病的基本治疗原则。但通腑并非泻下一法，且小儿脏腑娇嫩，即使泻下通便亦当中病即止，应当究其病因，审因论治结合利气通便，同时结合饮食调理、起居调摄，方为治疗正道。

食浊停积证由乳食不节，超过小儿脾胃纳运功能而患，治以消积导滞通便。方用枳实导滞丸加减，常用药枳实、炒六神曲、焦山楂、莱菔子、黄芩、茯苓、大黄（后下）、泽泻、白术等。伤于谷食者，重用炒六神曲消谷食积；伤于肉食者，重用焦山楂消肉食积；伤于乳类者，重加炒麦芽消乳食积；恶心呕吐者，加姜半夏、陈皮和胃降气；脘腹胀满者，加莱菔子、厚朴行气消积；大便干硬者，加瓜蒌子、芒硝（冲入）润燥通便；积热烦闹者，加连翘、胡黄连清热除烦。

燥热内结证由热结胃肠产生，治以清热润肠通便。方用麻子仁丸加减，常用药大黄（后下）、火麻仁、瓜蒌子、枳实、厚朴、杏仁、白芍、蜂蜜等。大便干结坚硬者，加芒硝（冲入）、郁李仁润燥通便；口干舌燥，津液耗伤者，加生地黄、玄参、麦冬润燥清热；肺脏燥热下移大肠者，加黄芩、胖大海、罗汉果清肺润肠；腹胀痛、口臭者，加槟榔、莱菔子行气导滞。

气机郁滞证由肝胃气滞产生，治以行气导滞通便。方用六磨汤加减。常用药木香、乌药、沉香、大黄（后下）、槟榔、枳壳等。胸胁痞满者，加香附、川芎疏肝理气；腹胀攻痛者，加青皮、莱菔子行气消胀；嗳气呃逆者，加旋覆花（包煎）、紫苏子降逆下气；恶心呕吐者，加姜半夏、陈皮、代赭石（先煎）和胃降逆；口苦咽干者，加栀子、决明子、虎杖清肝泻火。

气阳亏虚证多与先天、后天形成的体质因素及病久失调有关。以脾虚气弱证多见，治以健脾益气通便，方用黄芪汤加减，常用药黄芪、白术、茯苓、党参、火麻仁、陈皮、蜂蜜等。其中白术兼有健脾益气和助运通便的作用，但应大剂量生用。肺虚久咳气短者，加杏仁、紫菀润肺止咳；气虚下陷脱肛者，重用黄芪，加升麻、柴胡、人参升举中阳；大便干硬难解者，加麦冬、柏子仁润肠通便。少数气虚日久发展至阳虚者，治以温阳助运通便，方用济川煎加减，常用药肉苁蓉、锁阳、当归、牛膝、泽泻、枳壳、熟地黄、火麻仁等。

阴液亏虚证多见于素体阴血亏虚或因热病耗伤阴津的患儿。可细分为阴血亏虚与津枯肠燥两类。阴血亏虚证治以滋阴养血通便，方用润肠丸加减，常用药当归、熟地黄、何首乌、火麻仁、桃仁、玄参、桑椹、蜂蜜、枳壳等。唇指淡白血虚者，加鸡血藤、阿胶（烊化）养血润燥；心悸失眠者，加酸枣仁、柏子仁滋阴养心；心烦手心亢热者加知母、牡丹皮养阴清热；兼气虚乏力者，加黄芪、白术、太子参补气生血。津枯肠燥证治以生津润肠通便，方用五仁丸加减，常用药柏子仁、松子仁、杏仁、桃仁、郁李仁、生地黄、麦冬、天冬、陈皮、罗汉果等。

第十九章

便血

便血，又称下血、后血，是指各种原因引起的胃、肠络脉受损，血由肛门而出，便色鲜红、紫黯或黑色，或为血便、或为血水、或粪便检查发现出血者。

便血之名最早见于《黄帝内经》，《素问·阴阳别论》曰："结阴者，便血一升，再结二升，三结三升。"便血，有远血、近血之分，《景岳全书·便血论治》在《金匮要略》的基础上，提出了远血、近血的出血部位区分，说："但血在便前者，其来近，近者，或在广肠，或在肛门；血在便后者，其来远，远者，或在小肠，或在于胃。"现代更明确，一般情况下，便血鲜红者其来较近，便血紫黯者其来较远。

大部分便血是由消化道病变引起的，如炎症性肠病、消化道溃疡、急性坏死性肠炎、肛裂、肠息肉、梅克尔憩室，以及肠套叠、食道静脉曲张出血等。某些急性传染病、肠道寄生虫病、血液病以及维生素缺乏等全身性疾病也可引起便血，如新生儿出血症、新生儿败血症、痢疾、肠结核、钩虫病、过敏性紫癜、血友病、弥散性血管内凝血（DIC）等。自采用消化道造影、纤维内窥镜、放射性核素 ^{99m}Tc 扫描、选择性腹腔动脉造影以来，便血的病因诊断准确率大为提高。便血的辨证论治必须结合病因诊断治疗，才能提高疗效、减少风险。

【病因病机】

1. 湿热蕴结

小儿感受湿热之邪或湿邪化热，湿热蕴积中焦，或者平素恣食辛热或食滞胃肠，积久化热，皆可造成热毒薰灼，损伤胃肠脉络，迫血外渗，血顺腑道而下，而致便血。

2. 血热伤络

患儿多原有胃肠肌损溃疡，再加外感或内伤邪热，犯入血分，损伤胃肠阴络，血热不循常道，妄行溢于脉络之外，产生便血。

3. 气滞血瘀

小儿情志不遂，肝失疏泄，气机郁滞，久则由气及血，气滞血瘀，阻滞脉络，瘀阻络伤，血不循经，溢于肠道而便血。若气郁化火，横逆犯胃，更易灼伤胃络，络伤血溢，下渗肠道而成便血。

4. 脾虚失摄

小儿脾常不足，脾虚体质者众。气为血之帅，若是脾气虚质或久病致脾气亏虚，则脾气虚难以统摄血液，血溢胃肠络外而便血。若是阳气亏虚，阳不统阴，更易使血溢肠道，造成便血。

便血一病，实证多见急性出血、虚证多见慢病久血，亦常见虚实夹杂之证。无论急性、慢性便血，均可发展为气随血耗，气血两虚，出血量多者甚至可致气随血脱，以致演变为气血俱脱之危症。

【 临床诊断 】

1. 诊断要点

（1）有胃脘痛、腹痛、胁痛、便秘，或既往有便血病史。

（2）大便下血，或血便夹杂、或便外见血、或单纯下血。可伴有腹痛、腹胀，或口渴、乏力、头晕等症状。

（3）辅助检查：大便外观见血或镜检有红细胞。内窥镜、X线钡剂造影、肛门指诊等检查可助明确胃肠道疾病出血的部位及诊断。

（4）便血分度：轻度出血，每次便血少于20mL，全身症状较轻微；中度出血，全身症状明显，或昏厥，脉细数；重度出血，一次便血超过200mL，或24小时内丢失循环血量的20%～25%，出现休克症状如肢厥、汗出，或见昏迷，脉微欲绝。

2. 鉴别诊断

多种胃肠道疾病与全身性疾病都可以出现便血。需对常见可能引起便血的疾病加以鉴别。其中钩虫病、细菌性痢疾、阿米巴痢疾、肛裂、息肉、痔疮、过敏性紫癜等疾病引起的便血应主要依其原发疾病处理。

（1）炎症性肠病：包括溃疡性结肠炎（UC）和克罗恩病（CD）。UC主要累及直肠和结肠，主要临床表现是持续 4～6 周以上或反复发作的腹泻，为血便或黏液脓血便，伴体重明显减轻、腹痛、里急后重和不同程度的全身症状，结肠镜及黏膜活检可确诊。CD 多发于末端回肠和右半结肠，症状多为腹痛、腹泻、体重减轻、食欲缺乏等，可伴便血，内镜、影像学和组织病理学检查可助诊断。

（2）消化性溃疡：主要指发生于胃和十二指肠的慢性溃疡。随着内镜检查等的开展，儿童消化性溃疡诊断病例有增加趋势。见柏油样黑便，或暗红色、褐色便，可有呕血，慢性反复发作性腹痛，疼痛常位于上腹或脐周，进食、饥饿、气候变化及精神紧张均可诱发。胃镜检查可以确诊，尤其是胶囊内镜检查在儿科受到欢迎。

（3）肠套叠：多见于 1 岁以下婴儿，以突发阵发性哭闹、腹痛，伴面色苍白、呕吐、便血和腹部扪及腊肠样肿块为主要临床特征。发作时腹痛剧烈，持续数分钟后，腹痛缓解如常人，间歇 10～20 分钟后反复，起病后 6～12 小时内出现果酱样黏液血便，或直肠指检有血便。腹部 B 超可诊断。

（4）急性坏死性小肠结肠炎：多见于 4～14 岁儿童。起病急，以突发性腹部绞痛、腹胀、呕吐、腹泻、便血和发热为主要特征，全身中毒症状重，大便呈洗肉水样或赤豆汤样，黏稠时可呈果酱样。卧位 X 线摄片呈小肠局限性充气扩张，肠间隙增宽，肠壁积气。

（5）梅克尔憩室：又称回肠远端憩室，是儿童期较常见的消化道畸形，约 8%～22% 的梅克尔憩室可发生炎症、出血、梗阻、肠套叠等并发症。往往表现为大量便血，然后又自行停止，隔一段时间又再出血。有时出血也可以较为缓慢，表现为大便隐血。99m 锝（99mTc）同位素扫描诊断 Meckel 憩室的准确率可达 70%～80%。

（6）肛裂：一般为便秘的坚硬大便撑破肛门引起出血，多见为便外带血或便后滴血，检查可见肛门的前后正中（以后正中为多）肛管组织表面裂开，形成梭形或椭圆形小溃疡，方向与肛管纵轴平行。

（7）直肠及结肠息肉：多见于 3～6 岁儿童。以间歇性、反复的小量便血为特征，无痛，血与粪便不相混合，色鲜红或暗红，有时便条上有压迹，或排便后可见息肉脱出，可作肛门指检或肠镜检查诊断。

（8）痔疮：便血色鲜红，便时或便后出血，不与粪便相混，常为间断便血，出血多呈点滴不止，或肛门射血如线，且肛门有异物感或疼痛，可作肛门直肠指检诊断。

（9）钩虫病：发病前有粪便、泥土接触史或生食蔬菜史。以贫血、营养不良、胃肠功能紊乱或排柏油样黑便为主症。粪便涂片检查可见到钩虫卵，用粪便饱和盐水漂浮法查钩虫卵阳性率更高。

（10）细菌性痢疾：急性细菌性痢疾起病急，以腹痛、里急后重、脓血便或黏液便为主症，可伴发热等全身中毒症状，粪便检查可见大量脓细胞和红细胞，以及巨噬细胞，大便培养有痢疾杆菌生长。

（11）阿米巴痢疾：在流行地区有饮食不洁史或与本病患者有密切接触史。起病缓慢，全身中毒症状轻，腹痛轻微，大便暗红色果酱样，1日10次左右，有特殊腥臭，无里急后重。粪便检查可找到阿米巴滋养体。

（12）过敏性紫癜：以臀部及双下肢对称分布的高出皮肤的瘀点瘀斑为主要特征，约半数病例有腹痛便血，或可伴有关节肿痛、肾脏损害。

（13）便血还须与口服生物碳、铁剂、动物内脏、动物血及某些中草药所致黑便相区别。

【辨证论治】

1. 辨证要点

本病辨证，先需明病位，再当辨虚实、寒热和轻重。

（1）辨明病位：便血有远血、近血之分，注意观察其色、质、量及伴随症状，可以辨明病位。若便血色紫黯或色黑，口臭，口苦，胃脘灼热，舌苔黄者，病位在胃；便血黯黑甚或紫红，伴脘胁胀痛，心烦易怒，舌苔黄，脉弦数，或脘腹胀痛，肋下癥块，脉弦细涩，病位在肝胃；便血紫黯或黑如柏油样，伴神疲乏力，面色少华，怯寒肢冷，舌淡脉细，病位在脾胃；黯红色大便多为胃或小肠出血；便血鲜红或血附于便外，肛门灼热，大便干结，苔黄腻，病位多在大肠、直肠和肛门。

（2）辨清虚实：便血实证多病程较短，血色鲜红或紫黯，口干口苦，口气臭秽，脘腹灼痛、胀痛或刺痛，心烦不安，大便秘结，舌红苔黄，脉弦数或滑数，常因湿热蕴结或热入血分所致。虚证下血日久不止，紫黯或色淡，脘腹隐痛，痛时喜按喜温，伴面色无华，神疲乏力，大便溏烂，怯寒肢冷，舌淡苔白，多由脾胃虚寒或脾虚气不摄血所致。病中由于正邪相争、久病复感外邪，或失治误治又可形成虚实夹杂证。

（3）辨别寒热：便血起病急，病程短，口干而渴，喜冷畏热，下血急迫，舌红苔黄，脉数有力多为热证。病程较长，倦怠乏力，脘腹隐痛，食欲减低，怯寒肢冷，便血势缓，舌淡苔白，脉细多为寒证。小儿便血病程中寒热二证可互相转化，寒热相兼证候亦属常见。

（4）辨识轻重：便血轻者，病程较短，出血量少，治疗及时，护理适宜，可以很快痊愈。若素体虚弱，或治疗未效，出血迁延，会渐显气血两亏或阴血亏虚等虚象，治疗恢复较慢。若发病急骤、便血量多，或屡屡出血不止，血虚、气耗加重，可发展至气随血脱，甚至阳气暴脱，如不及时抢救，可威胁生命。

2. 治疗原则

便血实证热证以清热泻火、凉血止血为治疗原则，兼有气机郁滞者宜行气解郁、湿浊内蕴者宜祛湿化浊、血脉瘀阻者宜祛瘀止血。便血属虚证寒证者，以补益中气、温中健脾、养血止血为治疗原则。虚实并见、寒热错杂者，当攻补兼施、寒温并用。离经之血便是瘀血，宜适当加用活血止血之品，以祛瘀生新，使血止而不留瘀。同时需分清标本缓急，病情较缓者，当中医辨证和西医辨病相结合，标本兼顾治疗；大出血者，随时会气随血脱，甚则阴阳离绝，应立即针对病因止血、补血以救其急。

3. 证治分类

（1）湿热蕴结

证候　大便下血鲜红、紫红，便下不畅或稀溏，或兼黏液，泛酸，口苦，口臭，脘腹胀痛或灼痛，纳呆，心烦口渴，或有肛门灼热，舌质红，苔黄腻，脉滑数或濡数，指纹紫。

辨证　平素恣食辛热肥甘厚味，或有感受湿热之邪病史。以下血鲜红或紫红、兼夹黏液、泛酸、口臭、脘腹胀痛或灼痛、舌红苔黄腻为特征。

治法　清热除湿，和营止血。

方药　泻心汤加减。常用大黄、紫花地丁清热解毒；黄芩、黄连清热燥湿；煅海螵蛸、白及制酸敛疮；牡丹皮、延胡索和络止痛；槐花、地榆炭凉血止血。

方中大黄若便秘者后下、便调者同煎、便稀者不用，热象轻者可用大黄炭。舌苔黄腻、口气臭秽者，加苦参、土茯苓、槟榔燥湿消积；口干喜饮者，加石斛、天花粉益阴清热；大便下血，夹有黏液者，加败酱草、金银花清肠败毒；便血色黯不泽者，加三七粉（冲服）、花蕊石（先煎）化瘀止血。

（2）血热伤络

证候　大便下血鲜红、紫红或如柏油样，面赤，唇红，口干，喜冷饮，或伴齿衄、吐血，脘腹灼痛，或有肛门灼热，舌质红，舌苔黄，脉滑数，指纹紫。

辨证　患儿多有胃肠溃疡史，加之外感或内伤邪热犯血动血而出血。以下血鲜红、紫红或如柏油样，面赤唇红，或兼齿衄、吐血，脉滑数为特征。

治法　清热凉血，和营止血。

方药　犀角地黄汤加减。常用水牛角（先煎）、生地黄、牡丹皮清热凉血；赤芍、紫草凉血活血；白及、白蔹生肌止血；地榆、大黄炭凉血止血。

便血紫黑者，加丹参、三七粉（冲服）活血化瘀止血；发热，脘腹灼热疼痛者，加黄连、贯众清热凉血解毒；脘腹绞急疼痛者，加白芍、乌梅炭缓急收敛止痛；齿衄、吐血者，加黄芩、紫珠叶清胃凉血止血。

（3）肝胃郁热

证候　便血色黯或暗红，胸胁胀痛，口苦目赤，心烦易怒，睡眠不安，舌质红，舌苔黄，脉弦数，指纹紫。

辨证　本证多见于较大儿童，有情志不遂病史。以便血伴胸胁胀痛、口苦目赤，心烦易怒、脉弦数为特征。

治法　泻肝清胃，凉血止血。

方药　加味逍遥散加减。常用柴胡、黄芩疏肝解热；当归、白芍养血柔肝；栀子、黄连泻肝清胃；茯苓、白术安中和胃。

口干便秘者，加生地黄、大黄（后下）凉血导滞；便血紫黯者，加花蕊石（先煎）、牡丹皮凉血止血；胸胁胀痛者，加郁金、川楝子疏肝理气；口干欲饮者，加麦冬、天花粉养阴清热。

（4）脾胃虚寒

证候　大便下血，血色紫黯，或色黑而润，脘腹隐痛，喜温喜按，口中气冷，喜热饮食，面色无华，形寒肢冷，纳少便溏，舌质淡，苔白润，脉象沉迟细弱，指纹淡红。

辨证 本证多见于素体阳虚或久病体虚的患儿。以便血润而色紫黯、脘腹隐痛、喜温喜按、纳少便溏、舌淡苔白润、脉象沉迟细弱为特征。

治法 温中散寒，补虚止血。

方药 黄土汤加减。常用灶心土（包煎）温中收涩止血；炮姜、制附子（先煎）温中散寒止血；党参、白术健脾益气统血；生地黄、阿胶（烊化）滋阴养血止血。

神疲乏力者，加黄芪、茯苓健脾益气；阳虚较甚，畏寒肢冷者，加鹿角霜、艾叶温经止血；便血多者，酌加三七粉（冲服）、蒲黄炭（包煎）活血止血；胃肠溃疡者，加白及、石榴皮生肌收敛。兼有肾阳虚，大便滑泄不禁，腰膝酸软，舌淡胖，脉虚弱者，可加仙茅、淫羊藿、补骨脂等温补肾阳。

（5）脾气失摄

证候 大便下血，日久不止，血色紫黯，面色㿠白，倦怠乏力，心悸头晕，心神不宁，少气懒言，食欲不振，大便稀溏，或肛门下坠，爪甲无华，唇舌色淡，舌淡胖，苔薄白，脉细而无力。

辨证 多见于慢性消化道出血患儿。临床以久病便血不止，血色紫黯，伴面㿠乏力、头晕心悸、食少便溏、舌淡胖苔薄白、脉细而无力为特征。

治法 益气健脾，和血止血。

方药 归脾汤加减。常用黄芪、党参、白术、茯苓补脾益气摄血；当归、炒酸枣仁、龙眼肉补血养心安神；木香理气醒脾。

若肛门下坠疼痛者，重用黄芪，加升麻、柴胡升提中气；滑泻下血不止者，加诃子肉、地榆炭、石榴皮收涩止血。

【**其他疗法**】

1.中药成药

（1）紫地宁血散：每瓶 4g。每服 1～3 岁 2g、3⁺～6 岁 4g、>6 岁 8g，1 日 3 次。用于湿热蕴结证。

（2）槐角丸：每袋 6g。每服 1～3 岁 2g、3⁺～6 岁 4g、>6 岁 6g，1 日 2 次。

用于血热伤络证。

（3）加味逍遥丸：每 100 丸重 6g。每服 < 3 岁 2g、3⁺ ～ 6 岁 3g、> 6 岁 5g，1日 2 次。用于肝胃郁热证。

（4）归脾丸：浓缩丸，每 8 丸相当于原生药 3g。每服 < 1 岁 2 丸、1 ～ 3 岁 2 ～ 3 丸、4 ～ 7 岁 4 ～ 5 丸、> 7 岁 6 ～ 8 丸，1 日 3 次。用于脾气失摄证。

2. 外治疗法

（1）贴敷疗法：大黄粉 10g，用醋调成糊状，敷脐，1 日 1 ～ 2 次，2 日为 1 个疗程。用于便血实热证。

（2）灌肠疗法：云南白药 10g，溶于 50 ～ 100mL 生理盐水中，保留灌肠，1 日 1 次，连用 3 ～ 5 次。用于便血血瘀证及重症出血量多者。

3. 针灸疗法

（1）曲池、大椎、三阴交，针刺泻法，1 日 1 次。用于便血实热证。

（2）足三里、太白、脾俞、肾俞，针刺补法；或用艾条灸百会、气海、关元、命门，1 日 1 次。用于便血虚寒证。

4. 西医疗法

（1）一般处理：卧床休息，头低足高位。适当给予镇静剂，如巴比妥类药物。中等量及以上的消化道出血患儿应禁食。

（2）输液、输血疗法：大出血者应采用快速输液、输血抢救，出血不止者进行必要的止血手术治疗。

（3）药物治疗：查明病因，根据病因诊断治疗，可加用止血药物及适合的内镜介入止血或手术介入治疗。

【**防护康复**】

1. 预防

（1）胃肠不适者要作必要的检查，及时诊断、治疗原发病。

（2）平时注意防止外感，调畅情志，少食辛辣炙煿之品，保持大便通畅。

2. 护理

（1）注意消除患儿紧张、恐惧等不良情绪。便血量多者应卧床休息。

（2）减少增加腹压的姿态，如下蹲、屏气、哭闹等。忌久坐、久立、久行和活动过度劳累。

（3）便血期间给予软烂少渣、易于消化食物，少食多餐，忌食辛辣、粗糙和煎炸油腻之品。

（4）对便血量多者严密观察病情发展和变化，定时检查和记录血压、脉搏、血氧饱和度、意识状态、面色及体温，记录排出黑便量，及早发现厥脱之证。

（5）属实热证者，可给予百合汤、藕粉、苹果汁等清热凉血、收敛止血饮食配合食疗。

3. 康复

（1）有胃肠道疾病与全身性疾病者，便血控制后，仍然需要对原发疾病继续治疗。

（2）平时注意饮食、起居、情志调摄，避免便血再发。

【审思心得】

1. 循经论理

便血的病因包括内因和外因两方面。外因如风、湿、寒、热皆能导致便血，以便血的颜色和性状可作为分析病因的依据，如《证治汇补·便血》说："纯下清血者，风也；色如烟尘者，湿也；色黯者，寒也；鲜红者，热也；糟粕相混者，食积也；遇劳频发者，内伤元气也；后重便溏者，湿毒蕴滞也；后重便增者，脾元下陷也；跌伤便黑者，瘀也。"这些论述，对指导临床有重要参考价值。内因主要是脾气虚，也包括情志、饮食等，如《证治汇补·便血》又说："皆由七情六淫，饮食不节，起居不时，或坐卧湿地，或醉饱行房，或生冷停寒，或酒面积热，触动脏腑，以致荣血失道，渗入大肠。"《幼幼新书·大便血》从心主血脉出发，认为小儿便血还与心热令血热妄行有关："夫小儿大便血者，为心主于血脉，心脏有热，热乘于血，血性得热，流散妄行，不依常度，其血流渗于大肠者，故令大便血出也。"

便血证候，以实热、虚寒为主划分。《景岳全书·便血论治》说："大便下血，多由肠胃之火……然未必尽由于火也。故于火证之处，则有脾胃阳虚而不能统血者，有气陷而血亦陷者，有病久滑泄而血因以动者，有风邪结于阴分而为便血者。大都有火者多因血热，无火者多由虚滑。"

便血病位在肠胃，但其产生病因，则与多脏有关，故必须明其标本而后施治，方能取得好的疗效。如唐容川在《血证论·便血》说："但病所由来，则自各脏而生，至病已在肠，则不能复还各脏。必先治肠以去其标，后治各脏以清其源，故病愈而永不发矣。"

有关便血的治疗，古籍也有不少论述可供学习应用。《严氏济生方·便血评治》对便血提出了"风则散之，热则清之，寒则温之，虚则补之"的治疗原则。《金匮要略·惊悸吐衄下血胸满瘀血病脉症并治》说："下血，先便后血，此远血也，黄土汤主之。……下血，先血后便，此近血也，赤小豆当归散主之。"清代《医宗金鉴·幼科杂病心法要诀·便血》说："大便下血，皆因小儿恣食肥甘，致生内热，伤阴络也。若血色黯而浊，肛门肿痛，先血后粪，此为近血，名曰脏毒；若血鲜而清，腹中不痛，先粪后血，此为远血，名曰肠风。脏毒肛门每多肿痛，初起宜用皂刺大黄汤消之；大下血后，热盛微痛者，以槐花散和之；湿盛不痛者，以平胃地榆汤和之。肠风亦宜以槐花散主之。便血日久，脉微气血弱者，升阳和血汤和之，继以人参养荣汤补之。"更进一步系统论述了小儿便血的多种证情与治方。

2. 证治有道

便血系胃肠脉络受损，出现血液随大便而下的病症。便血病位多在胃肠，但某些全身性疾病也可以出现便血。对于便血患者应当明确其原发病诊断，一些疾病便血只是其症状之一，而非主症，便当从其本病为主治疗。

便血证候主要分为实热证和虚寒证两类。实热证便血多病程较短，大便下血鲜红、紫红，面赤，心烦，舌质红，舌苔黄。湿热蕴结证常伴脘腹胀痛、纳呆、舌苔黄腻等症；血热伤络证常伴唇红、口干、或伴齿衄、吐血、脉滑数等症；肝胃郁热证常伴胸胁胀痛、口苦目赤、心烦易怒、脉弦数等症。虚寒证便血多病程较长，下血紫黯，脘腹隐痛，纳少便溏，舌质淡，苔白润。脾胃虚寒证常伴脘腹隐痛、喜温喜按、脉沉迟细弱等症；脾气失摄证常伴面色㿠白、倦怠乏力、食少便溏、唇舌色淡等症。

湿热蕴结证常因饮食辛热厚味或感受湿热邪毒而患，治以清热除湿止血。方用泻心汤合茜根散加减，常用药大黄、黄芩、黄连、栀子、茜草根、侧柏叶等。脘痛泛酸者，加海螵蛸、煅瓦楞子（先煎）制酸止痛；大便干硬者，加当归身、槐角润肠止血；便下带黏液者，加败酱草、金银花清肠败毒；口气臭秽、舌苔黄腻者，加苦参、槟榔燥湿消积。

血热伤络证患儿常有胃肠溃疡史，再加邪热入血动血而出血，治以清热凉血止血。方用犀角地黄汤合地榆散加减，常用药水牛角片（先煎）、生地黄、牡丹皮、赤芍、紫草、地榆、竹叶等。胃脘灼痛者，加黄连、黄芩清泄胃热；胃肠溃疡者，加白及、白蔹生肌敛疮；大便干秘者，加当归、阿胶（烊化）润肠通便；便血紫黑者，加丹参、大黄炭活血化瘀止血；齿衄、吐血者，加黄芩、紫珠叶清胃凉血止血。

肝胃郁热证多见于情志失调肝郁化火者，治以泻肝清胃止血。方用加味逍遥散加减，常用药柴胡、栀子、黄芩、当归、白芍、茯苓、白术、侧柏叶等。胸胁胀痛者，加郁金、川楝子疏肝行气；口苦目赤者，加黄连、青黛清肝降火；心烦易怒者，加竹叶、生地黄清心除烦；口干欲饮者，加麦冬、石斛益胃生津；便血紫黯者，加花蕊石（先煎）、牡丹皮凉血止血。

脾胃虚寒证见于阳虚体质者，治以温中健脾止血。方用黄土汤加减，常用药灶心土（包煎）、炮姜、制附子（先煎）、党参、白术、生地黄、阿胶（烊化）。形寒畏冷者，加桂枝、细辛温经祛寒；唇指青紫者，加川芎、丹参活血行瘀；胃肠溃疡者，加白及、石榴皮生肌收敛；脘腹隐痛者，加艾叶、吴茱萸温中止痛；便血较多者，加蒲黄炭（包煎）、三七粉（冲服）散瘀止血；大便溏薄者，加苍术、煨益智仁温脾燥湿；纳少不化者，加炒六神曲、焦山楂健脾助运。

脾气失摄证见于便血日久不止者，治以健脾益气摄血。方用归脾汤加减，常用药炙黄芪、党参、白术、茯苓、当归、炒酸枣仁、龙眼肉、木香等。食少纳差者，加陈皮、炒谷芽运脾开胃；心悸头晕者，加当归、首乌藤养血安神；大便稀溏者，加苍术、炮姜温脾化湿；肛门下坠者，重用黄芪，加升麻、柴胡升提中气。出血量多，有气随血脱之兆者，宜急用独参汤，并采用输血、手术止血等抢救措施。

笔者多年来治疗溃疡性结肠炎便血患儿，采用口服与灌肠疗法，取得良好效果。试举一例：患儿游某某，男，2015年1月24日生。2021年11月初无明显诱因下出现黏液鲜血便，至南京某医院查粪钙卫蛋白1172.9μg/g；内镜检查：阑尾窝旁可见黏膜充血、表浅糜烂，乙状结肠可见黏膜弥漫性充血、糜烂、脓苔附着，血管纹理消失；病理诊断为"活动性慢性肠炎伴糜烂"。予美沙拉嗪 250mg，1 日 3 次治疗。至 12 月 15 日因脓血便不止，来江苏省中医院笔者处就诊，辨证为肠腑积热、血热夹瘀，治以清肠凉血、化瘀止血。处方：①黄芪 15g、全当归 10g、牡丹皮 10g、玄参 10g、生地黄 12g、紫草 10g、白及 10g、怀山药 15g、金银花 10g、蒲公英 15g、败酱草 15g、虎杖 12g、地榆 10g、甘草 3g，10 剂，每日 1 剂，煎汤，口服。②黄连 5g、黄柏 10g、黄芩 10g、赤芍 10g、白及 10g、仙鹤草 10g，煎汤，兑入三七粉 3g、锡类散 1 支，10 剂，每日 1 剂，灌肠。治疗 4 天后，便血消失，继续前方出入治疗，黏液便亦渐消失。患儿家长坚持治疗半年余，2022 年 7 月 6 日上海某医院内镜检查：末端回肠、回盲部、升结肠、横结肠、降结肠、乙状结肠、直肠均"未见明显异常"；粪钙卫蛋白＜50μg/g。停用灌肠，间断服药，至 2023 年 2 月患儿大便一直保持正常，告家长"结肠炎"已痊愈，停止治疗。

第二十章 脱肛

【概述】

脱肛，又称直肠脱垂，指肛管、直肠甚至乙状结肠翻出肛门之外的病症。古籍中又称本病为"人州出""截肠痔"等。本病儿童较成人多见，好发于 2～4 岁小儿，5 岁以上者少见。男女发病率无差别。

中医古籍对本病的最早记载为《五十二病方》之"人州出"。隋代巢元方《诸病源候论·小儿杂病诸候·脱肛候》则专论了小儿脱肛："脱肛者，肛门脱出也。肛门，大肠之候。小儿患肛门脱出多因痢，大肠虚冷，兼用躯气，故肛门脱出，谓之脱肛也。"

中医药多种疗法对于小儿脱肛有良好的疗效，若经规范治疗而脱肛仍然复发时，则需行手术治疗。

【病因病机】

脱肛病位主要在大肠，也与脾、胃、肺、肾等脏腑有关。本病病因，多与小儿体质虚弱，加之饮食调护失宜，或有泄泻、便秘等疾病相关，其病机有虚实之分。但无论正气虚弱，还是湿热下注，其共同的病理变化，都是大肠失约而致。

1. 气虚失摄

小儿禀赋怯弱、元气不实，或者饮食不当、营养不足，若加久泻伤脾、久痢伤阴、久哭耗气、久咳伤气等原因，便易于发生脱肛。

小儿脱肛的本质属虚，因患儿中气不足，气虚不能收摄、阳虚升举无力而下陷，大肠失约而致肠脱不收。

脱肛的病情演变，关键在于中气的盛衰。但由于肺与大肠相表里、脾为肺之母气、胃为六腑之大源、肾开窍于二阴，所以，肺气失于通调、脾虚泻痢过度、胃失降浊努挣、肾虚固摄无力，均可以造成肛门关门不固直肠失摄而脱出。

2. 湿热下注

小儿脾常不足、运化力弱，乳食不知自节。由于饮食失节积滞化热，或恣食辛辣厚味蕴积生热，或饮食不洁湿热邪毒内侵，皆滋生湿热，蕴结胃肠，下注大肠，迫于肛门，则发为脱肛；若是脱肛治疗、护理不当，秽毒污染脱出大肠，则更易于发生。

脱肛实证多因便秘、痢疾、泄泻等病，湿热蕴结肠腑，排便过度努挣，肛门约束受损而发病。但若原有中气亏虚，或便秘、泻痢伤气，也可演变转化，成虚实夹杂证候，如气虚夹湿热证，或湿热下利伤阴耗气证。当然，就总体而言，本病还是虚证多而实证少，临床不可不察。

【临床诊断】

1. 诊断要点

（1）多发生于 2～4 岁体质虚弱的小儿。常同时患有某些增高腹压的疾病，如顿咳、慢性咳嗽、慢性泄泻、慢性痢疾、便秘等。

（2）排便时直肠从肛门脱出，便后可自行回缩至肛门内，或必须用手帮助方能托回。

（3）临床分度

Ⅰ度直肠脱垂：即黏膜脱垂，肛管或直肠黏膜与肌层分离而脱出肛门之外，亦称不完全脱垂。此型临床上最为常见，脱垂黏膜呈环状，色淡红，质软，有时可触及折叠的两层黏膜，脱出肛门外长度不超过 4cm，易于自行回缩或还纳。

Ⅱ度直肠脱垂：即全层脱垂，直肠黏膜和肌层均脱出肛门之外，亦称完全脱垂或真性脱垂。长期黏膜脱垂可发展为全层脱垂。脱垂肿块略呈圆锥状，稍向后方弯曲，顶端可见一凹陷，表面多个环状黏膜皱襞，色淡红或略红，触之较厚而有弹性感，可脱出肛门外 5～10cm，并有肛门松弛，脱垂物多需辅助还纳。

Ⅲ度直肠脱垂：即结肠套叠脱垂，为肛管、直肠全层及部分乙状结肠脱出肛门外，临床罕见。脱垂肿块呈椭圆形，肛门极松弛，黏膜可有水肿、分泌物增多、糜烂、出血、溃疡甚至坏死，易嵌顿而致还纳困难。

2. 鉴别诊断

（1）直肠息肉：直肠息肉患儿如果息肉附着的位置低或有较长的蒂，可在排便时脱出至肛门外。息肉呈带蒂的葡萄状或颗粒状突出，色鲜红，可活动，易出血。脱肛的脱出部分成环状，粉红色，表面光滑常可见黏膜皱襞，一般无疼痛、亦少出血。

（2）严重肠套叠：常见于 2 岁以下婴幼儿，严重者偶有从肛门翻出，似直肠脱垂的 Ⅲ 度脱垂，如用手指检查，可触及直肠肛管与脱垂肠管间的黏膜反折，常伴有严重脱水、中毒甚或休克等症状。

【辨证论治】

1. 辨证要点

脱肛辨证，主要辨别虚实。辨证可从病史、全身及局部症状 3 个方面着手。中气下陷脱肛，起病缓慢，常有素体虚弱或 / 及久泻、久痢、久咳等久病体虚史，直肠脱出肛外，一般多在便后脱出，病久虚甚者，咳嗽、打喷嚏即可脱出，伴脾气亏虚证象；若日久失治，病程迁延，易伤及脾肾两脏，可见直肠脱出不收，肛门松弛，神倦乏力，久泻不止等气阳虚弱证象。实证脱肛，常有恣食辛辣厚味等饮食不节史，脱出的直肠黏膜充血、水肿，甚至糜烂，肛周潮热、瘙痒、疼痛。

2. 治疗原则

小儿脱肛一般应以内科保守治疗为主，益气、升提、固脱为本病的基本治则。偏中气虚者，补中益气；脾肾虚寒者，温阳固脱；血虚者，养血固涩；湿热下注者，清热除湿。但脱肛一症，其本属虚，治疗应以培本为主，苦寒攻下之品宜慎用，即使是湿热下迫之脱肛，苦寒之剂亦当中病即止，不宜久服，以防损伤脾气。此外，脱肛的外治疗法，根据"酸可收敛，涩可固脱"之理论，以收敛固涩药为主，酌情选加清热燥湿、泻火解毒、凉血止血、活血行瘀之剂，水煎坐浴等局部治疗配合，有助于提升疗效。若经严格的保守疗法而脱肛仍然反复发作，或是脱出肠管嵌顿，甚至发生绞窄、坏死等变证、危症，须行手术治疗。

3. 证治分类

（1）中气下陷

证候 直肠脱出肛外，多在便后脱出，病久虚甚者，咳嗽、喷嚏即可脱出。脱出肠端一般不能自行还纳，需用手托回，面色少华，口唇淡白，气短，便溏，纳少，腹胀，舌质淡，苔薄白，脉缓弱，指纹淡。

辨证 常见于脾虚质及久泻久痢等久病体虚的患儿。脱出肠段不能自行还纳，需用手托回，伴有脾虚气弱证象。

治法 补中益气，升举固脱。

方药 补中益气汤加减。常用黄芪、人参（党参）补气升阳举陷；炒白术、炒山药、炙甘草健脾益气；陈皮理气和胃；升麻、柴胡升阳举陷。

食少纳差者，加鸡内金、焦山楂、炒六神曲运脾开胃；脘腹作胀者，加砂仁（后下）、乌药理气宽中；血虚唇淡者，加当归、白芍、阿胶（烊化）养血和血；脱垂较重不能回复者，加炒芡实、金樱子、五倍子涩肠固脱，并重用黄芪、升麻。长期便秘者，加熟地黄、火麻仁、郁李仁等滋阴润肠导便；干咳久作不止者，加麦冬、天冬、诃子润肺敛肺止咳。

（2）脾肾两虚

证候 直肠脱出不收，肛门松弛，神倦乏力，遗尿、尿频，久泻不止，畏寒怕冷，舌质淡，舌苔薄白，脉沉弱，指纹淡。

辨证 多见于脾肾虚质及久泻久痢久咳之后。以直肠脱出不收、神倦、遗尿、尿频、久泻不止、形寒肢冷为特征。

治法 温补脾肾，升阳固脱。

方药 大补元煎加减。常用人参、山药补脾益气；杜仲、菟丝子、枸杞子、补骨脂补肾温阳；山茱萸、五味子收敛固涩；升麻升举阳气。

大肠滑脱不收、久泻久痢者，酌加金樱子、乌梅涩肠固脱。偏肾阳虚者，加锁阳、巴戟天、鹿角胶（烊化）、制附子（先煎）等温补肾阳；偏肾阴虚者，加熟地黄、女贞子、玄参、枸杞子等滋补肾阴。

（3）湿热下注

证候 直肠脱出肛外，脱出的直肠黏膜充血、水肿，甚至糜烂，肿痛者常有血性黏液流出，肛周潮热、瘙痒，伴面赤身热、口干口臭、热泻或便秘，舌质红，舌苔黄腻，脉滑数，指纹紫滞。

辨证　多见于食滞化热、邪毒内侵，或脱肛治疗护理不当的患儿。以脱出直肠黏膜充血、水肿，甚则糜烂为特征。

治法　清肠解热，除湿升阳。

方药　葛根黄芩黄连汤加减。常用葛根、黄芩、黄连清肠解毒；猪苓、泽泻、升麻除湿升阳；牡丹皮、赤芍、地榆凉血护阴。

肿痛出血较多者，加槐花炭、荆芥穗、生地黄凉血止血；便秘者，加大黄（后下）、瓜蒌子、火麻仁泻热通便；久咳有痰者，加前胡、栀子、浙贝母清肺止咳。

对菌痢伴脱肛者，先以清热利湿、凉血止痢为主，选用白头翁、白芍、生地黄、秦皮、地榆、茜草、槐花、黄柏、牡丹皮、黄连、甘草。湿热去正气未复时，再以涩肠固脱，温中补虚治之，选用诃子、肉豆蔻、木香、党参、白术、当归、白芍、枳壳、升麻、肉桂（后下）、甘草。

【其他疗法】

1. 中药成药

（1）补中益气口服液：每支 10mL。每服 < 6 岁 5mL、> 6 岁 10mL，1 日 2 ～ 3 次。用于中气下陷证。

（2）十全大补颗粒：每袋 15g。每服 < 3 岁 5g、3 ～ 6 岁 10g、> 6 岁 15g，1 日 2 次。用于脾肾两虚证。

（3）甘露消毒丸：每袋 6g。每服 3 ～ 7 岁 2 ～ 3g、> 7 岁 3 ～ 5g，1 日 2 次。用于湿热下注证。

2. 外治疗法

（1）榴矾汤外洗：石榴皮 50g，明矾 20g。加水适量，浸泡 10 分钟后，文火水煎取汁，置浴盆中，坐浴，待温浸洗双足。1 日 1 剂，每日早、晚各 1 次，连续 7 ～ 10 天。

（2）消痔灵直肠黏膜下注射：常规消毒后，用消痔灵注射液（本品加等量 0.9% 氯化钠注射液），于齿线上 1cm 处刺入黏膜下层，作点状注射，各点间距 0.5 ～ 1cm，每点注射 0.5mL，每次用药总量 10～15mL。

3. 针灸疗法

（1）体针：①虚证：大肠俞、承山、百会、长强、关元、足三里，及肛周 3 点、9 点。②实证：大肠俞、承山、百会、长强、曲池、阴陵泉。每日 1 次。

（2）耳针：常用穴：直肠下段、皮质下、神门。

（3）梅花针：在肛门周围外括约肌部位点刺。

4. 推拿疗法

（1）揉外劳宫，补脾经，清补大肠，上推七节骨，食欲不振补脾经改用清补脾经。用于中气下陷证。

（2）同上法，肢冷滑泄者加揉二马。用于脾肾阳虚证。

（3）清大肠，运八卦，揉外劳宫，清六腑。用于湿热下注证。

5. 西医疗法

（1）注射疗法：对多次保守治疗后仍复发的直肠脱垂患儿，可采用注射疗法，取直肠黏膜下注射或直肠周围注射。注射可选用药物如 6% 明矾、5% 石炭酸甘油或植物油、5% 鱼肝油酸钠等。

（2）手术疗法：仅适合于肛门已松弛，保守及注射疗法无效、反复发作 1 年以上的全层脱垂和结肠套叠脱垂患儿，多施行于年长儿。手术疗法有肛门环缩术、直肠悬吊术、直肠脱垂经会阴切除术（仅用于嵌闭性脱肛已有肠管坏死者）。

【防护康复】

1. 预防

（1）注意锻炼身体，增强体质。调治体弱儿童。

（2）及时治疗可使腹压增加的疾病，如久咳、泄泻、便秘等。

（3）注意饮食卫生，避免暴饮暴食，节制刺激性饮食，以减轻对直肠的不良刺激。

2. 护理

（1）患儿饮食宜清淡，易消化。便秘者宜多食香蕉、芝麻、桑椹、蔬菜、蜂蜜等食品，保持大便通畅。

（2）手法复位：对于脱肛患儿，可用纱布醮食油少许，轻轻将肛门托回。复位后又立刻脱出或平时一直脱出在外者，则于复位后用纱布叠成厚垫压住肛门，然后用胶布将两臀部拉紧粘固。

（3）适当活动，不作剧烈活动。自做提肛训练。采取坐位排便，不用蹲位排便。

3. 康复

（1）经治疗暂无脱肛者，要继续调治，适当增加活动，增强患儿体质。

（2）如有咳嗽、泄泻、便秘等发病，积极治疗。

【审思心得】

1. 循经论理

中医古籍《五十二病方》中，已有"人州出不可入者"的记载，《神农本草经》首先提出了脱肛病名，习用至今。隋代巢元方《诸病源候论·小儿杂病诸候·脱肛候》最早记载小儿脱肛，并论述了其常见病因、病机。

元代曾世荣《活幼心书·脱肛》对小儿脱肛有比较全面的论述："《脉诀》曰：大肠共肺为传送，盖肺与大肠为表里，肛者大肠之门。肺实热则闭结不通，肺虚寒则肠头出露。有因痢久里急后重，努力肛开为外风所吹，或伏暑作泻肠滑不禁，或禀赋怯弱易于感冷亦致大肠虚脱……。大肠乃手阳明燥金，而土虚不能生金，金气既虚，则传送之道亦虚，又为风冷所袭，故肛门脱而不收。"认为小儿脱肛与禀赋怯弱、久痢、泄泻、为风冷所袭多种病因有关，从肺实热、肺虚寒论小儿脱肛，并提出了温补固摄与清热泻火两大治疗原则，采用内外兼治的方法治疗。元代朱震亨《丹溪心法·脱肛二十八》说："脱肛属气热、气虚、血虚、血热。"则将脱肛从气血、虚实分论。

明代薛铠、薛已《保婴撮要·脱肛》说："……虚寒则肛门脱出。此多因吐泻，脾气虚，肺无所养，故大肠之气虚脱而下陷者，用补中益气或四君子为主。若脱出绯赤，或作痛者，血虚而有热也，用补中益气汤，佐以四物、牡丹皮。微者或作痛者，气虚而有热也，佐以四君、牡丹皮。"认为因脾肺气虚夹虚寒致本病，亦有气、血亏虚夹热者，提出了相应的治疗方药。清代蒋示吉《医宗说约小儿科节抄·脱肛》说："小儿脱肛有二症，泻痢之气虚应补，补中益气去当归，外用熏洗能攘命，若还便秘努力来，清火润燥方相称。"提出加用外治熏洗法可增强疗效。清代高秉钧《疡科心得集·辨脱肛痔漏论》谓："夫脱肛之证，有因久痢久泻，脾肾气陷而脱者；有因中气虚寒，不能收摄而脱者；有因酒湿伤脾，色欲伤肾而脱者；有因肾气本虚，关门不固而脱者；有因湿热下坠而脱者。"又云："治脱肛之证，不越乎升举、固摄、益气三法。"说明古代医家注重升提固脱、补益中气治疗脱肛，也有因湿热下坠者则当用清热祛湿之法。前人的这些论述为我们治疗小儿脱肛提供了辨证论治的有效治法方药。

2. 证治有道

中医药辨证小儿脱肛，多从脾虚气弱，重者肾虚失固，少数为湿热下注认识，中药内治及多种外治疗法对于本病有良好的疗效，少数重症患儿则需行手术治疗。

中气下陷证常有素体脾虚，及经久泄泻、痢疾、便秘、咳嗽等病史，直肠脱出肛外不能自行还纳，需用手托回，病久虚甚者，咳嗽、打喷嚏即可脱出，形体瘦弱，面色少华，倦怠乏力，脉缓弱。治以补中益气，升提固脱。方用补中益气汤加减，常用药黄芪、人参（党参）、炒白术、炒山药、炙甘草、陈皮、升麻、柴胡等。方中黄芪宜用炙黄芪，气虚一般用党参、重者用人参。伴血虚唇指淡白者，加当归、熟地黄、白芍补血和血；久泻大便稀薄者，加苍术、茯苓、煨益智仁健脾化湿；长期便秘液干肠燥者，加火麻仁、郁李仁、蜂蜜润肠导便；食少纳差者，加炒谷芽、炒麦芽、炒六神曲理脾开胃；久咳肺虚大肠失固者，加炙百部、天冬、五味子补肺止咳。同时可配合中药水煎坐浴、手法回纳、加压包扎等，以及消痔灵直肠黏膜下注射疗法。

脾肾两虚证见于脾肾虚质小儿及久泻、久痢、久咳之后，直肠脱出不收，肛门松弛，神疲乏力，遗尿，尿频，久泻不止，畏寒怕冷，脉沉弱。治以温补脾肾，升阳固脱。方用大补元煎合真人养脏汤加减，常用药党参、山药、杜仲、当归、山茱萸、熟地黄、肉豆蔻、肉桂（后下）、诃子、升麻等。神疲乏力者，方中党参改用人参，加炙黄芪、茯苓、炒白术补脾益气；畏寒怕冷，大便清冷者，加制附子（先煎）、煨益智仁、炮姜温阳祛寒；大便滑泄不禁者，加仙茅、金樱子、赤石脂补肾固涩；潮热盗汗，五心烦热者，加枸杞子、阿胶（烊化）、牡丹皮滋补肾阴。同时可配合硬化剂肛周注射术，苦参、石榴皮、五倍子、明矾等药煎水蒸汽局部熏洗，及穴位注射等多种疗法治疗。

湿热下注证见于内有湿热蒸盛、下有脱肛污染者，直肠脱出肛外，脱出的直肠黏膜充血、水肿，甚至糜烂，有血性黏液，面赤身热，热泻或便秘，舌质红，苔黄腻。治以清肠解热，除湿升阳。方用葛根黄芩黄连汤合升阳除湿汤加减，常用药葛根、黄芩、黄连、牡丹皮、赤芍、猪苓、泽泻、升麻、地榆等。脱出的直肠黏膜充血、水肿、糜烂者，加金银花、紫花地丁、马齿苋清热解毒；脱出的直肠黏膜带血性黏液、瘙痒者，加秦皮、苦参、槐角清热凉血；便秘者，加大黄（后下）、虎杖、瓜蒌子泻热通便；久咳痰黄稠者，加前胡、鱼腥草、天竺黄清肺化痰止咳。

若是脱出的直肠黏膜发生嵌顿，患儿即感局部剧痛，肿物用手托不能还纳，脱出肠管很快出现肿胀、充血和紫绀，黏膜皱襞消失，如不及时处理，可发生绞窄、坏死，是为危症，须及时手术治疗。

第二十一章

疳证

【概述】

疳证是以形体虚弱羸瘦，饮食异常，面色无华，毛发干枯，精神萎靡或烦躁不安为主要特征的脾系疾病，多为喂养不当，或多种疾病导致脾胃受损，气液耗伤，肌肤、筋骨、经脉、脏腑失于濡养而形成的一种慢性营养不良性疾病。其发病不受季节、地区的限制。各年龄组皆可发病，但以5岁以下小儿发病率高。近40多年来，随着我国社会经济发展，疳证的发病率显著下降，临床上以轻证居多，重证已较少见。

"疳"之病名，首载于《诸病源候论·虚劳病诸候·虚劳骨蒸候》："蒸盛过伤，内则变为疳，食人五脏。"提出疳为内伤慢性疾病，病可涉及五脏。历代对于疳证的分类认识不一：有以五脏分类的，如肝疳、心疳、脾疳、肺疳、肾疳；有以病因分类的，如蛔疳、食疳、哺乳疳等；有按患病部位分类的，如眼疳、鼻疳、口疳等；有按症状分类的，如疳嗽、疳泻、疳肿胀等；有按病情轻重分类的，如疳气、疳虚、疳积、疳极、干疳等。现代江育仁教授将疳证按证候特点分为疳气、疳积、干疳三大证候及各种兼证，执简驭繁，得到学术界公认并广为应用。笔者负责制修订的《中医儿科临床诊疗指南·疳证》为本病的中医辨证论治提供了规范。

中医学疳证包括西医学的"蛋白质－能量营养不良""维生素营养障碍""微量元素缺乏"等疾病，以及由此引起的合并症。疳证起病缓，病程长，影响小儿的生长发育、心理及智力健康。本病经及时治疗，大都预后良好，少数重证或伴有严重并发症者，若未能得到及时、有效治疗者则预后较差。

【病因病机】

"疳"有两种解释，一者言其病因，"疳者甘也"，即疳证多由饮食不节，恣食肥甘所致；二者言其病机、主症，"疳者干也"，即疳证病机为气液干涸，主症为形体干枯羸瘦。疳证的发病原因以饮食不节，喂养不当最为多见，也可由疾病影响或先天禀赋不足所致。其病变部位主要在脾胃，常可涉及心肝肺肾。其基本病机在于脾胃亏虚，津液耗伤。正如《小儿药证直诀·诸疳》所言："疳皆脾胃病，亡津液之所作也。"患儿脾胃受损，化源不足，气液亏耗，脏腑、经脉、筋骨、肌肤失于濡养，日久形成疳证。

1. 喂养不当，损伤脾胃

饮食不节，喂养不当是引起疳证最常见的病因，这与小儿"脾常不足"的生理特点密切相关。小儿智识未开，乳食不知自节，若喂养不当，辅食添加失宜，乳食太过或不及，饮食偏嗜挑剔，均可损伤脾胃，形成疳证。太过指乳食无度，过食肥甘厚味、生冷坚硬难化之物，或妄投滋补食品，以致食积内停，积久成疳，正所谓"积为疳之母"也。不及指母乳匮乏，代乳品质量低下，未能及时添加辅食，或过早断乳，摄入食物的数量、质量不足，或偏食、挑食，致营养失衡，长期不能满足生长发育需要，气液亏损，形体日渐消瘦而形成疳证。

2. 疾病影响，耗伤气阴

因小儿久病吐泻，或反复外感，罹患时行热病、肺痨诸虫等疾病，失于调治或误用攻伐，致耗伤津液，损伤气血，脾胃亏虚，肌肉消灼，形体羸瘦，而成疳证。此即《幼科铁镜·辨疳疾》所言："疳者……或因吐久、泻久、痢久、疟久、热久、汗久、咳久、疮久，以致脾胃亏损，亡失津液而成也。"

3. 禀赋不足，后天失调

小儿胎禀不足，或早产、多胎，或孕期久病、药物损伤胎元，致先天元气不足，阴阳虚羸，肾脾两亏。若后天不能及时调补元气，脾胃功能薄弱，纳化不健，水谷精微摄取不足，长期脏腑肌肤失于濡养，形体羸瘦而生长发育不良，形成疳证。

综上所述，疳证的主要病变部位在脾胃，其基本病理改变为脾胃受损，津液消亡。因脾胃受损程度不一，病程长短有别，而病情轻重差异悬殊。初起仅表现脾胃不和，运化失健，或胃气未损，脾气已伤，胃强脾弱，肌肤失荣不著者，为病情轻浅，正虚未著的疳气阶段。继之脾胃虚损，运化不及，积滞内停，壅塞气机，阻滞络脉，则呈现虚中夹实的疳积证候。若病情进一步发展且失于调治，脾胃日渐衰败，津液消亡，气血耗伤，元气衰惫者，则成为干疳，重者可发展至阴阳离决而卒然死亡。

干疳及疳积重症阶段，因脾胃虚衰，生化乏源，气血亏耗，诸脏失养，必累及其他脏腑，因而易于出现各种兼证。若脾病及肝，肝失所养，肝阴不足，不能上承于目，而见视物不清，夜盲目翳者，称为"眼疳"；脾病及心，心开窍于舌，心火上炎，而见口舌生疮者，称为"口疳"；脾阳虚弱失运，气不化水，水湿泛滥，则发生"疳肿胀"。

【临床诊断】

1. 诊断要点

（1）有喂养不当史、病后饮食失调史、寄生虫病史、消化系统疾病史、慢性消耗性疾病史、厌食及偏食等病史。

（2）形体明显消瘦，严重者干枯羸瘦，腹凹如舟，体重比正常同龄儿童平均值低15％以上。有饮食异常，大便干稀不调，或脘腹膨胀等脾胃功能失调症状。兼有面色不华，毛发稀疏枯黄，精神不振，或烦躁易怒，或喜揉眉擦眼，或吮指磨牙等症。

（3）辅助检查：贫血者，血红蛋白及红细胞减少。出现肢体浮肿，属于疳肿胀（营养性水肿）者，血清总蛋白大多在45g/L以下，血清白蛋白常在20g/L以下。

2. 鉴别诊断

（1）厌食：厌食以较长时期食欲不振，食量减少，甚或厌恶进食为主症，无明显消瘦，精神尚好，病在脾胃，一般不涉及他脏，预后良好。而疳证有明显消瘦，病可广涉多脏，产生种种兼证。

（2）积滞：积滞以脘腹胀满，不思乳食，食而不化，大便酸臭为特征，与疳证的形体消瘦、饮食异常、面色无华、毛发干枯、精神萎靡或烦躁等表现有显著差别。但若积久不消，影响水谷精微化生，致形体显著消瘦时，可转化为疳证。

【辨证论治】

1. 辨证要点

本病有主证、兼证之不同，主证以八纲辨证为纲，重在辨虚、实；兼证则应以脏腑辨证为纲。

（1）辨主证：主证根据病情虚实及轻重分为疳气、疳积、干疳三种证候。疳气在疾病的初起阶段，仅表现脾胃失和的证候，初期体重不增，形体日渐消瘦，但尚未至羸瘦，或脾弱胃强，则不欲饮食或能食善饥而不充形骸，病情尚较轻。疳积在疾病的中期阶段，证情发展，四肢枯细，肚腹膨胀，出现腹大肢细的典型体征，为虚实夹杂之证，病情复杂而加重。干疳见于疾病的后期，全身肌肉消削，皮包骨头，腹凹如舟，体重减轻至正常值 40% 以上，杳不思食，属脾胃衰败，津液消亡之虚证、重证，须防虚脱。

（2）辨兼证：兼证主要发生在干疳或疳积重症阶段，因累及脏腑不同，症状有别。脾病及心则口舌生疮；脾病及肝则目生云翳，干涩夜盲；脾病及肺则潮热久咳；脾病及肾则鸡胸龟背；脾阳虚衰，水湿泛滥则肌肤水肿；若出现神萎息微，杳不思纳者，为阴竭阳脱的证候，恐有阴阳离决之变，须特别引起重视。

2. 治疗原则

本病治疗原则以健运脾胃为主。根据疳证的不同阶段，采取不同的治疗方法。疳气以和为主；疳积以消为主，或消补兼施；干疳以补为要。疳证属脾胃疾病，注意补脾须佐助运，使补不碍滞；消积勿过用攻伐，以免伤正。出现兼证者，应按脾胃本病与他脏兼证合参而随症治之。重证应配合全身支持疗法，以减少猝变。

3. 证治分类

（1）常证

1）疳气

证候　形体略瘦，或体重不增，面色萎黄少华，毛发稀疏，食欲不振，性急易怒，精神欠佳，大便不调，舌质淡红，苔薄微腻，脉细，指纹淡。

辨证　本证为疳证初起阶段，由脾胃失和，纳化失健所致。以形体略瘦，不思饮食为特征。若失于调治，脾失健运，积滞内停，可转为疳积证。

治法　调和脾胃，益气助运。

方药　资生健脾丸加减。常用党参、白术、茯苓、山药益气健脾；藿香、薏苡仁、泽泻健脾化湿；砂仁（后下）、白扁豆醒脾开胃；炒麦芽、炒六神曲、焦山楂消食助运。

食欲不振，腹胀，苔厚腻，去党参、白术，加苍术、鸡内金、厚朴运脾化湿，消积除胀；性情急躁，夜卧不宁加钩藤（后下）、黄连抑肝宁神；大便稀溏加炮姜、肉豆蔻温运脾阳；大便秘结加火麻仁、决明子润肠通便。

2）疳积

证候　形体明显消瘦，面色萎黄无华，脘腹膨胀，青筋暴露，毛发稀疏结穗，饮食异常，揉眉挖鼻，吮指磨牙，烦躁，夜卧不宁，舌质淡，舌苔腻，脉细而滑，指纹紫滞。

辨证　本证多由疳气发展而来，由脾虚失运，积滞内停所致，属虚实夹杂之证。肢瘦为虚，腹大为实，腹大肢细为本证的典型特征。本证重者也可出现兼证，若失于调治，病情进展，气液干涸，则转为干疳。

治法　消积理脾，和中清热。

方药　肥儿丸加减。常用人参、白术、茯苓健脾益气；炒六神曲、焦山楂、炒麦芽消食化滞；大腹皮、槟榔理气消积；黄连、胡黄连清心平肝，退热除烦；甘草调和诸药。

腹胀明显者，加枳实、木香、厚朴理气宽中；嗜食异物者，加连翘、黄芩清胃中伏火；食积者，加炒谷芽、莱菔子；胁下痞块者，加丹参、郁金活血散结；大便秘结者，加火麻仁、郁李仁润肠通便；腹有虫积者，加苦楝皮、使君子、榧子杀虫消积；烦躁不安、揉眉挖鼻者，加栀子、莲子心清心除烦。

3）干疳

证候　形体极度消瘦，皮肤干瘪起皱，面色萎黄或苍白，头大项细，毛发干枯，目无神采，腹凹如舟，啼哭无力，精神萎靡，懒言少动，表情呆滞，杳不思食，大便稀溏或便秘，舌质淡，苔剥脱或无苔，脉沉细弱，指纹淡而隐伏。

辨证　本证为疳证后期，由脾胃虚衰，津液消亡，气血两败所致。以形体枯瘦如柴，精神萎靡，杳不思食为特征。常出现病涉五脏之兼证，严重者可出现气血衰亡、阴竭阳脱的危证。

治法　补气益血，挽阴救阳。

方药　八珍汤加减。常用人参、黄芪、白术、茯苓、甘草补脾益气；熟地黄、当归、白芍、川芎养血活血；陈皮、砂仁（后下）、炒六神曲醒脾开胃。

舌红口干加石斛、乌梅生津敛阴；夜寐不安加炒枣仁、夜交藤宁心安神；四肢欠温、大便稀溏去熟地黄、当归，加肉桂（后下）、炮姜温补脾肾。若出现面色苍白，呼吸微弱，四肢厥冷，脉细欲绝者，应急施独参汤或参附龙牡救逆汤以回阳救逆固脱。

（2）兼证

1）眼疳

证候　夜盲，两目干涩，畏光羞明，眼角赤烂，黑睛浑浊，白翳遮睛，眼痒，舌质红，舌苔少，脉细。

辨证　本证由脾病及肝，肝血不足，虚火上炎，目失濡养所致。以形体消瘦，两目干涩，畏光羞明，眼角赤烂为特征。

治法　养血柔肝，滋阴明目。

方药　石斛夜光丸加减。常用石斛、天冬、生地黄、枸杞子滋补肝肾；菊花、蒺藜、蝉蜕、木贼草退翳明目；青葙子、夏枯草清肝明目；川芎、枳壳行气活血。

夜盲者用羊肝丸加减，常用药羊肝、木贼草、夜明砂、蝉蜕、当归、苍术。

2）口疳

证候　口舌生疮，甚或满口糜烂，秽臭难闻，面赤心烦，夜卧不宁，小便短黄，或吐舌、弄舌，舌质红，苔薄黄或苔少，脉细数。

辨证　本证由脾病及心，心失所养，心火上炎所致。以形体消瘦，伴口舌生疮为特征。

治法　清心泻火，滋阴生津。

方药　泻心导赤散加减。常用黄连、栀子、连翘清心泻火除烦；灯心草、竹叶清心利尿；生地黄、麦冬、玉竹滋阴生津。

内服药同时，加用锡类散或珠黄散涂搽口疮患处。

3）疳肿胀

证候　全身浮肿，下肢为甚，按之凹陷，面色无华，神疲乏力，四肢欠温，小便短少，舌淡嫩，苔薄白，脉沉迟无力。

辨证　本证由脾病及肾，阳气虚衰，气不化水，水湿泛溢肌肤所致。以形体消瘦，肢体浮肿，按之凹陷难起为特征。

治法　健脾温阳，利水消肿。

方药　防己黄芪汤合五苓散加减。常用炙黄芪、白术、甘草健脾益气；茯苓、猪苓、泽泻、防己健脾利水；桂枝、干姜温阳化气行水。

若浮肿腰以下为甚，四肢不温，偏于肾阳虚者，可用真武汤加减。

【其他疗法】

1. 中药成药

（1）健脾八珍糕：每块 8.3g。每服＜ 1 岁 1 ～ 2 块、＞ 1 岁 3 ～ 4 块，每日早、晚饭前热水化开后炖服，亦可干服。用于疳气证。

（2）健胃消食口服液：每支 10mL。每服＜ 2 岁 5mL、2 ～ 12 岁 10mL，1 日 2 次。在餐间或饭后服用。用于疳气证。

（3）肥儿丸：每丸 3g。每服 1 ～ 2 丸，1 日 1 ～ 2 次。3 岁以内小儿酌减。用于疳气证及疳积轻证。

（4）人参养荣丸：水蜜丸，每 100 丸重 10g。每服＜ 3 岁 2g，1 日 2 次；3 ～ 6 岁 4g、＞ 6 岁 6g，1 日 1 ～ 2 次。用于干疳证。

（5）十全大补颗粒：每袋 15g。每服＜ 3 岁 5g、3 ～ 6 岁 10g、＞ 6 岁 15g，1 日 2 次。用于干疳证。

（6）明目地黄丸：浓缩丸，每 8 丸相当于原生药 3g。每服＜ 3 岁 3g、3 ～ 6 岁 6g、＞ 6 岁 9g，1 日 2 次。用于眼疳证。

（7）石斛夜光丸：浓缩丸，每 100 粒重 10g。每服＜ 3 岁 2g、3 ～ 6 岁 4g、＞ 6 岁 6g，1 日 2 次。用于眼疳证。

2. 外治疗法

疳积散敷脐：杏仁、桃仁、栀子、大枣、芒硝各 20g，共研细末，备用。每晚睡前取药末 20g，加葱白 7 根、黄酒 2 滴、鸡蛋清适量调匀，捏成圆形药饼，贴敷脐部神阙穴，外用纱布敷料固定，翌日清晨去除。连敷 5 次为 1 个疗程。用于疳积证。

3. 针灸疗法

（1）体针：主穴：合谷、曲池、中脘、气海、足三里、三阴交。配穴：脾俞、胃俞、痞根（奇穴，腰 1 旁开 3.5 寸）。中等刺激，不留针。1 日 1 次，7 日为 1 个疗程。用于疳气证、疳积轻证。烦躁不安，夜眠不宁加神门、内关；大便稀溏加天枢、上巨虚；脾虚夹积，脘腹胀满加刺四缝；气血亏虚加关元。

（2）刺四缝疗法：取穴四缝，常规消毒后，用三棱针在穴位上快速点刺，挤压出黄色黏液或血珠少许。每周2次为1个疗程。用于疳积证。

（3）艾灸：取穴：脾俞、足三里、中脘、天枢、四缝。备穴：公孙、百虫窝。每次取4穴，以艾条悬灸各穴，每穴灸5～10分钟，灸至穴区皮肤红润为度。1日1次，5次为1疗程，隔3天后行第2疗程，2疗程后停灸观察半个月。用于疳气证、疳积轻证。

4. 推拿疗法

（1）疳气证：补脾经，补肾经，运八卦，揉板门、足三里，捏脊。1日1次。

（2）疳积证：补脾经，清胃经、心经、肝经，捣小天心，分手阴阳、腹阴阳。1日1次。消瘦者手法宜轻。

（3）干疳证：补脾经，补肾经，运八卦，揉二马、足三里。1日1次。过于消瘦者不用。

5. 西医疗法

蛋白质—能量营养不良的治疗原则为积极处理各种危及生命的并发症、去除病因、调整饮食、促进消化功能，重症者给静脉营养支持。

【防护康复】

1. 预防

（1）提倡母乳喂养，乳食定时定量，按时添加辅食，适时断奶，平衡膳食，确保小儿生长发育所需。

（2）合理安排小儿生活起居，保证充足睡眠时间，经常户外活动，多晒太阳，增强体质。

（3）纠正不良饮食习惯，避免暴饮暴食、偏食、嗜食。

（4）发现体重不增或食欲减退时，要尽快查明原因，及时治疗。

2. 护理

（1）加强饮食调护，添加食物不可过急过快，根据患儿病情及消化耐受能力，给予富含营养、易于消化的食物。

（2）保证房间温度适宜，光线充足，空气新鲜。清洁卫生，防止感染。衣着柔软，注意保暖。

（3）病情较重的患儿要做好皮肤清洁及眼、鼻、口腔护理，注意食具卫生，勤翻身，防止褥疮、眼疳、口疳等并发症的发生。

（4）患儿可同时使用食疗方药，如气虚用人参、茯苓、黄芪、山药、薏苡仁、牛肚、猪肚、鹌鹑、鲈鱼、鲫鱼、黄豆、菱粉等；血虚用鸡蛋、猪肝、羊肝、鸭血、鳝鱼、花生、当归、大枣、阿胶等；阴虚用银耳、木耳、西洋参、猪瘦肉、豆浆、石斛、百合、黑芝麻等；阳虚用胡桃肉、黄牛肉、羊肉、鲅鱼、海马、益智仁、刺五加、杜仲、韭子、肉苁蓉等。

（5）定期测量患儿的体重、身高，观察疗效。重症患儿密切观察病情进退，防止发生卒变。

3. 康复

（1）继续给予饮食调养，在饮食多样、营养均衡的前提下，根据小儿的体质，适当多进能调补其不足的食品。

（2）逐步增加运动量，增强其身体素质。

【审思心得】

1. 循经论理

钱乙《小儿药证直诀·脉证治法·诸疳》说："疳皆脾胃病，亡津液之所作也。"这是我们认识小儿疳证的总纲，疳证是脾胃病，总是由于脾胃受损，化源不足，气液亏耗，脏腑、经脉、筋骨、肌肤失于濡养，日久而形成。

关于疳证的病因，历来认为以饮食不节、喂养不当最为多见，如《活幼心书·疳证》说："大抵疳之为病，皆因过餐饮食，于脾家一脏，有积不治，传之余脏而成。"《医学正传·小儿科·诸疳证》则进一步指出："若夫襁褓中之乳子，与四五岁之孩提，乳哺未息，胃气未全，而谷气尚未充也。父母不能调摄，惟务姑息舐犊之爱，遂令恣食肥甘，与夫瓜果生冷，及一切烹饪调和之味，朝餐暮食，渐成积滞胶固，……而诸疳之证作矣。"当然，本病也可由疾病影响、用药过伤引起，如明代薛铠、薛已《保婴撮要·疳症》所言："小儿诸疳，皆因病后脾胃亏损，或用药过伤，不能传化乳食，内亡津液，虚火妄动。"还有先天禀赋不足、后天失调所致者，如民国名医奚泳裳说："疳积病……是先天重于后天，脾肾必须兼补……凡病疳者，乃先天不足、后天不敷而形成。"(《近代中医流派经验选集》)

疳证虽然表现有异，但其病机有共同之处。《太平圣惠方·治小儿一切疳诸方》说："夫小儿疳疾者，其状多端，虽轻重有殊，形证各异，而细穷根本，主疗皆同，由乳哺乖宜，寒温失节，脏腑受病，气血不荣，故成疳也。"所以，《幼科发挥·疳》总结认为"疳为虚证。"《幼幼集成·诸疳证治》强调："疳之为病，皆虚所致，即热者亦虚中之热，寒者亦虚中之寒，积者亦虚中之积。"疳证病位主要在脾胃，常可涉及心肝肺肾，即如《诸病源候论·虚劳病诸候·虚劳骨蒸候下》所说："蒸盛过伤，内则变为疳，食人五脏。"

疳证辨证，重寒热虚实，如《小儿药证直诀·脉证治法·诸疳》说："大抵疳病当辨冷热肥瘦，其初病者为肥热疳，久病者为瘦冷疳。"《活幼口议·疳疾症候方议》说："治疳之法，量候轻重，理其脏腑，和其中脘，顺其三焦，使胃气温而纳食，益脾元以壮消化，则脏腑自然调贴，令气脉与血脉相参，壮筋力与骨力俱健，神清气爽，疳消虫化，渐次安愈。"明确了疳证的治疗原则。

关于疳证治疗，《太平圣惠方》八十六、八十七卷创立小儿五疳论，备陈五脏疳之证候，并提出了"可治候""不可治候"，搜集了各类疳证的治疗方剂近300首，可谓宋代前疳证辨证、治疗、预后判断经验的汇编。《仁斋小儿方论》录蚵蚾（虾蟆）丸、集圣丸，是治疳名方。《证治准绳·幼科·疳》集前人之大成，条分缕析，论述详尽，列举疳证61候，皆理法方药齐备，治法提出有积宜消宜攻、正虚宜补宜养、虚实夹杂宜攻补兼施。《幼幼集成·诸疳证治》提出当按患儿虚实轻重而慎施攻、补治法："遇极虚者而迅攻之，则积未去而疳危矣。故壮者先去积而后扶胃气，衰者先扶胃气而后消之。"《温病条辨·解儿难·疳疾论》提出了治疳九法："疏补中焦，第一妙法；升降胃气，第二妙法；升陷下之脾阳，第三妙法；甘淡养胃，第四妙法；调和营卫，第五妙法；食后击鼓，以鼓动脾阳，第六妙法；……伤其脾胃者，调其饮食，第七妙法；如果生有疳虫，再少用苦寒酸辛，……第八妙法；……丸药缓运脾阳，缓宣胃气，……亦第九妙法也。"对于小儿疳证兼证治疗，《小儿药证直诀·脉证治法·诸疳》说："肝疳，白膜遮睛，当补肝，地黄丸主之。心疳，面黄颊赤，身壮热，当补心，安神丸主之。脾疳，体黄腹大，食泥土，当补脾，益黄散主之。肾疳，极瘦，身有疮疥，当补肾，地黄丸主之。筋疳，泻血而瘦，当补肝，地黄丸主之。肺疳，气喘，口鼻生疮，当补脾肺，益黄散主之。骨疳，喜卧冷地，当补肾，地黄丸主之。诸疳，皆依本脏补其母及与治疳药，冷则木香丸，热则胡黄连丸主之。"

现代对于小儿疳证的论述，以江育仁教授提出的诊断辨证论治体系最为重要。他认为：历代对于疳证的概念均不够清楚，分类方法更缺乏统一的认识，《证治准绳·幼科·疳》罗列疳证名称达 61 种之多，使学习者难以适从。20 世纪 60 年代初，他组织南京中医学院儿科与南京医学院儿科、南京儿童医院组成"疳证研究协作小组"，共同观察了 533 例疳证患儿，根据病因调查、证候分类、诊断依据、治疗法则以及合并症产生等方面的临床研究分析，宗钱乙"诸疳皆脾胃病"的论点，将各类不同证候的表现加以归纳，结合患儿的基本临床特征，列为"疳气""疳积""干疳"三大类证，总结出"疳气"以和为主、"疳积"以消为主或消补兼施、"干疳"以补为主的治疗原则，提出了系列方药。他的观点为中医儿科界普遍接受，形成了现代对于疳证概念、病因病机、辨证分类、临床治疗的基本规范。

2. 证治有道

"疳"的含义有两种：其一"疳者甘也"，言其病因。明代虞抟《医学正传·诸疳证》曰："盖其病因肥甘所致，故命名曰疳。"指出其病因多由恣食肥甘厚味，损伤脾胃，致运化失常，日久不愈，转化成疳。其二"疳者干也"，言其病理、主症。明代薛铠、薛已《保婴撮要·疳症》曰："盖疳者干也，因脾胃津液干涸而患"，指出其病理为津液干涸，气血亏耗。清代夏鼎《幼科铁镜·辨疳疾》曰："疳者，干而瘦也"，指出临床主症为形体干瘪羸瘦。古代将本病列为"痧、痘、惊、疳"四大要证之一，为历代医家所重视。现代由于社会进步，干疳及兼证已经少见，而由于饮食喂养不当所致之疳气证仍属常见。

疳证临床主要采用虚实、五脏辨证方法。疳气证虚象较轻，脾运失健为著，表现形体略瘦、脾胃运纳异常；疳积证虚象加重，实证亦显，全身消瘦、肚腹膨胀；干疳证羸瘦、虚象毕现。

　　疳证总属虚证，调补脾胃是治疗疳证的中心环节，但须注意，补益不可呆滞，补中有运，以防碍滞脾胃，影响纳化。对于虚中夹实证，当根据患儿体质和病情缓急，攻补兼施，适当应用消食导滞、理气散结、活血消痞、清胃热、清心火、泄肝热诸法。同时，必须注重合理喂养，食疗、药治兼施，配合使用推拿、外治疗法等，坚持较长疗程，方能缓收其效。

　　疳气证证情较轻，宜补运兼施，健脾益气助运。用资生健脾丸加减，常用药党参、白术、茯苓、薏苡仁、山药、陈皮、豆蔻（后下）、炒六神曲、焦山楂、莲子肉、胡黄连等。面㿠体瘦，多汗易感者，加黄芪、防风、煅牡蛎（先煎）补气固表；食欲不振、腹胀、苔厚腻者，去党参、白术，加苍术、佩兰、枳实、鸡内金燥湿理气运脾；性急好哭，夜卧不宁者，加钩藤（后下）、连翘、灯心草平肝清心安神；大便稀溏者，加炮姜、砂仁（后下）、肉豆蔻温脾助运实便；便秘难解者，加火麻仁、瓜蒌子、莱菔子润肠导滞通便。本证用药当注意补不壅滞，消不伤正，以和为主，少用滋腻碍运及峻消伤正之品。对脾虚肝旺者选用平肝药物时，勿过用苦寒药物。

　　疳积证多由疳气发展而来，治宜消补兼施，消积理脾和中。用肥儿丸加减，常用药党参、白术、茯苓、山药、使君子、胡黄连、砂仁（后下）、陈皮、炒六神曲、枳实、炒麦芽、炒谷芽等。疳积之积，辨别疳之有积无积，须视腹之满与不满，腹满者多为有积，又有食积、气积、虫积、血积之分。脘腹胀满叩之音实者为食积，可加鸡内金、焦山楂、莱菔子等消食化积；腹胀叩之如鼓者为气积，可加木香、大腹皮、厚朴等行气消胀；腹满按之有块状物揉之可散者为虫积，可先用使君子、苦楝皮、榧子等驱蛔杀虫；腹满触之有癥块腹壁青筋显露者为血积，可加牡丹皮、丹参、鳖甲（先煎）等活血消癥。嗜食异物者，加连翘、黄芩清胃中伏火；大便秘结者，加柏子仁、火麻仁润肠通便；烦躁不安、揉眉挖鼻者，加栀子、淡竹叶清心除烦。

　　干疳证为疳证重证，治宜补益为主，气血阴阳兼施。用八珍汤、金匮肾气丸加减。补气常用黄芪、人参、白术、茯苓、甘草等；养血常用熟地黄、当归、白芍、川芎、阿胶（烊化）等；滋阴常用石斛、黄精、熟地黄、山茱萸、乌梅等；温阳常用炮姜、吴茱萸、制附子（先煎）、肉桂（后下）、桂枝等。同时也需要注意，补益需防碍滞，总须适当加用运脾药物，如理气之陈皮、木香、砂仁（后下）等，消食之炒谷芽、炒麦芽、炒六神曲等。若至重症阶段，需大补以防虚脱而亡，气衰者用独参汤，气阴虚衰者用生脉散，气阳欲脱者用参附龙牡救逆汤。

疳证兼证虽然已经少见，但若见到需要特别注意，首先要针对本证加强营养，特别是蛋白类食物如瘦肉、禽肉、鸡蛋、鱼类、奶类、豆类等，再要根据其兼证分别给予相应食疗与药治兼施的治疗方法。眼疳与维生素 A 缺乏相关，食疗宜选用羊肝、猪肝、鸡肝等家畜、家禽肝，鸡蛋、鸭蛋等动物蛋黄，黄花鱼、沙丁鱼等深海鱼类，胡萝卜、南瓜等蔬菜；药治可用石斛夜光丸合羊肝丸（夜明砂、当归、蝉蜕、木贼、羊肝）加减。口疳与维生素 B 族（尤其是维生素 B_2）缺乏相关，食疗宜多吃绿叶蔬菜，及牛奶、动物肝脏与肾脏、鱼、蛋、香菇、小麦胚芽等；药治可用泻心导赤散合益胃汤加减，外治用锡类散吹患处。疳肿胀主要由血浆蛋白低下产生，应多进以上补充蛋白的食物，药治用防己黄芪汤合五苓散加减。

笔者曾研制补运兼施之壮儿饮口服液（苍术、焦山楂、黄芪、党参、决明子、胡黄连等）治疗疳气证，一疗程为 1 个月。经第 1 疗程治疗，试验组 88 例治愈 35 例、好转 44 例、无效 9 例，总有效率 89.77%；健脾糖浆治疗对照组 52 例，治愈 7 例、好转 26 例、无效 19 例，总有效率 63.46%，治疗组疗效显著优于对照组（$P < 0.001$）。部分未治愈患儿进行了第 2 疗程、第 3 疗程治疗，试验组 17 例中又有 11 例治愈；对照组 6 例中有 1 例治愈。临床治疗同时作了发锌、血红蛋白及红细胞检测，试验组治疗后均较治疗前显著增加（$P < 0.05$）；对照组治疗前后无显著差异（$P > 0.05$）。又曾对 42 例疳证患儿作尿 D- 木糖排泄率和尿淀粉酶测定，发现患儿小肠吸收及胰酶分泌功能差于正常儿，经用运脾法治疗后，尿 D- 木糖排泄率及尿淀粉酶均较治疗前明显升高（$P < 0.05$）。

笔者指导研究生根据目前临床疳证病因以饮食过度损伤脾胃为主因的状况，采用特制高蛋白高热量饲料造模法。特制饲料用鱼松、豆粉、面粉、奶粉，按重量 1：2：1：1 混合制成。喂饲昆明种小白鼠后，小鼠摄食量和活动度减少，体重不增，至第 5 天，造模组小鼠体重均值较用常规饲料饲养的小鼠低 25.95%，符合临床疳证患儿体重比同龄正常儿低 15% 以上的诊断标准，研制了疳证小鼠模型。观察壮儿饮口服液和健脾糖浆灌胃对疳证模型小鼠血中胃泌素的影响。结果显示模型组血清胃泌素水平低于正常，而壮儿饮口服液、健脾糖浆治疗组血清胃泌素水平均恢复到正常。壮儿饮口服液试验组体重增长显著高于健脾糖浆对照组（$P < 0.05$）。观察壮儿饮口服液对大鼠胃液分泌的影响，结果显示该口服液能增强胃蛋白酶活性，适当加大剂量作用趋势更明显，而对胃液分泌量和总酸度无明显影响。

第二十二章 单纯性肥胖症

【概述】

肥胖症是机体长期能量摄入超过消耗，导致多余的能量以脂肪形式储存，造成体内脂肪重量超标的营养障碍性疾病。儿童肥胖症 95% ～ 97% 为单纯性肥胖，是机体内在遗传因素与外界环境因素相互作用的结果，与生活方式密切相关，以过度营养、运动不足、行为偏差为特征。少部分为继发性肥胖，由遗传、代谢、内分泌、中枢神经系统疾病等引起。

近年来，随着人们生活水平的提高和膳食结构的改变，儿童青少年肥胖症发病率呈明显上升趋势。2015 ～ 2019 年全国统计数据显示：根据中国标准，6 岁以下儿童的超重率为 6.8%、肥胖率为 3.6%；6 ～ 17 岁儿童和青少年的超重率为 11.1%、肥胖率为 7.9%。儿童期肥胖对心血管、呼吸功能产生长期的慢性损伤，降低健康水平，是成人期糖尿病、动脉粥样硬化、高血压、冠心病、呼吸通气不良、骨关节炎、某些部位癌症的重要危险因素。同时，肥胖儿童还存在应激反应低下、抗感染能力降低、不能耐受麻醉和外科手术等风险。由于社会习俗和认同方面存在的偏见，肥胖者在求学、社交、日常生活等方面面临更多的压力，使儿童的自尊心、自信心受到损伤，压抑儿童潜能开发，对儿童的性格塑造、气质培养、习惯养成等形成负面影响。

中医学对肥胖早有记载。《灵枢·卫气失常》曰："人有脂，有膏，有肉……䐃肉坚，皮满者，肥。䐃肉不坚，皮缓者，膏。皮肉不相离者，肉。"这里的脂膏形体则指肥胖，并且将肥胖之人分为肥人、膏人、肉人。历代古籍中对于肥胖有许多论述，对其病因多认为与气虚、痰湿等相关。

现代对儿童肥胖的研究逐步深入，2018 年我国制定了卫生行业标准"学龄儿童青少年超重与肥胖筛查"（WS/T 586-2018）和"7 ～ 18 岁儿童青少年高腰围筛查界值"（WS/T 611-2018）；2019 年中国妇幼健康研究会提出并发表了《中国儿童代谢健康型肥胖定义与筛查专家共识》，进一步完善了儿童肥胖的分型及诊断标准。2021 年《中国儿童肥胖的评估、治疗和预防指南》发布。

现代研究提出肥胖与遗传、环境、膳食结构等多种因素有关，预防肥胖症要从妊娠、婴儿期开始，以运动处方为治疗基础，以行为矫正为关键技术，饮食调整和健康教育贯彻始终。在中医药防治小儿肥胖症的研究方面，已经开展了不少药物、针灸、推拿临床工作，以及对于降脂中药、方剂的多项实验研究。

【病因病机】

引起小儿肥胖的病因有饮食、遗传、体质、情志因素等，病机则为脾、胃、肝、肾功能失常，痰湿、脂膏积于体内，蕴于肌肤而发。

1. 饮食不节，脂膏满盈

小儿饮食不节，过食肥甘厚味，损伤脾胃，胃生燥热，脾失健运，胃强脾弱。胃强则消谷善饥，食欲亢进，摄食过多；脾虚则湿浊内生，聚湿生痰，脂膏停积，日久躯脂满盈，发为肥胖。

2. 禀赋不足，痰湿内积

凡父母肥胖者，子女禀赋其体质，可初生便见胎肥。出生后脾运不健，痰湿内停，肥胖日渐加重；或者脾肾两虚，气化输布失司，水湿不运，聚湿成痰，脂膏内蓄，壅滞于体内、肌肤，发为肥胖。

3. 后天失调，气虚津伤

小儿出生后护养不当，或过于安逸少动，伤及一身之气，脾肾两虚，水湿水谷停滞不化，湿不化则为痰，蕴于体内；或素体阴虚、热病耗伤阴津，肝阴不足，肝失所养，阴不制阳，肝阳亢盛灼津为痰，壅于体内、肌肤发为肥胖。

4. 情志不畅，气郁生痰

小儿情志不畅，长期焦虑、过度紧张等，气机失调。肝失疏泄，气机郁滞，水液不能正常输布运化，停而生饮成痰，造成肥胖；情绪不稳，或饥饱不节、或暴饮暴食、或忧思伤脾，脾失健运，水湿不化，聚湿生痰，脂膏壅聚，形成肥胖。

【临床诊断】

1. 诊断要点

（1）BMI 法：BMI（身体质量指数）指数，简称体质指数，是国际常用的衡量人体胖瘦程度以及是否健康的标准。BMI= 体重 ÷ 身高^2（体重单位：千克；身高单位：米）。

（2）中国标准：国家卫健委 2018 年 2 月 23 日发布的学龄儿童青少年超重与肥胖筛查标准（WS/T 586-2018）。

表 22-1　6 ~ 18 岁学龄儿童青少年超重与肥胖筛查标准（BMI）

年龄（岁）	男		女	
	超重	肥胖	超重	肥胖
6.0 ~	16.4	17.7	16.2	17.5
6.5 ~	16.7	18.1	16.5	18.0
7.0 ~	17.0	18.7	16.8	18.5
7.5 ~	17.4	19.2	17.2	19.0
8.0 ~	17.8	19.7	17.6	19.4
8.5 ~	18.1	20.3	18.1	19.9
9.0 ~	18.5	20.8	18.5	20.4
9.5 ~	18.9	21.4	19.0	21.0
10.0 ~	19.2	21.9	19.5	21.5
10.5 ~	19.6	22.5	20.0	22.1
11.0 ~	19.9	23.0	20.5	22.7
11.5 ~	20.3	23.6	21.1	23.3
12.0 ~	20.7	24.1	21.5	23.9
12.5 ~	21.0	24.7	21.9	24.5
13.0 ~	21.4	25.2	22.2	25.0
13.5 ~	21.9	25.7	22.6	25.6

续表

年龄（岁）	男		女	
	超重	肥胖	超重	肥胖
14.0～	22.3	26.1	22.8	25.9
14.5～	22.6	26.4	23.0	26.3
15.0～	22.9	26.6	23.2	26.6
15.5～	23.1	26.9	23.4	26.9
16.0～	23.3	27.1	23.6	27.1
16.5～	23.5	27.4	23.7	27.4
17.0～	23.7	27.6	23.8	27.6
17.5～	23.8	27.8	23.9	27.8
18.0～	24.0	28.0	24.0	28.0

2. 鉴别诊断

儿童肥胖症以单纯性肥胖最多见。通常表现为体格发育良好，生长亦较迅速，骨龄增长稍快，脂肪堆积在面颊、下颌、胸腹部及臀部，外生殖器相对较小，四肢肥胖以上臂及大腿明显。但需注意鉴别伴肥胖的遗传性疾病、内分泌疾病。

（1）Prader-Willi 综合征：呈周围型肥胖体态、身材矮小、智能低下、手脚小、肌张力低、外生殖器发育不良。本病可能与位于 15q12 的 SNRPN 基因缺陷有关。

（2）Cushing 综合征：又称皮质醇增多症，因肾上腺皮质功能亢进，分泌过量皮质醇所引起，脂肪呈向心性分布，满月脸，水牛背，躯干明显而四肢脂肪分布较少，皮肤丰满，年长儿童腹壁及大腿皮肤有紫条纹；毛发多，有胡须及阴毛。血压增高，肾上腺肿瘤在腹部可扪及肿块，可用促肾上腺皮质激素刺激试验及地塞米松抑制试验鉴别肾上腺皮质增生及肿瘤。

（3）肥胖生殖无能症：本症继发于下丘脑及垂体病变，其体脂主要分布在颈、颏下、乳房、下肢、会阴及臀部，手指、足趾显得纤细、身材矮小，第二性征迟或不出现。

（4）其他内分泌疾病：如甲状腺功能减退症、生长激素缺乏症等，具有皮脂增多的表现，各有其特点，通过内分泌指标检查不难鉴别。

【辨证论治】

1. 辨证要点

（1）辨脏腑虚实：肥胖症病变脏腑在脾、胃、肝、肾，虚证有气虚、阳虚、阴虚的区别，实证有痰浊、湿阻、气滞、血瘀的不同，脏腑、虚实病变之间又常兼见。例如，脾虚湿滞证常见为脾气虚，也有为脾阳虚，同时见痰湿不化的证候。胃热湿阻证见胃热内灼、脾湿不化的证候。痰湿壅滞证见痰湿内蕴、气机阻滞的证候。脾肾两虚证多见脾肾阳虚证候，也有少数表现为阴虚内热证候。

（2）辨病情轻重：病程较短，肥胖程度轻者，病情较轻；若病程日久，肥胖加重，阻滞气血，浸淫脉络，则易见损伤五脏之变证，如出现睡眠窒息发作，气短、发绀、心悸，重者可危及生命。

2. 治疗原则

本病病机正虚邪实，以脾虚、脾肾两虚为本，痰、热、湿、滞为标，故治疗原则为补虚泻实。补虚法包括补脾气、温脾阳、益脾阴、补肾阴、温肾阳；泻实法包括化痰、除湿、清热、化滞。证候兼夹者则相兼而用。药物治疗同时需配合膳食调整、适当运动、行为矫正等措施，也可同时使用针灸、推拿、心理等疗法综合处理。对于极度肥胖并伴有严重并发症者，可选择腹腔镜胃捆扎术等手术治疗。

3. 证治分类

（1）脾虚湿滞

证候　形体虚胖，疲乏无力，肢体困重，面色少华，四肢可有轻度浮肿，纳差，腹满，便溏或便秘，舌质淡胖、边有齿印，苔薄腻，脉濡细。

辨证　本证多见于饮食不节、过食肥甘患儿。属虚实夹杂证，以虚胖、乏力、肢困、腹满为特征。

治法　健脾益气，化湿消脂。

方药　参苓白术散合平胃散加减。常用党参、白术、茯苓、炙甘草健脾益气；苍术、薏苡仁、厚朴运脾化湿；砂仁（后下）、陈皮、山楂理气化滞。

若气短乏力、肢端不温者，加黄芪、干姜益气通阳；四肢浮肿者，加猪苓、泽泻、车前子（包煎）益气利湿；腹满明显者，加槟榔、木香、香附行气除满；舌苔滑腻者，加佩兰、冬瓜子、荷叶化湿和中。

（2）胃热湿阻

证候 形体肥胖，脘腹胀满，消谷善饥，胃脘灼痛、嘈杂，肢重困楚，懒言少动，或口渴多饮，或大便秘结，舌质红，苔黄腻，脉滑数。

辨证 本证以胃腑灼热、脾湿不化的实证为主。以形体肥胖、脘腹胀满、消谷善饥、胃脘灼痛、肢困怠惰、舌红苔黄腻、脉滑为特征。

治法 清胃泻热，燥湿除满。

方药 泻黄散加味。常用栀子、黄连、石膏（先煎）清胃泻火；藿香、苍术、厚朴燥湿除满；佩兰、薏苡仁、荷叶醒脾化浊。

大便秘结者，加大黄（后下）、决明子通下泻热；口渴多饮者，加麦冬、天花粉、石斛益胃生津。

（3）痰湿壅滞

证候 形盛体胖，身体重着，胸胁痞满，肢体困倦，神疲嗜卧，头晕目眩，嗜食肥甘厚腻，舌苔白腻，脉滑。

辨证 本证见于嗜食肥甘厚腻食品、体胖壮实者。以形盛体胖、胸胁痞满、神疲嗜卧、头晕目眩、舌苔白腻、脉滑为特征。

治法 燥湿化痰、行气活血。

方药 苍莎导痰丸加减。常用苍术、佩兰燥湿化浊；半夏、制南星燥湿化痰；茯苓、陈皮健脾利湿；枳壳、厚朴行气除满；生姜、炙甘草温脾化湿。

胸胁痞满者，加郁金、瓜蒌皮行气宽胸；四肢浮肿者，加冬瓜皮、泽泻淡渗利湿；大便秘结者，加决明子、瓜蒌子导滞通便。

若形体肥胖同时见胸胁胀闷，急躁易怒，失眠多梦，青春期少女月经不调，舌质暗红，脉弦等症，为肝郁气滞、痰湿内盛，治以疏肝理气、化痰除湿，用柴胡疏肝散加减，常用药柴胡、枳壳、苍术、白术、半夏、陈皮、川芎、香附、甘草等。急躁易怒者，加黄芩、栀子、夏枯草平肝降火；失眠多梦者，加炒枣仁、首乌藤、柏子仁宁心安神；皮肤络脉瘀紫者，加牡丹皮、丹参、山楂活血化瘀。

（4）脾肾两虚

证候　形体肥胖，颜面虚浮，神疲倦卧，气短乏力，动则气喘，腹胀便溏，畏寒肢冷，下肢浮肿，夜尿多，男孩或有阴茎短小，舌淡胖，苔薄白，脉沉缓。

辨证　本证多见于禀赋父母肥胖之体者。以肥胖虚浮伴神疲倦卧、肢体不温、舌淡胖、脉沉缓为特征。其疲乏无力，腹胀便溏者，以脾阳虚为主；畏寒肢冷、夜尿多、外阴发育不良者，则以肾阳虚为主。

治法　温补脾肾，温阳化湿。

方药　附子理中汤合苓桂术甘汤加减。常用党参、茯苓、白术、干姜温脾化湿；制附子（先煎）、肉桂（后下）温肾利水；猪苓、泽泻、车前子（包煎）利水渗湿。

气短乏力，动则气喘者，党参改用人参，加炙黄芪、山药、五味子补气敛肺；形寒肢冷，夜尿频多者，肉桂改用桂枝，加菟丝子、仙茅、益智仁温阳固髌；腰膝酸软者，加杜仲、牛膝、女贞子补益肝肾。

若是形体肥胖，心烦盗汗，头目昏胀，腰酸腿软，手足心热，舌尖红，脉弦细数者，为肝肾亏虚、阴虚内热，治以补益肝肾、滋阴清热，用杞菊地黄丸加减，常用药枸杞子、菊花、生地黄、山茱萸、山药、泽泻、牡丹皮等。头晕目胀重者，加龟甲（先煎）、决明子、茺蔚子补肾清肝；五心烦热，睡眠不安者，加知母、黄柏、炒枣仁清热宁神；胸闷不畅，舌质紫暗、有瘀点者，加丹参、红花、桃仁活血化瘀。

【其他疗法】

1. 中药成药

（1）参苓白术颗粒：每袋3g。每服＜1岁1.5g、1～7岁3g，1日2次；＞7岁3g，1日3次。用于脾虚湿滞证。

（2）防风通圣丸：浓缩丸每袋6g。每服3～6岁1.5g、＞6岁3g，1日2～3次。用于胃热湿阻证。

（3）附子理中丸：每丸9g。每服3～6岁3g、＞6岁6g，1日2～3次。用于脾肾阳虚证。

2. 针灸疗法

（1）体针：主穴：中脘、天枢、大横、阴陵泉、丰隆、曲池。脾虚湿阻证配脾俞、水分、三阴交；胃热湿阻证配内庭、上巨虚、支沟；痰湿壅滞证配足三里、承山、梁门；脾肾两虚证取脾俞、肾俞、天枢。

可以取主穴及相应证候配穴，快速进针，行针得气后，用平补平泻手法，中等刺激，或留针20分钟。脾肾两虚证可用补法。1日1次，10次为1个疗程。

（2）耳穴压豆法：取穴：口、胃、脾、肺、三焦、内分泌、皮质下、大肠。每次选用3～5穴。耳穴按常规消毒，王不留行籽高压灭菌，阴干，用胶布贴压所选耳穴上，并予以按压。嘱其家长于每餐饭前或者有饥饿感时代为按压，每穴30秒到1分钟，按压时局部以有痛、热感为佳。每5～7天换穴1次，4次为1个疗程。

3. 推拿疗法

（1）胸腹部操作：拇指按揉腹部的任脉、胃经直至曲骨穴水平线。每经操作两分钟；再以拇指按揉中脘、天枢（两侧）、气海、关元穴，每穴1分钟。然后掌振神阙穴1分钟。再以神阙穴为中心，顺时针摩腹3分钟。

（2）四肢部操作：拿揉上下肢各2分钟。以拇指点双侧曲池、合谷、足三里、丰隆、血海、三阴交穴，每穴1分钟，以酸胀得气为度。

（3）腰背部操作：患者取俯卧位，术者以滚法施术于背部两侧膀胱经，往返各5～8次，约3分钟；用拇指按揉双侧脾俞、胃俞、肾俞、肝俞穴，每穴1分钟，以酸胀得气为度；直擦背部督脉，横擦左侧背部脾胃区各1分钟，以透热为度。

4. 饮食疗法

饮食调整是本病治疗的重要环节。基本原则是在均衡膳食的基础上减少高脂肪、高能量食物及高血糖指数食物，保证水果和蔬菜的足量摄入。

食疗选择：①脾虚湿阻证常用黄芪、茯苓、陈皮、薏米、赤小豆、白扁豆、蚕豆、豌豆等。②胃热湿阻证常用茯苓、草决明、大腹皮、白菜、圆白菜、芹菜、莴苣、竹笋、莼菜、莲藕、苦瓜、马齿苋、马兰草、荸荠等。③痰湿壅滞证常用荸荠，紫菜，海蜇，枇杷，白果，大枣，白扁豆，赤小豆，蚕豆等。

5. 运动疗法

肥胖患儿往往比较懒惰，增加运动是减肥的必要条件。患儿每天的体育活动必须在目前运动量的基础上增加，除去学校体育活动之外，要保证每天至少有30分钟至1小时的中-高强度体力活动，如跑步、游泳、球类、骑自行车、爬楼梯等。将每天看电视、玩电子游戏的静止时间限制在 2 小时之内。

【防护康复】

1. 预防

（1）孕妇必须均衡营养，培养良好膳食习惯，降低肥胖儿出生率。

（2）提倡母乳喂养。母乳喂养儿发生肥胖者明显低于牛乳喂养儿，生后 4 个月内避免喂固体食物，定期监测小儿生长发育状况，发现问题及时纠正。

（3）婴幼儿期养成良好的生活和进食习惯。不要偏食糖类、高脂、高热量食物。积极参加各种体力活动和劳动，坚持每天都有一定时间的体育锻炼。

（4）青春早期开始加强对营养知识和膳食安排的指导，运动处方训练的指导，正确认识肥胖等。对于已经超重的青少年应由专业医师给予个别指导并且鼓励双亲参加，共同安排子女生活。

2. 护理

（1）进行正常的心理疏导，不要经常指责患儿进食行为，以免发生对抗心理。

（2）定时定量进餐，不随便加餐。饮食以低脂、低糖、低热量食物为主，多食蔬菜，适量增加麦麸等粗纤维食物，限制零食、干果。教会孩子如何正确选择适宜食物和不同食物间的替代，多参加户外活动。

（3）对严重肥胖并发气促、低氧血症等，应及时给予处理。

3. 康复

（1）继续饮食调理，做到饮食按时、有节。

（2）安排好起居作息，提高体育活动水平，减少久坐行为，养成良好的生活习惯。

【审思心得】

1. 循经论理

关于肥胖的病因，《素问·通评虚实论》说："甘肥贵人则高粱之疾也。"指出过食甘肥厚腻容易产生肥胖之类的"高粱之疾"。《临证指南医案·湿》说："湿从内生者，必其人膏粱酒醴过度，或嗜饮汤茶太多，或食生冷瓜果及甜腻之物。其人色白而肥，肌肉柔软者……"进一步阐述了饮食不节，变生痰湿，造成肥胖多脂膏而少肌肉的病因病机。

《景岳全书·非风诸证治法》说："何以肥人反多气虚？盖人之形体，骨为君也，肥人者柔盛于刚，阴盛于阳，且肉与血成，总皆阴类，故肥人多有气虚。"指出肥胖与气虚有关。《黄帝素问灵枢集注·九针十二原》说："中焦之气，蒸津液，化其精微……溢于外则皮肉膏肥，余于内则膏肓丰满。"指出脂膏来源于津液，肥胖症的发生与食物摄入过量，中焦之气失运，脂膏余溢有关。

《石室秘录·肥治法》说："肥人多痰，乃气虚也，虚则气不能运行，故痰生之，则治痰焉可独治痰哉？必须补其气，而后兼消其痰为得耳。然而气之补法，又不可纯补脾胃之土，而当兼补其命门之火，盖火能生土，而土自生气，气足而痰自消，不治痰正所以治痰也。"指出了肥胖者为气虚产生多痰，以及补脾气、补肾气与消痰治肥之间的关系。《丹溪心法·中湿》介绍了肥人湿热和气虚不同证型的辨证用药："凡肥人，沉困怠惰是湿热，宜苍术、茯苓、滑石。凡肥白之人，沉困怠惰是气虚，宜二术、人参、半夏、草果、厚朴、芍药。"为后人治疗肥胖留下了可贵的经验。

2. 证治有道

肥胖者躯脂满盈，其脂膏皆来源于食物。正常情况下，饮食营养经过脾胃的吸收运化、肺的输布、肝的疏泄、肾的蒸腾气化，保持动态平衡，营养全身。若脾胃肝肾功能失调，水液及水谷精微的生成、输布、利用失常，则痰湿、脂膏停于体内，外而四肢百骸，内而脏腑经络，无处不有，停于肌肤、体内则肥胖。

肥胖症的病因有先天、后天之分，先天病因在于禀赋，后天病因以饮食不节为主。若论证候，则可分为实证、虚证两大类，而各类证候之间常有兼夹，故治法用药当权衡各证多少、轻重，相兼而用。

形体肥胖，乃是膏脂堆积，而膏脂的产生，则因小儿脾胃薄弱，不能运消，酿生痰湿，蕴阻肌肤而成。湿性粘滞，则有肢体困重、胸闷气短、纳呆泛恶；痰浊中阻，则有痰多色白而稀；痰浊蒙蔽清窍，则有头晕而胀、嗜睡；舌体胖嫩有齿痕、舌苔滑腻、脉沉滑均为痰浊内阻之象。过剩的膏脂，为有形之实邪，故可认为肥胖总有实证。治疗法则，当用理脾行气，化浊涤痰，方用导痰汤加减。常用药：半夏、制南星、苍术、生姜燥湿化痰；橘红、枳实理气化痰；莱菔子、决明子导滞化痰；

白术、茯苓健脾化湿；冬瓜皮、泽泻淡渗利湿。湿邪偏重者，可选加苍术、佩兰、薏苡仁、车前草、赤小豆、荷叶；痰湿化热者，可选加浙贝母、瓜蒌子、黄芩、黄连、天竺黄，制南星易为胆南星，兼便秘者加虎杖、大黄（后下）。痰湿久积，壅阻气机，以致痰瘀交阻，见皮肤紫纹、舌紫瘀斑，可选加牡丹皮、丹参、泽兰、当归尾、川芎、赤芍等活血化瘀之品。

脾虚肥胖者，常见虚胖乏力，纳呆困倦，舌体胖嫩，舌质淡白。乃脾气虚弱，水谷运化失健而致精微化成膏脂内积。治以健脾益气为主，方用异功散加味。常用药：党参、黄芪、炙甘草健脾益气；茯苓、白术、苍术健脾化湿；陈皮、砂仁（后下）理气助运。若是脾阳损伤之象显现，大便溏薄，饮冷则加重，当加入干姜、豆蔻、桂枝等温阳运脾之品。

肺气虚肥胖者，常见体胖肌松，面色少华，自汗气短，倦怠乏力，懒言少动，稍动即喘，反复感冒。肺为水之上源，水湿不化与肺失通调相关。治以补肺益气，温肺利水为主，方用玉屏风散加味。常用药：炙黄芪补肺益气固表；白术健脾益气养肺；防风走表而祛风邪。气虚乏力者，加党参、茯苓、炙甘草补气；阳虚形寒者，加桂枝、白芍、生姜温阳；表疏自汗者，加煅龙骨（先煎）、煅牡蛎（先煎）、糯稻根固表；气短易喘者，加人参、麦冬、五味子定喘。

肾阳虚肥胖者，常见肥胖伴水肿，畏寒肢冷，神疲倦卧，大便溏稀、食物不化，尿频遗尿，动则气喘。肾主一身之水，肾阳亏虚，气不化水而凝聚为痰为脂而成肥胖。治以温阳利湿化浊，方用真武汤加味。常用药：制附子（先煎）、桂枝、生姜温阳化气；茯苓、白术健脾化湿；白芍益阴护津。气虚气短者，加人参、黄芪补气；畏寒肢冷者，加补骨脂、仙茅温阳；阴茎短小者，加淫羊藿、熟地黄补肾。也有少数肾阴虚为重者，则当以《幼幼集成》补肾地黄丸加减，常用药熟地黄、怀山药、山茱萸、牛膝、龟甲（先煎）、牡丹皮、茯苓、泽泻、五味子、补骨脂等。

到目前为止，肥胖症还是一种难治性疾病。预防为主在本病特别值得重视，先天胎养，后天饮食、运动生活方式调控是其重要环节。同时必须对小儿作好定期生长发育监测，早期发现超重，及时控制其发展。

第二十三章 营养性缺铁性贫血

【概述】

营养性缺铁性贫血是体内铁缺乏，导致血红蛋白合成减少所致，临床以皮肤黏膜苍白或苍黄、倦怠乏力、食欲不振、烦躁不安等为特征的疾病。又名小细胞低色素性贫血，是小儿营养性贫血中最常见的一种。一般轻度贫血除实验室检查异常外，临床常无明显症状；中度贫血可见面色萎黄或苍白，肢倦乏力，头晕耳鸣，心悸气短，烦躁不安等；重度贫血除上述症状外，尚见毛发枯黄，精神萎靡，爪甲枯脆，腹泻纳呆，发育迟缓，胁下痞块，甚或震颤抽搐，额汗肢冷，吐衄便血等症。我国普查发现，7岁以下小儿血红蛋白低于120g/L者占62.37%、低于110g/L者占37.88%，其中以6个月至3岁的小儿最为常见。本病被列为我国重点防治的儿科疾病之一。

本病属于中医学"血虚""虚劳""萎黄"等范畴，从《黄帝内经》开始，历代医籍中有不少相关记载。据统计，缺铁性贫血患儿中约有81.6%属脾胃虚弱证。皂矾（绿矾）因含硫酸亚铁，中医常用作治疗贫血的专药。西医常使用铁剂治疗缺铁性贫血。临床观察证实，健脾益气助运中药能通过增强消化吸收功能，促进铁剂的吸收和利用，且能减轻铁剂的副作用，较单纯用铁剂治疗具有一定优势。本病轻中度贫血一般预后良好，重度贫血或长期不愈者影响小儿的生长发育，且可使机体抗病能力下降，易罹患感染性疾病。

【病因病机】

本病发病的主要原因是先天禀赋不足、后天喂养不当，另外，多种急慢性疾病病后失于调护亦可导致发病。

1. 先天不足，禀赋未充

胎儿的生长发育，全赖母体气血的供养。若孕母素体虚弱，或孕期失于调摄，饮食摄入不足或偏食挑食，或疾病影响、药物克伐等，皆可导致母体气血不足，不仅影响胎儿的生长发育，而且使胎儿先天精髓不足，气血内亏，生后便患贫血。

2. 喂养不当，气血不敷

小儿出生后若是喂养不当，未按时添加营养丰富的辅助食品，或小儿偏食、挑食、厌食，少食红肉、猪肝、禽畜血、蔬菜等养血食物，单纯用含铁量较低的牛乳、人乳喂养，未能满足小儿生长发育日益增加的需要量，均可因营养物质不足而贫血。

3. 血症失血，耗血贫血

患儿若是因外伤、溶血等急性出血，或是鼻衄、尿血、肌衄等出血，胃肠溃疡、钩虫病等疾病长期慢性出血，皆造成血液耗损，不能生化而及时补充则产生贫血。

4. 脾胃损伤，生血不足

小儿脾常不足，若是饮食喂养不当，杂食乱投或滥服补品、补药，均易于损伤脾胃，各种脾胃疾病、外感疾病等皆易损脾伤胃。脾胃受损，受纳运化转输水谷的功能失常，精微无以吸收，气血难以化生，便发生贫血。

《灵枢·决气》说："中焦受气取汁，变化而赤，是谓血。"血的来源，为水谷精微化生，生血正常主要赖于脾胃的受纳运化，因而营养性缺铁性贫血的发病，与脾胃功能失健关系密切。同时，脾主统血，各种出血病证与脾统血功能失职相关；心主血、肝藏血，各类贫血的产生，与心、肝功能失主有关，贫血发生后，又会产生心、肝及诸脏失养而发生的种种病证；肾藏精，肾生髓，髓生肝，肝肾不足则骨髓不充，血无所藏，精亏血耗。所以，缺铁性贫血是多种病因造成的结果，血虚不荣是贫血种种证候发生的主要病理基础，本病病变脏腑涉及脾、胃、心、肝、肾，其中以脾胃最为重要。

现代研究表明本病是由于缺乏生血所必需的铁元素而致。缺乏的原因与体内贮存及摄入量不足、丢失或消耗过多、生长发育过快、需要量增加等多种因素有关。铁缺乏则引起血红蛋白的合成障碍，细胞质减少，细胞变小，但对细胞的分裂增殖影响较小，故呈小细胞低色素性贫血。

【临床诊断】

1. 诊断要点

（1）母亲妊娠早期出现中度至重度贫血，出生后饮食物中造血物质缺乏、饮食质量差或搭配不合理，长期挑食、偏食致铁摄入量不足，各种失血导致铁丢失过多等，均可造成小儿患本病。

（2）发病缓慢，皮肤黏膜苍白或苍黄，以口唇、口腔黏膜及甲床最为明显；易疲乏，不爱活动，食欲减退，呕吐，腹泻，毛发稀疏发黄，注意力不集中；年长儿可自诉头晕、心悸气短、眼前发黑；重度贫血可见皮肤呈蜡黄色，甚至活动受限、心慌、喘憋、下肢浮肿等。由于骨髓外造血反应，肝、脾、淋巴结常轻度肿大。

（3）辅助检查

1）血常规：红细胞数（RBC）、血红蛋白量（Hb）低于正常，且血红蛋白降低比红细胞减少明显，呈小细胞低色素性贫血。3 个月～ 6 岁血红蛋白＜ 110g/L，6 岁以上血红蛋白＜ 120g/L；平均红细胞体积（MCV）＜ 80fL；平均血红蛋白含量（MCH）＜ 27pg；平均血红蛋白浓度（MCHC）＜ 310g/L。网织红细胞数正常或轻度减少。血涂片见红细胞大小不等，以小细胞居多，中央淡染区扩大。

2）骨髓象：红细胞系增生活跃，以中、晚幼红细胞为主，各期红细胞体积均较小，胞质少，染色偏蓝，显示胞质成熟程度落后于胞核；粒细胞及巨核细胞系一般正常。

3）铁代谢：血清铁蛋白＜ 15μg/L，红细胞游离原卟啉＞ 0.9μmol/L，血清（浆）铁＜ 10.7μmol/L，总铁结合力＞ 62.7μmol/L，转铁蛋白饱和度＜ 15%。骨髓可染色铁显著减少甚至消失，骨髓细胞外铁明显减少，铁粒幼细胞比例＜ 15%。

2. 分度诊断

（1）轻度：血红蛋白 90g/L 至正常下限，新生儿血红蛋白 120 ～ 144g/L。

（2）中度：血红蛋白 60 ～ 90g/L，新生儿血红蛋白 90 ～ 120g/L。

（3）重度：血红蛋白 30 ～ 60g/L，新生儿血红蛋白 60 ～ 90g/L。

（4）极重度：血红蛋白＜ 30g/L，新生儿血红蛋白＜ 60g/L。

3. 鉴别诊断

（1）婴儿生理性贫血：胎儿出生后至 2～3 个月红细胞数和血红蛋白量逐渐降低，出现轻度贫血，多为正细胞、正色素性贫血。一般无临床症状，为自限性经过，3 个月后红细胞数和血红蛋白含量缓慢增加，逐渐正常。

（2）营养性巨幼红细胞性贫血：由维生素 B12、叶酸缺乏引起。临床没有神经系统症状。其外周血红细胞大于正常，红细胞减少比血红蛋白降低明显，与缺铁性贫血的小细胞、低色素性贫血有别。

（3）地中海贫血：遗传性溶血性贫血，表现为慢性进行性溶血性贫血。主要临床特点为有阳性家族史，特殊面容，肝脾肿大，外周血红细胞为小细胞低色素性，红细胞大小不等、形状不一，可见靶形红细胞和有核红细胞。与本病可以区别。

【辨证论治】

1. 辨证要点

本病辨证以辨气血阴阳及脏腑为主。先审病因，再分轻重，继辨气血阴阳。

（1）审病因：审明病因，是摄入、生成不足，还是消耗过多或失血。

（2）别轻重：病情轻重与血红蛋白下降速度有关，贫血发生缓慢者症状较轻，急性贫血者，临床症状较重。可根据临床表现及实验室检查判断病情轻重。

（3）辨脏腑：病在脾者，除面色萎黄或苍白外，常见食少纳呆，体倦乏力，大便不调；病及心者，伴心悸怔忡，夜寐不安，气短懒言；病在肝者，症见两目干涩，爪甲枯脆，头晕目眩；病及肾者，腰膝酸软，发育迟缓，潮热盗汗，或肢冷畏寒。

2. 治疗原则

本病治疗以健脾开胃，益气养血为基本治疗原则。临证时当注意他脏受损情况，佐以养心安神、滋养肝肾、温补脾肾等法。组方用药以补而不滞、补不碍胃为要。

皂矾是治疗缺铁性贫血的中药专药，含硫酸亚铁，入水易溶解，用健脾益气助运药配合绿矾治疗本病有显著的疗效。若用西药补铁剂的同时，兼用健脾益气助运中药，也可促进铁剂的吸收和利用，且可减轻铁剂的消化道副作用。

3. 证治分类

（1）脾胃虚弱

证候　面黄无华，或㿠白不泽，唇淡甲白，形体消瘦，神疲乏力，食欲不振，肌肉松弛，大便不调，舌质淡，苔薄白，脉弱，指纹淡滞。

辨证　本证多见于喂养不当、感染诸虫，或病后失调患儿。兼见脾虚、血虚证候。临证以面黄无华、唇淡甲白、乏力、纳差、脉弱为特征。

治法　健运脾胃，益气养血。

方药　六君子汤合当归补血汤加减。常用党参、白术、茯苓健脾益气；黄芪、当归、大枣益气生血；陈皮、半夏、生姜健脾温中；砂仁（后下）、白扁豆、炒麦芽醒脾助运。

纳呆者，加鸡内金、焦山楂、炒谷芽消食运脾；口臭、手足心热，积滞化热者，加胡黄连、连翘清其积热；大便稀溏者，加苍术、炒白扁豆、炒六神曲燥湿健脾；便秘者，加制首乌、桑椹、火麻仁养血通便；腹胀者，加槟榔、木香行气消胀；畏寒肢冷者，改生姜为干姜或加制附片以温阳。

若大便潜血阳性，经大便饱和盐水漂浮法查出钩虫卵，或大便孵化出钩虫蚴，诊断为钩虫病贫血，可先服贯众汤（贯众、苦楝皮、土荆芥、紫苏）驱虫，虫去后再给予健脾养血。

（2）心脾两虚

证候　面色萎黄或苍白，口唇、皮肤、黏膜、指甲苍白，毛发稀黄枯燥，容易脱落，心悸怔忡，头晕目眩，夜寐不安，气短懒言，注意力涣散，体倦乏力，食欲不振，舌质淡红，脉细弱，指纹淡红。

辨证　本证多见于血虚较久患儿。除血虚证候外，兼见心血失养诸证。临证以体倦纳差、唇淡甲白、发黄稀疏、心悸头晕、气短懒言、注意力涣散为特征。

治法　补脾养心，益气生血。

方药　归脾汤加减。常用黄芪、党参、白术、茯苓健脾益气；当归、白芍、熟地黄、龙眼肉养心补血；远志、首乌藤宁心安神；木香、炒六神曲、炒麦芽行气和中助运。

血虚较重者，加鸡血藤、白芍、川芎补血养血；纳呆腹胀，大便溏薄者，去当归、熟地黄，加苍术、陈皮、焦山楂、鸡内金开胃助运；心悸夜寐不安者，加柏子仁、酸枣仁养心安神；脾虚肝旺，肢体震颤者，加钩藤（后下）、磁石（先煎）柔肝平肝潜阳；活动后多汗者，加浮小麦、煅牡蛎（先煎）固涩敛汗；水肿者，加赤小豆、薏苡仁、猪苓健脾利湿；气不摄血，衄血便血者，加阿胶（烊化）、地榆、仙鹤草养血止血。

（3）肝肾阴虚

证候 面色苍白，毛发枯黄，爪甲色白易脆，耳鸣目涩，盗汗，颧红，腰膝酸软，发育迟缓，口舌干燥，肌肤不泽，甚或皮肤瘀斑、吐血衄血，烦躁失眠，四肢震颤，舌质红干，苔少或光剥，脉细数，指纹淡紫。

辨证 本证多见于重症贫血。临证以爪甲色白易脆、眼干目涩、四肢震颤、烦躁失眠、皮肤瘀斑、吐血衄血等为特征。

治法 滋养肝肾，调补精血。

方药 左归丸加减。常用龟甲（先煎）、鹿角胶（烊化）、菟丝子、怀牛膝滋养肝肾，大补精血；熟地黄、山药、山茱萸、枸杞子、阿胶（烊化）滋阴补血；砂仁（后下）、焦山楂健脾助运。

潮热盗汗者，加鳖甲（先煎）、地骨皮、白薇养阴清热；久病精血大虚，发育迟缓者，加紫河车、覆盆子、益智仁益精补血；眼目干涩者，加石斛、夜明砂、羊肝补肝明目；神疲乏力者，加黄芪、党参、茯苓益气扶正；四肢震颤者，加沙苑子、白芍、钩藤（后下）、地龙养肝息风；心烦头晕目眩者，加菊花、石决明平肝潜阳；皮肤瘀斑，吐血衄血者，加女贞子、墨旱莲、牡丹皮滋阴凉血止血；胁下癥块者，加鳖甲（先煎）、丹参、莪术活血化瘀消癥。

（4）脾肾阳虚

证候 面色㿠白，皮肤、黏膜、指甲苍白无华，发黄稀少，精神萎靡，畏寒肢冷，纳呆便溏，或有完谷不化，消瘦或浮肿，发育迟缓，舌体胖嫩，舌苔薄白，脉沉细无力，指纹淡。

辨证 本证多见于久病重症患儿。临证以唇舌爪甲苍白、精神萎靡、纳呆便溏、畏寒肢冷、发育迟缓为特征。

治法 温补脾肾，填精养血。

方药 右归丸加减。常用熟地黄、山茱萸、当归、枸杞子、菟丝子补肾养阴；肉桂（后下）、淫羊藿、补骨脂、肉苁蓉、鹿角胶（烊化）温补肾阳、补养精血；山药、焦山楂健脾助运。

畏寒肢冷者，加仙茅、制附子（先煎）温阳补肾；囟门晚闭着，加龟甲（先煎）、牡蛎（先煎）、五加皮补肾壮骨；发黄稀少者，加党参、当归、制首乌补血生发；大便溏泄者，减熟地黄、当归、肉苁蓉，加白术、炮姜、肉豆蔻健脾温阳，固涩止泻；水肿者，加桂枝、猪苓、茯苓温阳利湿；出血者，加炮姜炭、艾叶、仙鹤草温经散寒，收涩止血；少气懒言者，加黄芪、党参健脾益气。冷汗肢厥脉微，阳气欲脱者，急以参附龙牡救逆汤回阳救逆固脱。

【其他疗法】

1. 中药成药

（1）健脾生血颗粒：每袋 5g。每服＜1 岁 2.5g、1～3 岁 5g、3⁺～5 岁 7.5g、5⁺～12 岁 10g，1 日 3 次。4 周为 1 疗程。或遵医嘱。用于脾胃虚弱证、心脾两虚证。

（2）小儿生血糖浆：每支 10mL。每服 1～3 岁 10mL、3～5 岁 15mL，1 日 2 次。用于心脾两虚证、肝肾阴虚证。

（3）复方皂矾丸：每丸 0.2g。每服 3～6 丸，1 日 3 次，饭后即服。用于脾肾阳虚证。

2. 西医疗法

（1）口服铁剂：常用硫酸亚铁、富马酸亚铁、葡萄糖酸亚铁、右旋糖酐铁等。最好于两餐之间服药，既减少对胃黏膜的刺激，又利于吸收。在服用铁剂的同时服用维生素 C，能促进铁剂的吸收。应用至红细胞和血红蛋白达到正常水平后至少 6～8 周。

（2）输血治疗：重症贫血并发心功能不全或明显感染者可输注浓缩红细胞，每次 4～6mL/kg。重度、极重度贫血者输血速度应缓慢，防止诱发心功能不全。

【防护康复】

1. 预防

（1）加强孕期、哺乳期母亲的营养和疾病防治，合理膳食，保障胎儿、婴儿健康。对低出生体重儿及时给予铁剂预防，服硫酸亚铁 0.05 ～ 0.075g/（kg·d）。

（2）做好喂养指导，提倡母乳喂养，及时添加含铁丰富且易吸收的辅助食品，如肝、瘦肉、鱼、动物血等，并注意膳食搭配，烹调方法合理。

（3）养成良好的饮食习惯，纠正偏食、挑食、零食等不良习惯，防止脾胃损伤。以牛乳喂养者，须加热后服用，以减少因过敏引起的肠道出血。

（4）及时治疗各类传染病、脾胃疾病、寄生虫病、出血性疾病等，谨慎用药，加强病期护理。

2. 护理

（1）加强患儿生活调理，讲究卫生，注意休息，随气候变化及时增减衣物，避免各类感染。

（2）饮食宜富含营养，易于消化。可适当多进当归、黑芝麻、桑椹、黑枣、莲藕、紫葡萄、龙眼肉、乌鸡、动物肝脏、鸡血、鸭血等食品。

（3）服用铁剂时忌服茶叶水及含鞣质类水果药物，还应避免与大量牛奶同时服用。因牛奶中含磷酸较高，影响铁的吸收。

（4）严重贫血患儿要加强护理，尽量卧床休息，减少活动，密切观察病情变化，早期发现虚脱、出血等危症，给以及时抢救。

3. 康复

（1）继续做好饮食调养，避免挑食、偏食，适当多进养血类食品。

（2）与贫血相关的疾病尚未痊愈者需继续治疗，并注意监测其可能引起的贫血再次发生。

【审思心得】

1. 循经论理

有关贫血的早期论述见于《黄帝内经》。关于血的生成来源，《灵枢·邪客》曰：

"营气者，泌其津液，注之于脉，化以为血。"《灵枢·营卫生会》进一步解释："中焦亦并胃中，出上焦之后，此所受气者，泌糟粕，蒸津液，化其精微，上注于肺脉，乃化而为血。"《灵枢·逆顺肥瘦》指出婴儿的生理特点之一为血少："婴儿者，其肉脆、血少、气弱。"《灵枢·决气》描述了血脱证："血脱者，色白，夭然不泽，其脉空虚。"

《诸病源候论·小儿杂病诸候·羸瘦候》论述小儿患本病的病因病机与脾胃不和密切相关："夫羸瘦不生肌肤，皆为脾胃不和，不能饮食，故血气衰弱，不能荣于肌肤。"《小儿药证直诀·脉证治法·胎怯》说："生下面色无精光，肌肉薄，大便白水，身无血色。"认识到新生儿贫血可因先天胎禀怯弱产生。《幼科发挥·胎疾》提出："子于父母，一体而分……受心之气为血脉，心气不足，则血不华色，面无光彩。"也提出小儿受母之心气不足则产生血虚证候。

《小儿药证直诀·脉证治法·黄相似》描述了小儿脾疳证面色淡黄兼白者，是"胃怯"证，需与黄疸鉴别："又有面黄，腹大，食土，渴者，脾疳也……诸疳皆热，色深黄者是也；若淡黄兼白者，胃怯、胃不和也。"

《景岳全书·血证》云："血……盖其源源而来，生化于脾，总统于心，藏受于肝，宣布于肺，施泄于肾，灌溉一身，无所不及。"提出了血证与五脏的关系。《幼幼集成·诸血证治》也说："《经》曰：营者，水谷之精也，调和于五脏，洒陈于六腑，乃能入于脉也。生化于脾，总统于心，藏受于肝，宣布于肺，施泄于肾。濡润宣通，靡不由此。"《侣山堂类辨》云："血乃中焦之汁，流溢于中以为精，奉心化赤而为血。"脾胃为后天之本，气血生化之源；肺主一身之气，气生血，在血液生成中有重要作用；心主血，既行血以维持全身各脏腑的正常功能活动，又参与血的生成；肝藏血，肾藏精，精血同源，血充精足，则肾有所主、肝有所藏。所以，脾肺心肝肾功能正常，则血液化生充足，皮肉筋骨、五脏六腑得以濡养。如若先天禀赋不足、后天喂养不当或罹患他病而损伤诸脏腑功能，影响血液化生则均可导致本病的发生。

关于血虚证的治法方药，历代多认为应以补益为主，注重健脾补肾，益气养血。胎禀不足者，治疗重在补肾，如《幼科发挥·胎疾》云："胎弱者，禀受于气之不足也。……此胎禀之病，当随其藏气求之。肝肾心气不足，宜六味地黄丸主之。"后天起病者重在健脾益气生血，如《幼幼集成·诸血证治》说："血虚者，精神如旧，唇舌如常，以四物汤加参、术，补气即所以生血也。"《景岳全书·新方八略》云："善补阳者。必于阴中求阳，则阳得阴助而生化无穷；善补阴者，必于阳中求阴，则阴得阳升而泉源不竭。"张介宾所制滋肾阴的左归丸及温肾阳的右归丸正体现了这一原则，是治疗本病肾虚证的有效方。对于血虚兼证的治疗，应以治疗本虚证为主，如《幼幼集成·发热证治》说："夜热者，夜间作热，旦则退去，此血虚也。六味地黄汤加龟板、当归、白芍，敛纳阴气。"《绛雪园古方选注》引《张三丰仙传方》伐木丸："治脾土衰弱，肝木气盛，肝乘脾土，病心腹中满，或黄肿如土色，服此能助土益元。"药用炒苍术、炒六神曲、醋煅皂矾，是治疗血虚黄肿的名方。古代医家的辨病辨证论治思想及其推荐方药至今仍有临床指导意义与应用价值。

2. 证治有道

缺铁性贫血以脾胃为主，从五脏、气血阴阳辨证，治疗原则当调理脾胃，补益气血，滋养肝肾。贫血若因先天禀赋不足，治当以补肾为主；若因后天调护失宜及脾胃疾病产生，治疗当主以调理脾胃；若贫血时间长，影响生长发育，宜脾肾双补、肝肾并调。要从整体观点出发，摒弃"贫血则补血"的简单化思维方式，审证求因、辨证论治，且滋阴养血生精药物多属滋腻之品，需防其碍滞脾运，故当据益气养血、运脾生血、扶阳助阴的原则，发挥中医药特色，补运兼施，才能取得更为有效、安全的治疗效果。

缺铁性贫血的审因论治，首先需要查明贫血的产生原因，治疗原发疾病。先天母体供铁不足者，出生后及时补铁；后天饮食调养失宜者，纠正不良的饮食习惯，调理脾胃；钩虫病致贫血者，治疗钩虫病；出血性疾病引起的贫血，需首先治病止血；其他各种疾病造成的脾胃、肝肾损伤而致贫血，均需要首先治疗原发病或者与贫血同治。

缺铁性贫血的辨证论治，主要取从脾胃论治与从肝肾论治两大法则。

脾胃病变致贫血者，常有脾气虚表现如面色萎黄无华，形体消瘦，神疲乏力；血虚表现如口唇淡白，爪甲苍白，毛发黄枯；运化失职表现如食欲不振，食后饱胀，大便稀溏；脾阳虚表现如四肢欠温，喜温畏寒，舌淡苔白；心血不足表现如心悸怔忡，头晕目眩，夜寐不安等。此类证候基本方可用异功散合当归补血汤。补脾气常用黄芪、党参、白术、茯苓、炙甘草等；养脾血常用当归、熟地黄、川芎、白芍、鸡血藤等；助脾运常用苍术、陈皮、木香、焦山楂、炒麦芽等；温脾阳常用干姜、砂仁（后下）、益智仁、肉豆蔻、吴茱萸等；养心安神常用酸枣仁、柏子仁、首乌藤、合欢皮、莲子等。纳呆者，加鸡内金、炒六神曲、炒谷芽消食运脾；腹胀者，加枳实、槟榔、莱菔子行气消胀；便秘者，加制首乌、桑椹、黑芝麻滋阴通便；衄血便血者，加阿胶（烊化）、地榆、仙鹤草养血止血。

肝肾病变致贫血者，常有肝血虚表现如面白唇淡，两目干涩，视物不清；肾阴虚表现如形体消瘦，两颧潮红，头晕目眩；肾阳虚表现如形寒肢冷，小便清长，脉沉迟无力等。此类证候基本方可用六味地黄丸。养肝血常用当归、白芍、熟地黄、枸杞子、阿胶（烊化）等；滋肾阴常用熟地黄、制首乌、山茱萸、龟甲胶（烊化）、桑椹等；温肾阳常用制附片、菟丝子、肉桂（后下）、益智仁、鹿角胶（烊化）。其中临床又常见肝肾阴虚证、肾阴阳两虚证，当两类药物同用；本类证候多用补品，为补而不滞，需适当加入助运药物如木香、陈皮、焦山楂、炒六神曲。头晕目眩者，加菊花、沙苑子、刺蒺藜、茺蔚子、天麻育阴潜阳；眼目干涩者，加石斛、生地黄、天冬、麦冬、羊肝滋肝明目；潮热盗汗者，加知母、鳖甲（先煎）、地骨皮、白薇、牡丹皮养阴清热；四肢震颤者，加白芍、龟甲（先煎）、牡蛎（先煎）、沙苑子、地龙养肝息风；发育迟缓者，加紫河车、覆盆子、黄精、怀山药、续断补肾益精；大便溏泄完谷不化者，加补骨脂、吴茱萸、肉豆蔻、五味子、大枣温肾涩肠。

笔者同门师弟沈志伟曾作临床治疗小儿缺铁性贫血试验 176 例，按随机数字表分组，完成试验组 91 例、对照组 85 例。试验组用运脾养血散（苍术、陈皮、皂矾、大枣）治疗、对照组用人造补血药糖浆（复方枸橼酸铁铵）治疗，疗程均为 2 个月。以血红蛋白上升幅值作为疗效评判主要标准。治疗结果：试验组显效 24 例、有效 50 例、无效 17 例，对照组显效 12 例、有效 46 例、无效 27 例，试验组疗效显著优于对照组，$P < 0.05$。同时，试验组普遍食欲增进、副作用小，在血常规 RBC、Hb 上升的同时，FEP（红细胞内游离原卟啉）与 Hb 比值降低。说明运脾养血法是一种治疗小儿缺铁性贫血的有效治法。

第二十四章

再生障碍性贫血

【概述】

再生障碍性贫血简称再障，是以骨髓有核细胞增生减低和外周血全血细胞减少为特征的骨髓衰竭性疾病。主要症状是贫血、出血、反复感染，全血细胞同时减少，一般无肝、脾、淋巴结肿大。

再障一般分为先天性与后天性两大类。先天性再障主要指范科尼贫血，是一种常染色体隐性遗传性疾病，其特点除全血细胞减少外，尚伴有多发性先天畸形和肿瘤发生的高风险性。后天性再障又称获得性再障，按其病因可分为特发性与继发性两大类，临床所见多为特发性，继发性占 10% 左右。本节主要探讨特发性再障，其发病率为 2/10 万，是小儿时期较常见的一种贫血。50% 发生在 6～9 岁，3 岁以前少见。男孩多于女孩，一般儿童病情较成人危重。

特发性再障根据病程和病情可分为急性再障、慢性再障和重型再障。急性再障起病急，病程短（平均约 4 个月），预后差；慢性再障起病缓，病程长（可达 4～25年），大部分病例经过较长时间治疗可以恢复，少数死亡。儿童再障非重型者采用中西医结合治疗目前已经可以达到较好效果，重型和极重型患儿尽早进行造血干细胞移植也大大提高了治愈率。

中医学将本病归属于"髓劳""虚劳""虚损""急劳""血证""亡血""温毒"等范畴。基于"脾为后天之本，气血生化之源""脾统血"的理论，治疗重在治脾；又根据"肾主骨生髓""精血同源"的理论，注重于治肾；同时，学术界重视"邪毒"在发病中的作用，认为急慢性再障均与邪毒内侵相关，治疗需要攻邪解毒。急性再障多为邪实正虚，外感邪毒，伤及脾肾，耗夺精气，髓损血枯；慢性再障以正虚为主，精气内夺，阴阳气血亏损。总的来说，本病仍然是一种难治性疾病，需要积极而持续地采用中医药辨证论治和西医疗法相结合的方法，才能提高疗效。

【病因病机】

再生障碍性贫血的病因，内因多为先天不足，外因有外感淫热、邪毒伤正、疾病伤脾等。病位以脾、肾为主，病机为诸种病因损伤脾、肾，脾虚则不能化生血液，肾虚则髓无所养、精不生血，因而造成贫血。

1. 禀赋未充，脾肾两虚

患儿先天禀赋薄弱。脾虚有禀受于母之气血不足，也有因脾禀薄弱而后天运化无力，气血难以化生。肾虚有肾阴虚、肾阳虚及肾阴阳两虚，但总有肾精亏虚，令骨髓不能充养，血无以生。

2. 邪毒伤正，髓海干枯

外感风温邪热，或者药毒（特别是口服氯霉素等）损伤，或者大剂量X线、放射性物质所伤等，皆为外来邪毒，其毒性犀利肃杀者，则损伤脾肾，犯入骨髓，发为髓劳而造血障碍。

3. 病伤脾肾，血不化生

小儿或因饮食不节，或者大病久病，失于调养，损伤脾胃，重者伤肾。脾胃虚弱，气虚则不能生血、血虚更不能供血，以至全身失养，诸脏受损；肾虚不能充髓，精亏血虚。脾肾损伤，形成种种虚损证候。

【临床诊断】

1. 诊断要点

根据2014年中华医学会儿科分会血液病学组制定的诊断标准。

（1）临床表现：主要表现为贫血、出血、感染等血细胞减少的相应临床表现，一般无肝、脾、淋巴结肿大。

（2）辅助检查

1）血常规：红细胞、粒细胞和血小板减少，校正后的网织红细胞 $< 1\%$。至少符合以下3项中的2项：①血红蛋白 $< 100g/L$；②血小板 $< 100 \times 10^9/L$；③中性粒细胞绝对值 $< 1.5 \times 10^9/L$（如为两系减少，则必须包含血小板减少）。

2）骨髓穿刺检查：骨髓有核细胞增生程度活跃或减低，骨髓小粒造血细胞减少，非造血细胞（淋巴细胞、网状细胞、浆细胞、肥大细胞等）比例增高，巨核细胞明显减少或缺如，红系、粒系可明显减少。由于儿童不同部位造血程度存在较大差异，骨髓穿刺部位推荐首选髂骨或胫骨（年龄＜1岁者）。

3）骨髓活检：骨髓有核细胞增生减低，巨核细胞减少或缺如，造血组织减少，脂肪和（或）非造血细胞增多，无纤维组织增生，网状纤维染色阴性，无异常细胞浸润。如骨髓活检困难，可行骨髓凝块病理检查。

（3）除外可致全血细胞减少的其他疾病。

2. 分型诊断

符合上述再障诊断标准者，根据骨髓病理及外周血细胞计数分型。

（1）重型再障（SAA）

1）骨髓有核细胞增生程度25%～50%，残余造血细胞＜30%，或有核细胞增生程度低于25%。

2）外周血象至少符合以下3项中的2项：①中性粒细胞绝对值＜0.5×10^9/L；②血小板计数＜20×10^9/L；③网织红细胞绝对值＜20×10^9/L或校正后的网织红细胞＜1%。

（2）极重型再障（VSAA）：除满足重型再障条件外，中性粒细胞绝对值＜0.2×10^9/L。

（3）非重型再障（NSAA）：未达到重型再障和极重型再障诊断标准。

3. 鉴别诊断

（1）急性白血病：急性白血病也有全血细胞减少，若单纯根据症状很难与急性再障鉴别。但再障一般无脾肿大、淋巴结肿大，不伴胸骨压痛，末梢血液检查无幼稚细胞，骨髓检查有助于鉴别。

（2）巨幼红细胞性贫血：两者均可出现贫血，巨幼红细胞性贫血是造血物质维生素 B_{12} 或叶酸缺乏引起的贫血，用维生素 B_{12} 或叶酸治疗有效，属于大细胞性贫血。而再生障碍性贫血因骨髓造血功能障碍引起的贫血，维生素 B_{12} 或叶酸治疗无效，属于正细胞性贫血。血象和骨髓象检查有助于鉴别。

（3）阵发性睡眠性血红蛋白尿：两者均可出现全血细胞减少，但再障网织红细胞减少，无反复血红蛋白尿及含铁血黄素尿，而阵发性睡眠性血红蛋白尿网织红细胞大都高于正常值或波动较大，反复出现血红蛋白尿及含铁血黄素尿，结合实验室检查如糖水试验、酸化血清溶血（Ham）试验，尿中含铁血黄素试验以及骨髓检查可资鉴别。

（4）骨髓增生异常综合征（MDS）：也可呈全血细胞下降，尤需与不典型再障鉴别。MDS常呈增生性骨髓象，至少两系列以上呈病态造血（巨幼样变、成熟障碍、淋巴样小巨核）细胞等，巨核细胞可无明显减少，部分病例伴原始细胞增多或环状铁粒幼红细胞增多；病程长者可伴肝脾大、淋巴结肿大。而再障骨髓象增生减少，巨核细胞减少或缺如，无异常细胞浸润，常无肝脾或淋巴结肿大。

【辨证论治】

1. 辨证要点

（1）辨病症缓急：急性再障发病急，进展迅速，短期内出现严重贫血、出血与感染三大症状；慢性再障起病和进展缓慢，除贫血为主要表现外，出血多不严重，感染也较轻。

（2）辨脏腑病位：本病的发生和发展首当责之于脾肾，与五脏虚损有关。血虚见脾胃虚弱、运化失健症状者病在脾；血虚兼肾虚精亏症状者病在肾。若出现血行缓慢而瘀滞者病位在心；感染发热者病位关乎肺；出血不止、散漫无羁者病位在肝脾。

2. 治疗原则

（1）标本先后，分清缓急：急性再障首先要控制感染与出血，应采用清热解毒、凉血止血法治其标，稳定后再渐转滋养气血、补益脾肾治其本；或者标本兼顾，解毒与固本并进。慢性再障重在治本，补益气血，补肾填精，壮骨生髓，化瘀生新。

（2）补脾益肾，助运温阳：再障以虚损为本。其虚在脾为主者，治以健脾益气、养血生血为主，以使血有所充。其虚在肾为主者，治以补肾益精、充髓养血为主，以使生血有源。同时需要注意到，健脾养血、滋肾益精之品性多腻滞，若唯补为是，可能反而壅遏而碍其生化之机，因而，健脾之中当佐以助运、滋肾同时须温运阳气，需配伍鼓动其受补之能、生血之功，方能取得疗效。

（3）中西结合，长期图治：再障的治疗需要耐心，坚持长期随证应变处方用药，疗程至少要半年以上，一般需 3 年至更久。急性再障必须中西医结合治疗以挽危急；慢性再障若单用中药治疗 4 个月以上未效也应采用中西医结合治疗；决不能因短期无效而放弃治疗；若是取效后也应坚持继续长期治疗。实践证明，中西医结合治疗能够取得比单用西药或单用中药更好的疗效。

3. 证治分类

（1）温毒伤髓

证候　起病急骤，持续高热，汗出热不退，口渴烦躁，口腔溃疡，鼻衄、齿衄、尿血、便血、紫癜，心悸气短，面色苍白，神疲乏力，舌淡无津，苔黄腻，脉浮数无根。

辨证　本证多见于急性再障。以持续高热、汗出不退及出血为主证，兼见气血亏虚的面色苍白、神疲乏力、舌淡无津证候，贫血日益显著。

治法　清热泻火，凉血解毒。

方药　连翘解毒汤合犀角地黄汤加减。常用连翘、黄连、石膏（先煎）、薄荷（后下）清热解毒；水牛角（先煎）、牡丹皮、生地黄、紫草清热凉血；羊蹄、茜草、仙鹤草凉血止血。

风热束表者，加大青叶、贯众、马鞭草解表清热；肺热咳喘者，加麻黄、杏仁、黄芩清肺止咳；腹痛泻利者，加葛根、黄芩、地锦草燥湿清肠；鼻衄齿衄者，加蒲黄炭（包煎）、栀子凉血止血；尿血者，加小蓟、白茅根凉血止血；便血者，加地榆、槐花炭凉血止血；紫癜者，加赤芍、景天三七凉血散瘀；热炽动风者，加羚羊角粉（冲服）、钩藤（后下）凉肝息风；神昏抽搐者，加安宫牛黄丸或紫雪研碎鼻饲；口腔溃烂者，加绿袍散或锡类散吹敷。

（2）气血两虚

证候　面色苍白或萎黄，口唇爪甲淡白，神疲乏力，心悸气短，头晕眼花，少寐，或有肌衄、齿衄、鼻衄，舌质淡，苔薄滑，脉虚细。

辨证　本证起病缓慢，多为慢性再障的早期或轻型病例。以气血两虚证候如面色苍白、唇爪淡白、神疲乏力、心悸气短等为主。

治法　健脾益气，养血生血。

方药　人参养荣汤加减。常用人参、黄芪、白术、茯苓、炙甘草健脾益气；当归、熟地黄、白芍、川芎、大枣养血生血；陈皮、焦山楂调脾助运。

食欲不振者，加鸡内金、炒六神曲、炒谷芽开胃消食；出血较著者，加血余炭、花生衣、三七粉（冲服）止血化瘀；头晕心悸者，加枸杞子、黄精、酸枣仁养血安神；红细胞、血小板明显减少者，酌加鸡血藤、阿胶（烊化）、羊蹄养血止血；白细胞降低明显者，加女贞子、黄精、菟丝子等滋阴助升。

（3）肾精虚衰

证候 面色苍白，口唇爪甲淡白，头晕目眩，潮热或低热久羁，五心烦热，两颧潮红，口干咽燥，夜眠不安，夜间盗汗，皮肤紫斑，齿鼻衄血，或尿血、便血，舌淡红无津或有血泡，舌苔少，脉细数或弦数。

辨证 本证多见于慢性再障初起阶段，也可见于急性再障治疗后出现阴虚精衰者，病情较重。临床以面色苍白、潮热盗汗、头晕目眩、口干咽燥等阴精亏虚、阴虚内热证候为主，兼见出血证候。

治法 益肾填精，清热凉血。

方药 龟鹿二仙胶加减。常用龟甲胶（烊化）、熟地黄、枸杞子、制首乌、女贞子滋阴填精；菟丝子、鹿角胶（烊化）益精通阳；木香行气助运。

阴虚潮热者，加鳖甲（先煎）、青蒿、地骨皮滋阴清热；出血明显者，加茜草、阿胶（烊化）、仙鹤草益阴止血；气虚无力者，加黄芪、人参、黄精补气生血；阳虚畏寒者，加菟丝子、补骨脂、紫河车益精温肾。感受外邪发热者，暂用金银花、连翘、薄荷（先煎）、贯众、蒲公英等清解邪热；肺热壅盛者，加石膏（先煎）、知母、黄芩、败酱草、鱼腥草等清肺解热；口疮口糜者局部涂锡类散；颅内出血者加服安宫牛黄丸。

（4）阴阳两虚

证候 面色苍白，口唇爪甲淡白，畏寒肢冷，五心烦热，自汗盗汗，咽干，精神倦怠，动则气短，纳呆便溏，夜尿频多，皮下紫斑，齿鼻衄血，舌胖色淡白，脉虚弱细微。

辨证 见于再障日久者。临床以面色苍白、唇甲淡白、畏寒肢冷、五心烦热、乏力气短、便溏尿频等阴阳两虚证候为主。

治法 培补阴阳，滋填精髓。

方药　右归饮加减。常用熟地黄、山药、枸杞子、山茱萸、龟甲胶（烊化）补肾益精；鹿角胶（烊化）、杜仲、肉桂（后下）、制附片（先煎）温壮肾阳；陈皮理气助运。

面色苍白、唇甲淡白者，加何首乌、阿胶（烊化）、当归滋阴养血；畏寒肢冷者，加桂枝、仙茅、补骨脂温阳驱寒；五心烦热者，加鳖甲（先煎）、牡丹皮、女贞子滋阴解热；出血不止者，加墨旱莲、血余炭、三七粉（冲服）益阴止血。

【其他疗法】

1. 中药成药

（1）乌鸡白凤丸：每丸9g。每服3～6g，1日2～3次。用于气血两虚证。

（2）河车大造丸：大蜜丸，每丸重9g。每服1～3岁3g、4～6岁6g、7～14岁9g，1日2次。用于肾精虚衰证。

（3）益血生胶囊：每粒0.25g。每服1～3粒，1日3次。用于阴阳两虚证。

（4）右归丸：小蜜丸，每10丸重1.8g。每服3～9g，1日3次。用于阴阳两虚证。

（5）复方皂矾丸：每丸0.2g。每服3～6丸，1日3次，饭后即服。用于肾阳不足证、气血两虚证。

2. 西医疗法

（1）对症及支持治疗

1）一般措施：避免剧烈活动，防止外伤及出血。尽量避免使用可能有骨髓损伤作用的药物。注意饮食和口腔卫生，定期用消毒剂清洁口腔。

2）防治感染：出现发热时，应按中性粒细胞减少伴发热的治疗处理。

3）成分血输注：根据卫生部2000年6月颁布的《临床输血技术规范》内科输血指南，红细胞输注指征为血红蛋白＜60g/L，但需氧量增加（如感染、发热、疼痛等）时可放宽红细胞输注指征，预防性血小板输注指征为血小板＜$10×10^9$/L，存在血小板消耗危险因素者可放宽输注阈值，对严重出血者应积极给予成分血输注，使血红蛋白和血小板达到相对安全的水平。

4）造血生长因子的应用：对于粒细胞缺乏伴严重感染者可应用粒细胞集落刺激

因子。

5）铁过载的治疗：对于反复输血所致铁过载，当血清铁蛋白＞1000ug/L 时，可考虑去铁治疗。

6）疫苗接种：推荐免疫抑制治疗期间及停药半年内避免接种一切疫苗。

（2）造血干细胞移植治疗：对于重型和极重型患者应尽早进行。

（3）免疫抑制治疗（IST）：是获得性再障的有效治疗方法。目前常用方案包括抗胸腺／淋巴细胞球蛋白和环孢霉素 A。

（4）其他药物治疗：雄激素有促进造血作用，主要副作用为男性化，如能被患儿和家长接受，则推荐全程应用。用药期间应定期检查肝肾功能。

【防护康复】

1. 预防

（1）加强营养，锻炼身体，增强体质。

（2）积极预防感染，如流行性感冒、水痘、麻疹、病毒性肝炎等，如已患病应及时治疗，尽快控制。

（3）对造血系统有损害的药物，如氯霉素、氮芥、环磷酰胺、6－巯基嘌呤、阿糖胞苷、甲氨蝶呤和阿霉素等，应尽量避免使用，必须使用时应密切监测血象。

（4）尽可能避免接触化肥、染料和杀虫农药等。

2. 护理

（1）严重贫血和出血明显者，应多卧床休息，少活动，以免出血加重。对于中性粒细胞低者要严格隔离，预防感染。

（2）鼻衄者可令其仰卧头低位，鼻额部置冷毛巾或冰袋，也可向鼻中隔方向压迫鼻翼以止血。若血不止，可用干棉球蘸焦栀子粉或云南白药，或用明胶海绵压迫出血部位以止血；若仍不止，可用油纱条填塞以压迫止血，但放置时间不可过久，一般 2 天即可取出。

（3）做好口腔护理，牙龈糜烂或口腔溃疡者，先予银花甘草汤漱口，而后在溃疡处喷敷绿袍散或锡类散。

（4）密切观察病情变化，如体温、呼吸、血压、脉象及出血情况，若患儿突然剧烈头痛项强、烦躁或昏睡、瞳孔不等大、喷射性呕吐等，可能为颅内出血；若出血量多，面色苍白，盗汗，语声低微，脉沉细或洪大，为气随血脱现象，均需及时抢救。

3.康复

（1）病情稳定，血象恢复正常后，仍需继续采用辨证论治方法治疗一段时间，以扶持正气、巩固疗效，并定期复查监测血象。

（2）逐渐增加运动量，增强体质。预防感染，发生感染性疾病时尽早积极治疗。避免可能对骨髓造成损害的药物、毒物。

【**审思心得**】

1.循经论理

与再生障碍性贫血相关的古籍论述，可以在"髓枯""虚劳""虚损""急劳""血证""温毒"等有关论述中寻求。《灵枢·根结》曰："形气不足，病气不足，此阴阳气俱不足也，不可刺之，刺之则重不足。重不足则阴阳俱竭，血气皆尽，五脏空虚，筋骨髓枯，老者绝灭，壮者不复矣。"提出了"髓枯"之名，其中关于形气不足、阴阳俱竭、血气皆尽、五脏空虚等论述与本病颇为吻合，且明确了该病的严重性。《灵枢·决气》曰："血脱者，色白，夭然不泽，其脉空虚，此其候也。""血脱"是本病的病机和主证，"色白，夭然不泽，其脉空虚"是本病的典型表现。《圣济总录·虚劳门》曰："论曰热劳之证，心神烦躁，面赤头疼，眼涩唇焦，身体壮热，烦渴不止，口舌生疮，食饮无味，肢节酸疼，多卧少起，或时盗汗，日渐羸瘦者是也。""论曰急劳之病，其证与热劳相似，而得之差暴也。缘禀受不足，忧思气结，荣卫俱虚；心肺壅热，金火相刑，藏气传克；或感外邪。故烦躁体热，颊赤心忪，头痛盗汗，咳嗽咽干，骨节酸疼，久则肌肤销铄，咯涎唾血者，皆其候也。"所论"热劳"是由于热灼精液，日久而致气血虚弱，身体消瘦；"急劳"是因先天禀赋不足，后加之思虑过多致气结，心肺壅热致金火相刑。与急性再障的病因、证候颇为相符。

本病的先天病因，古人早有认识，如《明医指掌·虚损劳瘵证》曰："小儿之劳，得于母胎。"《虚劳心传·虚劳总论》说："然有童子亦患此者，则由于先天禀受之不足，而禀于母气者尤多。"小儿先天禀赋薄弱，脾气虚弱则后天运化无力气血难以化生、肾精亏虚则髓失所养，所以易于发生本病。《类证治裁·虚损劳瘵论治》曰："凡虚损症，多起于脾胃；劳瘵症，多起于肾经。"强调脾肾两脏为虚损之关键。《灵枢·决气》曰："中焦受气取汁，变化而赤，是谓血。"明确指出血为脾胃运化之水谷精微所化生。肾主骨生髓，肾虚则精亏，髓难以充，所以，《圣济总录·骨痹》说："夫骨者，肾之余；髓者，精之所充也。肾水流行，则髓满而骨强。"《素问经注节解·五脏生成篇》曰："骨通精髓，故合骨也。"肾虚失荣，精亏髓空，骨弱无力，全身衰败，如《素问·金匮真言论》所说："夫精者，身之本也。"

《景岳全书·新方八阵·新方八略引》说："凡气虚者，宜补其上，人参、黄芪之属是也；精虚者，宜补其下，熟地、枸杞之属是也；阳虚者，宜补而兼暖，桂、附、干姜之属是也；阴虚者，宜补而兼清，门冬、芍药、生地之属是也；此固阴阳之治辨也。其有气因精而虚者，自当补精以化气，精因气而虚者，自当补气以生精。又有阳失阴而离者，不补阴何以收散亡之气？水失火而败者，不补火何以苏垂寂之阴？此又阴阳相济之妙用也。故善补阳者，必于阴中求阳，则阳得阴助，而生化无穷；善补阴者，必于阳中求阴，则阴得阳升，而源泉不竭。"这段论述针对虚劳的治疗，提出根据气精阴阳虚损不同而应采取的治疗原则及补法举隅，对于本病有重要的指导价值。

2. 证治有道

小儿再障的病机不离脾虚生化无源、肾虚精亏髓枯。本病多为虚证，也可见虚中夹实，气血阴阳虚损为本病的基本证候。先天禀赋不足、后天调养失当、脾气肾精受损，尤其是感受温热毒邪，引发本病产生。故本病辨证论治，当从外因辨温毒伤髓，内因辨脾虚气血不足、肾虚精髓不充入手，分证而治之。再障以贫血为主要表现，同时兼发热、出血等证候。益气养血、运脾生血、凉血止血、健脾摄血诸治法皆属常用，而清热解毒、滋阴养血、温阳生阴、补肾充髓、活血化瘀等治法亦需注意灵活配合应用。所以，血病当治血、治血不唯血，从整体观点出发，洞察脾与肾、虚与实、气与血、阴与阳之间的轻重缓急，是辨证论治小儿再障的要领。

温毒髓枯证多见于急性再障，以热病毒炽而随之出现出血、贫血为主要特征。热病邪盛当以清热解毒为要务，出血者宜凉血止血。热病如属外感风热证以银翘散为主方，常用药连翘、金银花、薄荷（后下）、荆芥、大青叶、羊蹄、贯众等；如属肺热咳喘证以麻黄杏仁甘草石膏汤为主方，常用药麻黄、杏仁、石膏（先煎）、前胡、葶苈子、黄芩、虎杖等；如属湿热泄泻证以葛根黄芩黄连汤为主方，常用药葛根、黄芩、黄连、苍术、地锦草、车前子（包煎）、焦山楂等；热炽动风者，加用羚羊角粉（冲服）、钩藤（后下）、蒺藜、野菊花、栀子等凉肝息风；神昏抽搐者，加服紫雪清热止痉凉血。出血证著者，以犀角地黄汤、十灰散为主方，常在使用水牛角（先煎）、牡丹皮、生地黄、赤芍、紫草、景天三七等凉血止血同时，据出血部位不同选加仙鹤草、茜草、蒲黄炭（包煎）、地榆、槐花炭、藕节炭、小蓟、大蓟、白茅根等药物。本证病情凶险，需用中西医结合治疗。

气血两虚证多见于本病轻症患儿，以气虚血贫之面色苍白、神疲乏力等症为主要特征。气虚为著者以补气为治，保元汤加减，常用药黄芪、人参（生晒参或红参）、党参、茯苓、白术、黄精、炙甘草等；血虚为著者以养血为治，四物汤加味，常用药当归、熟地黄、白芍、川芎、鸡血藤、阿胶（烊化）、大枣等。但实际上常补气养血同用，如当归补血汤之炙黄芪、当归同用，再依气虚、血虚之多少而配伍相应补药。出血明显者，用健脾摄血之归脾汤，选加炮姜、灶心土、白及、蒲黄炭（包煎）、醋艾炭、三七粉（冲服）等。本证补气养血获效还赖于脾运胃纳之功能，所以要适当加用运脾开胃之鸡内金、陈皮、砂仁（后下）、炒六神曲、炒谷芽等药物。

肾精虚衰证多见于本病重症患儿，以肾虚精亏血竭之面色唇爪苍白、头晕目眩、萎软无力等症为主要特征。阴精亏虚为著者以滋阴填精之补肾草药与血肉有情之品为治，左归丸加减，常用药熟地黄、山药、枸杞子、山茱萸、川牛膝、菟丝子、制首乌、女贞子、桑椹、龟甲胶（先煎）、阿胶（先煎）、紫河车等；兼阴虚内热者，加鳖甲（先煎）、知母、女贞子、牡丹皮、地骨皮等滋阴清热；阴虚火炎动血出血者，加生地黄、墨旱莲、刺猬皮、槐花等滋阴凉血。阳气不足者宜适当选加阳化生阴药物，如菟丝子、肉苁蓉、补骨脂、沙苑子、鹿角胶（烊化）等温补肾阳，少数阳衰重证可少量加用制附片（先煎）、肉桂（后下）温壮肾阳。兼血瘀而面唇紫暗者加用桃仁、红花、赤芍、丹参等祛瘀生新。补肾同时也要配合使用行气助运药物，如木香、陈皮、焦山楂等。

再生障碍性贫血属于血分重证，不可急图速效，需长期辨证服药，久久为功。重症还必须中西医结合治疗，以冀提高疗效。

参考文献

[1] 汪受传，丁樱.中医药学高级丛书·中医儿科学 [M].北京：3版.人民卫生出版社，2024.

[2] 汪受传.儿童体质八分法 [J].南京中医药大学学报，2019，35（5）：518-522.

[3] 汪受传.儿科温阳学派的起源与现代应用 [J].中医儿科杂志，2008，4（2）：10-16.

[4] 陈梅.汪受传教授儿科温阳治法临床经验 [J].南京中医药大学学报，2008，24（2）：137-139.

[5] 汪受传.江氏中医儿科学术流派温阳学说的认识与临证应用 [J].中医儿科杂志，2016,12（4）:6-8.

[6] 汪受传，林丽丽.江育仁教授对温阳学说的传承与创新 [J].中医儿科杂志，2019，15（2）：1-4.

[7] 汪受传.儿科运脾治法及其应用 [J].实用医学杂志，1986，（3）：33-34.

[8] 汪受传.运脾蠡言 [J].陕西中医函授，1990，（5）：15-17.

[9] 汪受传.汪受传儿科求新·运脾学说的理论探析及临床运用［M］.北京：中国中医药出版社，
    2020：128-135.

[10] 汪受传.滋脾养胃法在儿科临床上的运用 [J].中医函授通讯，1993，（4）：36-37.

[11] 徐珊，汪受传."脾主困"理论内涵及其在汪受传教授临证中的应用 [J].辽宁中医药大学学报，
    2010，12（8）：180-181.

[12] 赵霞.汪受传教授治疗小儿胃肠动力障碍性疾病经验 [J].中医儿科杂志，2009，5（6）：1-3.

[13] 王宪正，赵霞，狄留庆，汪受传等."肺与大肠相表里"的研究进展 [J].世界科学技术－中医药
    现代化，2020，22（3）：850-855.

[14] 戴启刚，黄仕文，汪受传.地龙匀浆液对离体胃底平滑肌收缩功能的影响及机制研究 [J].山西
    中医学院学报，2012，13（3）：58-60.

[15] 林丽丽，谢彤，汪受传，单进军.代谢组学在儿科疾病中的应用 [J].南京中医药大学学报，
    2017，33（2）：182-186.

[16] 任靖，汪受传.傅山儿科脾胃病辨治浅析 [J].中华中医药杂志，2016，31（7）：2494-2496.

[17] 梁晓鑫，戴启刚，徐珊.汪受传教授治疗儿科疑难杂症验案 3 则 [J].河北中医，2013，35（4）：

488-490.

[18] 张泽欣, 汪受传. 从脾论治小儿肠病难症经验 [J]. 中华中医药杂志, 2023, 38（4）: 1625-1628.

[19] 汪受传. 汪受传儿科医案·脾系病证医案 ［M］. 北京: 中国中医药出版社, 2020: 81-123.

[20] 汪受传. 小儿泄泻. 北京: 中医古籍出版社, 1988.

[21] 汪受传. 江育仁. 应用运脾法为主治疗小儿泄泻: 附 68 例住院病例总结 [J]. 南京中医药大学学报, 1982,（1）: 32-33.

[22] 孙轶秋, 汪受传, 殷明, 陈秀珍, 周健英, 卞慧敏. 暖脐散治疗婴幼儿腹泻的临床观察与实验研究 [J]. 中国中医药信息杂志, 2002, 9（9）: 11-12.

[23] 李丹, 殷明, 汪受传. 推拿疗法治疗婴幼儿轮状病毒性肠炎（湿热证）80 例临床观察 [J]. 新中医, 2002, 34（10）: 43-44.

[24] 李丹. 推拿运脾化湿法治疗婴幼儿轮状病毒性肠炎（湿热证）的研究 [D]. 南京中医药大学, 2002.

[25] 郁晓维, 刘迎春, 朱萱萱. 运脾温阳法对胃肠功能影响的实验研究 [J]. 现代中西医结合杂志, 2005; 14（20）: 2649-2650.

[26] 徐珊, 汪受传, 李江全, 陈秀珍. 推拿治疗小儿伤食泻的临床研究 [J]. 南京中医药大学学报, 2011, 27（3）: 226-228.

[27] 徐珊. 小儿泄泻伤食证推拿治疗方案及疗效评价方法研究 [D]. 南京中医药大学, 2011.

[28] 杜丽娜, 徐珊, 汪受传. 婴幼儿乳糖不耐受的治疗研究进展 [J]. 光明中医, 2012, 27（11）: 2367-2369.

[29] 徐珊, 郭晓明, 康安, 汪受传. 温脾化湿助运方对急性腹泻小鼠模型的药效研究 [J]. 中医儿科杂志, 2014, 10（1）: 15-18.

[30] 徐珊, 郭晓明, 康安, 汪受传. "温运颗粒" 治疗小儿脾虚泻 52 例临床研究 [J]. 江苏中医药, 2014, 46（8）: 26-27.

[31] 郭晓明, 徐珊, 郭锦瑞, 康安, 汪受传. 温运合剂对脾虚泄泻小鼠的肠道功能及肠道菌群的保护作用研究 [J]. 现代中西医结合杂志, 2014, 23（16）: 1711-1714+1720.

[32] 郭晓明. 温运合剂治疗幼鼠脾虚泻的药效学研究 [D]. 南京中医药大学, 2014.

[33] 李涛, 张奕星, 毛玉燕, 潘玮, 严平, 汪受传. 汪受传辨治小儿泄泻药毒伤脾证经验 [J]. 中华

中医药杂志，2016，31（2）：513-515.

[34] 徐珊，汪受传 . 汪受传教授温运脾阳法治疗小儿脾虚泻的学术观点与临床经验 [J]. 中华中医药杂志，2016，31（8）：3150-3152.

[35] 马潇，康安，徐珊，狄留庆，汪受传 . 麸炒苍术不同提取物对小鼠脾虚泄泻的影响 [J]. 南京中医药大学学报，2018，34（3）：292-297.

[36] 徐珊，林丽丽，汪受传 . 温运颗粒对婴幼儿脾虚泻粪便短链脂肪酸的代谢调控 [J]. 南京中医药大学学报，2020，36（6）：859-862.

[37] 徐珊，张永春，汪受传 . 儿童脾虚泻 106 例临床发病特点分析 [J]. 中医儿科杂志，2021，17（5）：29-32.

[38] 徐珊 . 温运脾阳法治疗儿童脾虚泻的临床及代谢组学实验研究 [D]. 南京中医药大学，2020.

[39] 汪受传 . 汪受传儿科求新·小儿久泻治疗八法［M］. 北京：中国中医药出版社，2020：171-173.

[40] 汪受传 . 汪受传儿科求新·小儿双解止泻颗粒Ⅲ期临床试验总结报告［M］. 北京：中国中医药出版社，2020：219-245.

[41] 汪受传，江育仁 . 运脾法为主治疗小儿脾胃病 203 例临床及实验观察 [J]. 中西医结合杂志，1984，（3）：151-153+131.

[42] 汪受传 . 小儿厌食证治琐谈 [J]. 陕西中医，1985，（10）：457-458.

[43] 汪受传，郁晓维，尤汝娣，朱先康 . 小儿厌食病因病机探讨 [J]. 浙江中医杂志，1986，21（6）：259-260.

[44] 汪受传，尤汝娣，郁晓维，朱先康，许长照，朱荃，陆跃鸣，张瑜瑶，田笠卿，戴乐美，沈良华 . 运脾方药治疗小儿厌食症的临床及实验研究 [J]. 中西医结合杂志，1991，11（2）：75-79.

[45] 张月萍，杜永平，汪受传，夏天 . 小儿厌食发生发展及运脾法作用中枢机制研究的新思路 [J]. 中国中医基础医学杂志，1998，4（4）：18.

[46] 汪受传，张月萍，陶勇，杜永平，隆红艳 . 特制饲料喂养幼龄大鼠建立小儿厌食症模型 [J]. 南京中医药大学学报，1999，15（3）：21-23+66.

[47] 张月萍 . 运脾法治疗小儿厌食症的中枢机制研究 [D]. 南京中医药大学，2000.

[48] Yong Ping Du, Yue Ping Zhang, Shou Chuan Wang, Function and regulation of cholecystokinin-

octapeptide, β-endorphin and gastrin in anorexic infantile rats treated with ErBao Granules[J]. World Journal of Gastroenterology, 2001; 7:275.

[49] 万力生. 运脾法改善厌食动物模型胃肠动力及胃肠吸收细胞超微结构的机理研究 [D]. 南京中医药大学，2001.

[50] 陈永辉. 运脾法对脾运失健大鼠小肠上皮细胞损伤的修复机制研究 [D]. 南京中医药大学，2002.

[51] 许珍育. 运脾推拿法治疗小儿厌食症的研究 [D]. 南京中医药大学，2006.

[52] 何文德. 越鞠保和丸治疗小儿厌食肝脾不和证的临床研究 [D]. 南京中医药大学，2013.

[53] 郭末. 小儿泄泻脾虚证推拿治疗的临床研究 [D]. 南京中医药大学，2013.

[54] 董菁菁. 燥湿清热运脾法治疗小儿厌食湿热困脾证的临床研究 [D]. 南京中医药大学，2014.

[55] 谢辉辉，袁丹，祁波，戴启刚，徐珊，汪受传. 汪受传教授治疗厌食用药的相关分析和因子分析 [J]. 世界科学技术 – 中医药现代化，2014，16（10）：2087-2092.

[56] 谢辉辉，祁波，袁丹，汪受传. 基于复杂网络分析汪受传教授治疗小儿厌食的用药规律研究 [J]. 中华中医药杂志，2015，30（9）：3075-3077.

[57] 贺丽丽，谢辉辉，汪受传. 汪受传教授辨治小儿厌食经验 [J]. 四川中医，2016，34（6）：6-8.

[58] 景晓平，袁斌，杨燕，赵亚茹，闫永彬，陈佩瑜，何丽，汪受传. 健胃消食口服液治疗 244 例小儿厌食（脾胃气虚证）多中心随机对照临床研究 [J]. 中华中医药杂志，2019，34（12）：5978-5982.

[59] 汪受传. 汪受传儿科求新·运脾补脾法治疗小儿厌食症对微量元素、消化吸收及免疫功能影响的实验研究［M］. 北京：中国中医药出版社，2020：269-275.

[60] 汪受传. 汪受传儿科求新·特制饲料喂养幼龄大鼠建立小儿厌食症脾失健运证动物模型［M］. 北京：中国中医药出版社，2020：278-282.

[61] 赵霞，化滞清热法治疗小儿积滞化热证的研究 [D]. 南京中医药大学，2002.

[62] 赵霞，汪受传. 小儿积滞化热的理论探讨 [J]. 光明中医，2003，18（6）：6-7.

[63] 赵霞，任现志，陈永辉，李江全，汪受传. 清热化滞颗粒对积滞化热模型小鼠胃肠激素的影响 [J]. 中医药学刊，2003，21（9）：1475.

[64] 赵霞，汪受传. 清热化滞颗粒治疗小儿积滞化热证 211 例临床观察 [J]. 中医杂志，2003，44（10）：758-760.

[65] 汪受传，赵霞，刘书堂. 清热化滞颗粒Ⅲ期临床及实验研究总结 [J]. 中国临床实用医学，2007，

（1）：41-43.

[66] 赵霞，汪受传. 清热化滞颗粒促胃肠动力作用机制研究 [J]. 中华中医药杂志，2013，28（2）：510-512.

[67] 安黎，林丽丽，汪受传. 儿童再发性腹痛四法 [J]. 中华中医药杂志，2021，36（6）：3307-3309.

[68] 陈璇，汪受传. 汪受传教授治疗小儿幽门螺杆菌感染的经验 [J]. 新疆中医药，2005，23（3）：42-43.

[69] 白美茹. 从寒热辨证论治小儿 Hp 相关性胃炎的临床研究 [D]. 南京中医药大学，2005.

[70] 陈秀珍，汪受传. 辨证治疗小儿 Hp 相关性胃炎 30 例 [J]. 实用中医药杂志，2014，30（7）：615-616.

[71] 陈秀珍. 汪受传教授从温脾、清胃法辨证治疗小儿 HP 相关胃炎的临床应用研究 [D]. 南京中医药大学，2016.

[72] 刘莉. 润肠消积导滞泄浊法治疗儿童功能性便秘肠燥积滞证的临床研究 [D]. 南京中医药大学，2021.

[73] 汪受传. 小儿疳证. 北京：中医古籍出版社. 1986.

[74] 汪受传，陈运生. 江育仁老师论疳证 [J]. 黑龙江中医药，1985，（4）：1-2+4.

[75] 汪受传. 营养品造成的营养不良 [J]. 实用中西医结合杂志，1993，6（9）：576.

[76] 汪受传，郁晓维，张月萍，姚惠陵. 壮儿饮治疗疳气证的临床观察及实验研究 [J]. 南京中医药大学学报，1995，11（2）：53-54+108.

[77] 汪受传，郁晓维，张月萍. 壮儿饮治疗小儿营养不良的临床及机理研究 [J]. 医学理论与实践，1996，9（8）：345-347.

[78] 汪受传，郁晓维，鄂惠，陈国定，张月萍. 壮儿饮口服液治疗小儿营养不良 88 例 [J]. 中国中西医结合杂志，1997，17（4）：234-235.

[79] 郁晓维，汪受传，王明明. 壮儿饮口服液治疗小儿营养不良临床观察及实验研究 [J]. 南京中医药大学学报，2000，16（4）：212-213.

[80] 沈志伟. 运脾法治疗 91 例小儿缺铁性贫血临床观察 [J]. 江苏中医，1990，（10）：12-14.